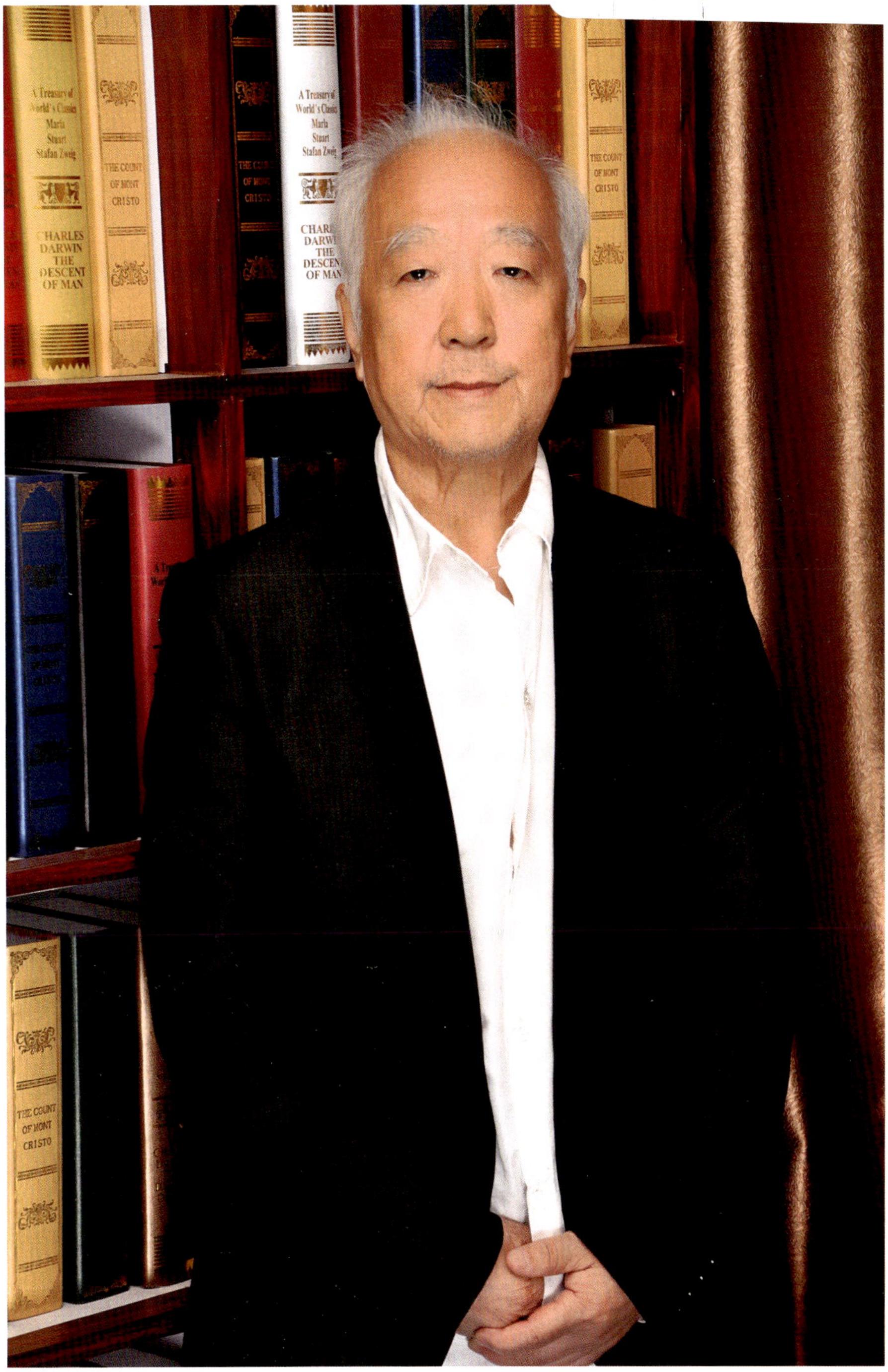
A Treasury of World's Classics
Maria Stuart
Stefan Zweig
CHARLES DARWIN THE DESCENT OF MAN
THE COUNT OF MONT CRISTO

古稀之年的崔振儒

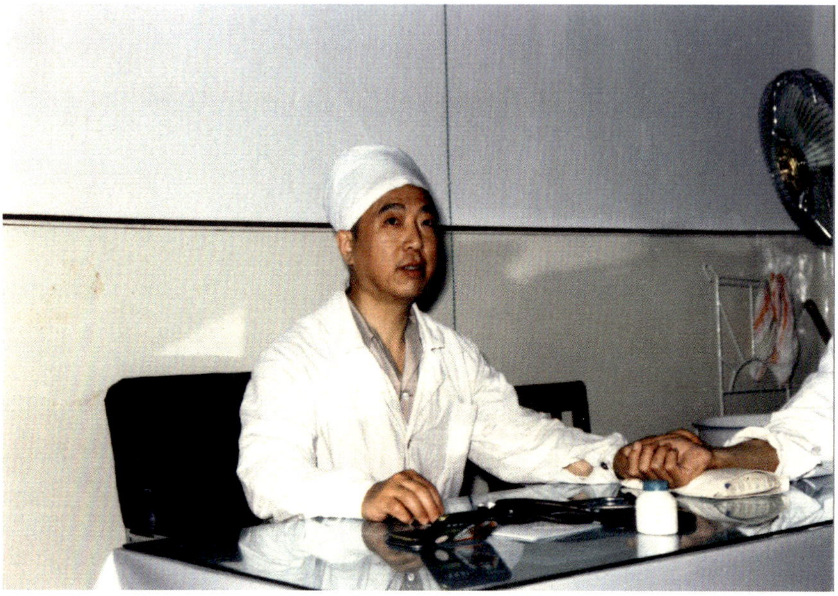

崔振儒工作照片（一）

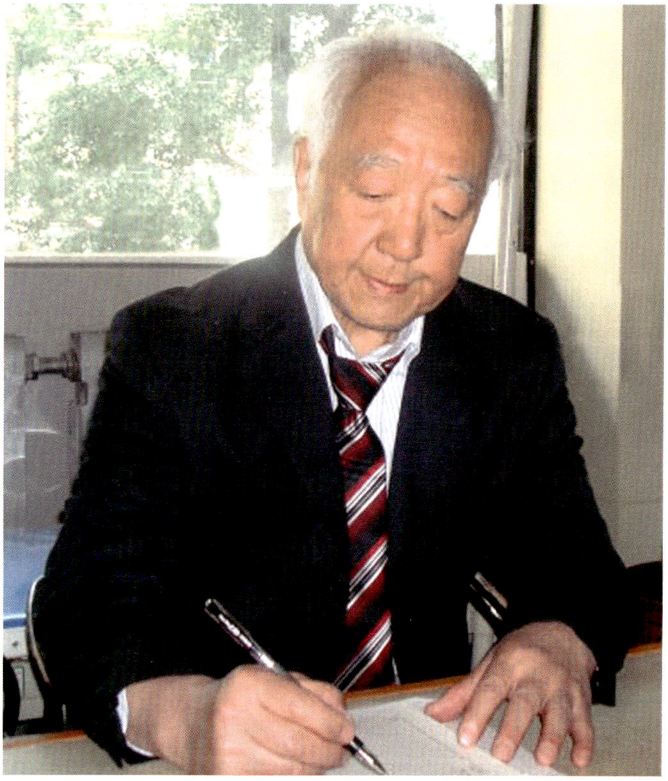

崔振儒工作照片（二）

龙江医派丛书

姜德友　常存库　总主编

崔振儒学术经验集

宋　琳　崔忠文　主编

科学出版社
北　京

内 容 简 介

崔振儒教授从事医疗、教学和科研工作六十余年，学贯中西，勇于临床实践，对中医内科、外科、妇科、儿科等均有较多建树，其中尤以消化系统疾病和心脑血管疾病最为擅长。本书蒐集崔振儒教授的学术论文、医案、医话等内容，较全面展现了崔振儒教授的治学主张和临证经验，冀以启迪后学，借鉴参考。

本书可供中医药研究及临床工作者、中医院校学生及广大中医爱好者阅读、参考。

图书在版编目（CIP）数据

崔振儒学术经验集／宋琳，崔忠文主编．—北京：科学出版社，2016
（龙江医派丛书／姜德友，常存库主编）
ISBN 978-7-03-049189-3

Ⅰ. 崔… Ⅱ. ①宋… ②崔… Ⅲ. 中医学－临床医学－经验－中国－现代
Ⅳ. R249.7

中国版本图书馆 CIP 数据核字（2016）第 147069 号

责任编辑：鲍　燕　曹丽英／责任校对：张小霞
责任印制：李　彤／封面设计：陈　敬

科学出版社 出版
北京东黄城根北街 16 号
邮政编码：100717
http://www.sciencep.com
北京厚诚则铭印刷科技有限公司 印刷
科学出版社发行　各地新华书店经销
*
2016 年 8 月第　一　版　开本：787×1092　1/16
2022 年 8 月第四次印刷　印张：18　插页：1
字数：427 000
定价：98.00 元
（如有印装质量问题，我社负责调换）

《龙江医派丛书》组委会

《龙江医派丛书》学术委员会

《龙江医派丛书》总编委会

《崔振儒学术经验集》
编委会

主　　编　宋　琳　崔忠文

副 主 编　南　睿　苏　超　刘德柱　庞作为　张　献

编　　委　(按姓氏笔画排序)

王得力　安伟涛　李　斗　宋　萌　宋雅慧

张婷婷　陆一婵　陈　斌　姜　卓　敖丽梅

焦君竹

主　　审　谢　宁

总　序

中医药学源远流长，薪火相传，流派纷呈，是中医药学的一大特色，也是中医药学术思想和临床经验传承创新的主要形式。在数千年漫长的发展过程中，涌现出了一大批著名医家，形成了不同的医学流派，他们在学术争鸣中互相渗透、发展、融合，最终形成了中医药学“一源多流”的学术特点及文化特色。

开展中医药学术流派的研究，进一步挖掘和揭示各医学流派形成和发展的历史规律，不仅仅是为了评价流派在中医药传承和发展中的作用及历史地位，更为重要的是以史为鉴，古为今用，不断丰富中医药学术理论体系，从而推动当代中医药学研究的创新和发展，促进中医药事业的繁荣与发展。

黑龙江地处祖国北疆边陲，白山黑水之畔，与俄罗斯、日本、韩国都有密切交往，具有独特的地域地理气候特点及历史文化底蕴。通过一代代中医药人的不懈努力，在龙江大地上已逐渐形成了以高仲山、马骥、韩百灵、张琪四大名医为首的黑龙江名中医群体，他们在黑龙江省特有的地域环境和文化背景下，在动荡不安、不断更迭的历史条件下，相互碰撞争鸣撷取交融，以临床实践为重点的内科、外科、妇科、儿科、五官科、骨伤科、针灸科等，协同发展，各成体系，学术经验多有特点，并有论著传世，形成了风格独特的“龙江医派”，蕴育了北寒地区中医药防治疾病的优势与特色，成为我国北方地区新崛起的医学流派。

当今，龙江医派已融汇成为区域中医学术传承创新的精华，筑建起黑龙江中医学术探讨的平台，成为黑龙江中医事业发展和人才培养的内生动力。中医龙江学派的系统研究将为学派的学术内涵建设提供良好环境，为黑龙江中医文化品牌和地域社会文化的优势形成做出卓越贡献。

《龙江医派丛书》不仅全面、系统地搜集整理了有关“龙江医派”的珍贵文献资料，而且利用现代研究方法对其进行了深入的分析、研究和提炼。“龙江医派”反映了近百年来中医药不畏艰苦、自强不息、不断发展壮大的奋斗历程，为中医药学的理论研究和创新实践提供了坚实的学术基础。相信本丛书的出版，对于继承和发扬“龙江医派”名老中医学术思想和临床经验，激励中医药新生力量成长有着重要的教育意义，亦将对推动黑龙江中医药学术进步与事业发展产生积极、深远的影响。同时，对全国中医药学术流派的挖掘、整理、研究也有重要的启迪，更期盼同道能将丛书所辑各位名家临床经验和学术思想综合剖析，凝练特点，彰显“龙江医派”所独具的优势和特色。谨致数语为之序。

中国工程院　院士
中国中医科学院　院长　张伯礼
天津中医药大学　校长

2012年春日

总 前 言

中国地大物博，传统文化源远流长，中医学就是在中国的自然和人文环境中发育成长起来的。由于自然和人文条件的差异，中医学在其发生发展过程中就必然地形成了地方特色，由此便出现了林林总总的地方流派。龙江医派是近现代我国北疆崛起的中医学术流派，是黑龙江省独特的历史、文化、经济、地理、气候等诸多因素作用逐渐形成的，是在黑龙江这块白山黑水中、在黑土文化历史背景下孕育成长起来的，有着鲜明的地域文化特色。以高仲山、马骥、韩百灵、张琪四大名医为代表的新时代黑龙江名中医群体，突显了对北方地区疾病防治的优势。特别在其百余年的发展过程中，龙江医派医家群体不断创新，薪火相传，形成了鲜明的学术特色和临证风格。龙江医派体现了中医学术流派必须具备的地域性、学术性、继承性、辐射性、群体性等特点，有自身的贡献和价值。梳理龙江医学发展历史脉络，总结龙江医派的学术经验和成就，对促进龙江中医的进步，发展全国的中医事业都有重要意义。

1　龙江医派的文化背景

龙江医派的形成与发展与黑龙江流域的古代文明、文明拓展和古民族分布、少数民族文明的勃兴、黑土文化特点及黑龙江省特有精神具有密切联系。

黑龙江古代文明和古人类距今已 18 万年，黑龙江省兴凯湖曾出土形态各异的6000年前陶器。黑龙江省有三大族系：一是东胡、鲜卑系——西部游牧经济；二是秽貊、夫余系——中部农业渔猎经济；三是肃慎、女真系——东部狩猎捕鱼经济。全省现共有53个少数民族。自公元5～17世纪，北方少数民族所建立的北魏、辽、金、元、清五个重要朝代都兴起于黑龙江流域，他们创建了独具特色的鲜卑文化、渤海文化、金元文化、满族文化及流人文化。所以，黑龙江地区具有开放性、多元性、豪放性、融合性、开创性、断续性等多种黑土文化特点。同时由于近代的发展与拓展，各种精神不断传播，闯关东精神、北大荒精神、大庆精神、龙医精神，激励着一代又一代的龙江人不断进取。

2　龙江医派的形成与发展

龙江地区医疗实践经跌宕起伏，脉冲式发展历程，形成了独树一帜的诊疗风格及用药特色，其学术思想鲜明，具北疆寒地特点。

2.1　龙江中医的孕育

有了人类就有了医疗保健活动。据史料记载，旧石器时代晚期，黑龙江流域就有了中华民族先人的生息活动，西汉时黑龙江各民族就已经处于中央管辖之下。经历代王朝兴衰、地方民族政权的演替，黑龙江地区逐步发展为多民族聚居的省份，有丰富的地产药材。在漫长的历史过程中，各族人民利用地产药物和不同的民族文化，积累了特色鲜明的医药经验和知识，形成了满医、蒙医、朝鲜医、中医等不同的民族医学，还有赫哲、鄂伦春等特殊的民族医药经验和知识。黑龙江的中医学在历史上不可避免地吸收了各方面的医药知识和经验，如此就使龙江医派的学术中融汇了地方和民族医药因素，逐步形成了地方医学流派的内涵和风格。

在漫长的古代，黑龙江区域的医疗主要是少数民族医药内容。汉民族的中医学基本是从唐宋以来逐步兴盛起来的。唐代时渤海国接受唐王朝册封后，多次派遣人员赴唐学习中原文化，中原文化大规模输入北方渤海国，并向日本等周边国家和地区出口中药材，这样的反复交流活动，促使黑龙江的中医学术逐步积累起来。金代女真人攻陷北宋汴梁，掳中原人十余万，其中就有大批医药人员，包括太医局医官，此外还有大量的医药典籍和医药器具，这极大地促进了中医药在黑龙江的传播和发展。

到了清代，随着移民、经商、开矿、设立边防驿站、流放犯人等活动的进行，中医药大量进入黑龙江，专业从事人员日益增多，中医药事业随之发展起来并逐渐形成了阵容和规模。

2.2 龙江医派的初形

由于民族因素、地方疾病谱及地方药物等物质文化原因，黑龙江中医药经过漫长的孕育，到清末和民国初期，初步形成了龙江医派格局。当时的黑龙江中医有六个支系，分别为龙沙系、松滨系、呼兰系、汇通系、三大山系和宁古塔系。

龙沙系的主流是由唐宋以来至明清的中原医药辗转传承而来的，渊源深远，文化和经验基础雄厚。他们自标儒医，重医德，讲气节，放任不羁，注重文化修养，习医者必先修四书五经以立道德文章之本，然后才研读《内经》、《伤寒论》等医药典籍。临证多用经方，用药轻，辨证细腻。1742 年（清乾隆七年），杭州旗人华熙，被流放齐齐哈尔，在此地行医，其对天花、麻疹患儿救治尤多，1775 年（清乾隆四十年），吕留良的子孙发遣到齐齐哈尔，有多人行医，最有名望者为吕留良的四世孙吕景瑞。1807 年（清嘉庆十二年），晋商武诩从中原为黑龙江带来药物贸易，该人擅针灸并施药济人。文献记载他曾把药物投井中治疗了很多时疫患者。此系医风延及黑龙江的嫩江、讷河、克山、望奎一带。

松滨系起于黑龙江的巴彦县，因沿松花江滨流传而得名。该派系医家多以明代医书《寿世保元》、《万病回春》为传承教本，用药多以平补为主，少有急攻峻补之品。理论上讲求体质禀赋，临证上重视保元固本。应用药物多以地产的人参、黄芪、五味子等为主，治疗以调养为主要方法。

呼兰系世人多称为“金鉴派”，源于光绪年间秀才王明五叔侄于 1921 年（民国十年）所创之“中医学社”。该社讲学授徒专重《医宗金鉴》，并辅之以明清医书《内经知要》、《本草备要》、《温病条辨》，依此四种医书为基础授业。此派医家用药简洁精炼，擅长时方，治热性病经验丰富。此医系门人数百，分布于黑龙江的哈尔滨、绥化、阿城、呼兰一带。

汇通系以阎德润为代表，阎德润先生 1927 年留学日本仙台东北帝国大学，1929 年夏获医学博士学位，1934 年任哈尔滨医学专门学校校长，1938 ~ 1940 年任哈尔滨医科大学校长兼教授。先生虽习西医，但是热爱中医，从 1924 年开始，陆续发表《汉医剪辟》等文章，并著有中医专著《伤寒论评释》等。他是近代西医界少有的以肯定态度研究中医而成就卓著者。其授课时除讲解生理、解剖等西医知识外，还研究中医名著，主张中西医汇通，见解独到，是黑龙江近现代中西医汇通派的优秀代表人物。

三大山系属走方铃医性质，串雅于东北各地区。据说此派系王氏等三人以医艺会友而结派，为此派的开山祖师，三人姓名中都有“山”字，故又名为“三大山派”。哈尔滨道外北五道街有“王麻子药店”，以王麻子膏药著称，此即为三大山派人物之一。同派人物流落到此，可管吃住，但是临别时须献一治病绝技，以此作为交流，增长提高治病技艺。该派偏重奇方妙法，忽视医理探究，除惯用外用膏药外，多习针灸之术，而针灸又以刺络泄血手法称绝。

宁古塔系在今宁安县一带，古为渤海国，此系军医官较多。1664 年（清顺治十二年），流徙宁古塔的周长卿擅长医术，为居民治病，是宁古塔中医的创始人。1822 年（清道光二年），宁古塔副都统衙门有从九品医官杜奇源。1824 年（清道光四年），副都统衙门有从九品医官刘永祥行医治病，衙门不给俸禄，只给药资银每月 12 两。1862 年（清同治元年），宁古塔民间中医有李瑞昌，擅长内科。1875 年（清光绪元年），宁古塔有医官刘克明行医治病。1880 年（清光绪六年），有练军退役军医黄维瑶，持将军衙门的带龙旗的执照在宁古塔城设四居堂诊所。此时城里还有专治黑红伤的中医刘少男、串乡游医李芝兰。1880 年（清光绪六年）吴大澂来宁安，次年设立种痘局预防天花。据 1911 年（清宣统三年）统计，宁古塔有中医内科医生 19 人，外科医生 4 人，妇科医生 2 人，儿科医生 3 人，喉科医生 2 人，眼科医生 1 人，齿科医生 1 人。宁古塔一地，中医已初步形成人才比较全面的群体。

2.3 龙江医派的发展壮大

从民国初年以降，龙江医派逐步发展壮大。一代名医高仲山可谓龙江医派发展壮大的关键人物。他积极组织学术团体，筹办中医教育，培养了一大批龙江中医俊才，是他整合和凝聚了龙江中医的各个支系，组织领导并推动了龙江医派在现代的进步。其时虽无龙江医派之名，但却具备了龙江医派之实。

高仲山，1910 年生于吉林省吉林市，祖辈均为当地名医。高仲山幼读私塾，1924 年于新式教育的毓文中学毕业，后随父学医。1926 年为深造医学，他远赴沪上，求学于上海中国医学院，师从沪上名医秦伯未、陆渊雷等。1931 年毕业并获得医学学士学位，后来到哈尔滨开业行医。1932 年他在哈尔滨开办了“成德堂”门诊，1932 年夏末，松花江决堤，霍乱病流行，染病者不计其数，高仲山用急救回阳汤救治，疗效显著，名声远扬。同时自编讲义开展早期中医函授教育。1941 年创办了“哈尔滨汉医学讲习会”，培养了 500 余名高水平的中医人才，后来成为龙江医派的中坚力量。1955 年高仲山先生被国务院任命为黑龙江省卫生厅副厅长，负责中医工作。这一时期他四处访贤，组织中医力量，先后创办了哈尔滨中医进修学校、黑龙江省中医进修学校、牡丹江卫生学校、黑龙江省中医学校、黑龙江省卫生干部进修学院。1959 年在原黑龙江省卫生干部进修学院的基础上创建了黑龙江中医学院，标志着黑龙江省高等中医教育的开始。

1934 年高仲山先生在哈尔滨组建中医学术团体，集中了黑龙江的中医有识之士。1937 年创立了“哈尔滨汉医学研究会”任会长，开创龙江医派的先河，1941 年又成立了“滨江省汉医会”任会长，并在各市、县设立分会。1941 年创办了哈尔滨市汉医讲习会，培养中医师 500 余名，1941 年任滨江省汉医会会长，伪满洲国汉医会副会长，1945 年任东北卫生工作者协会松江分会会长，1946 年任哈尔滨市中医师公会理事长，1949 年任东北卫生工作者协会哈尔滨市医药联合会主任。新中国成立后，于 1956 年创办了“黑龙江省祖国医药研究所”，20 世纪 70 年代成立了“黑龙江省中医学会”。

20 世纪 40 年代初，高仲山先生创办了《哈尔滨汉医学研究会月刊》，1940 年更名为

《滨江省汉医学月刊》并发行了53期。1958年创刊《哈尔滨中医》，1965年创办了《黑龙江中医药》。

在高仲山先生的率领下，黑龙江汇聚了数百名中医名家，形成了龙江医派的阵容和规模。

3 龙江医派之人才与成就

龙江医派经长期吸收全国各地中医人才，终于在近现代形成了蔚为壮观的队伍阵容。在汇聚积累人才的同时，龙江中医不仅在临床上为黑龙江的民众解决了疾苦，且在学术上做出了突出的贡献。

3.1 龙江医派之人才队伍

龙江医派的人才队伍是经过漫长的时间才逐步积累起来的，自唐宋移民直至明清才使黑龙江的中医人才队伍初具规模。随着近现代东北的开发，中医人才迅速集中，而新中国的建立，为黑龙江中医人才辈出创造了优越条件。

在20世纪40年代末，哈尔滨就产生了“四大名医”，此外，当时在黑龙江省名望卓著的中医有左云亭、刘巧合、安子明、安世泽、高香岩、王子良、纪铭、李德荣、王俊卿、高文会、阎海门、宋瑞生、李修政、章子腴、韩凤阁、马金墀、孙希泰等，他们都是当时哈尔滨汉医学研究会和滨江省汉医会的骨干成员。各地还有分会，会长均由当地名医担任。计有延寿县罗甸一，宾县真书樵，苇河县林舆伍、杨景山，五常县杨耀东，望奎县阎勇三，东兴县宋宝山，珠河县王维翰，双城县刘化南，青冈县李凤歧，木兰县李英臣，呼兰县王明五，巴彦县金昌，安达县吴仲英、迟子栋，阿城县沈九经，哈尔滨市陈志和，肇东县李全德，兰西县杨辅震，肇州县孙舆，郭后旗佟振中等。其他如齐齐哈尔市韩星楼，依兰县孙汝续、付华东，佳木斯何子敬、宫显卿，绥滨县高中午，这是旧中国时龙江医派的精英和骨干，是后来龙江医派发展壮大的奠基人士。

新中国成立后，高仲山先生各地访贤，汇聚各地著名中医还有张琪、赵正元、赵麟阁、钟育衡、陈景河、金文华、白郡符、华廷芳、孙纪常、王若铨、吴惟康、陈占奎、孟广奇、胡青山、柯利民、郑侨、黄国昌、于瀛涛、于盈科、衣震寰、刘青、孙文廷、汪秀峰、杨乃儒、张志刚、高式国、夏静华、常广丰、阎惠民、翟奎、吕效临、崔云峰、姜淑明、李西园、刘晓汉、范春洲、邹德琛、段富津等近百人。这些名医是龙江医派后来发展的中坚力量，并产生了黑龙江省“四大名医”，即高仲山、马骥、韩百灵、张琪。

高仲山（1910~1986年），我国著名中医学家，中医教育家，现代黑龙江中医药教育的开拓者和奠基人，黑龙江中医药大学创始人，开创龙江医派，黑龙江中医药大学伤寒学科奠基人，黑龙江省四大名医之首。1931年毕业于上海中国医学院获学士学位，1937年创办哈尔滨汉医研究会任会长，1941年创办滨江省汉医讲习会为全国培养中医人才500余人，创办哈尔滨汉医学研究会月刊，创办滨江省汉医学月刊。1955年任黑龙江省卫生厅副厅长，著有《汉药丸散膏酒标准配本》、《妇科学》等，倡导中华大医学观，善治外感急重热病等内科疾病。

马骥（1913~1991年），自幼年随祖父清代宫廷御医马承先侍诊，哈尔滨市汉医讲习会首批学员。1941年于哈尔滨市开设中医诊所。1950年首创哈尔滨市联合医疗机构。1954年后，曾任哈尔滨市中医进修学校校长，哈尔滨市卫生局副局长，黑龙江中医学院附属医院副院长、博士生导师，黑龙江中医药大学中医内科学科奠基人，黑龙江省四大名医之一，善治内科杂病及时病。

韩百灵（1907～2010年），1939年在哈尔滨自设“百灵诊所”行医。黑龙江中医药大学博士生导师，黑龙江省四大名医之一，国家级重点学科中医妇科学科奠基人，全国著名中医妇科专家，在中医妇科界素有“南罗北韩”之称，被授予“国医楷模”称号，荣获中华中医药学会首届中医药传承特别贡献奖，著有《百灵妇科学》、《百灵妇科传真》等，创立“肝肾学说”，发展“同因异病、异病同治”理论，善治妇科疑难杂病。

张琪，1922年生，哈尔滨汉医讲习会首批学员，1951年创办哈尔滨第四联合诊所，黑龙江中医药大学博士生导师，黑龙江省中医学会名誉会长，黑龙江省中医肾病学科奠基人，黑龙江省四大名医之一，国家级非物质文化遗产传统医药项目代表性传承人。2009年被评为首批国医大师，为当代龙江医派之旗帜，我国著名中医学家，著《脉学刍议》、《张琪临床经验荟要》、《张琪肾病医案精选》等，创制“宁神灵”等有效方剂，提出辨治疑难内科疾病以气血为纲，主张大方复法，治疗肾病倡导顾护脾肾，善治内科疑难重病，尤善治肾病。

1987年黑龙江人民出版社出版了《北疆名医》一书，书中记载了70多位黑龙江著名中医的简要生平、学术经历及他们的学术特点和经验，从中反映出龙江医派的学术成就及其特点。

从20世纪80年代末开始，国家和省市陆续评定了国医大师和几批国家老中医经验继承人导师及省级名中医。黑龙江省具有两位国医大师，共有44人被评为国家老中医药专家学术经验继承人导师，225人被评为省级名中医和德艺双馨名医。从这些名中医的数量、学历和职称等因素看，龙江医派的队伍构成已经发生了很深刻的变化，表现了龙江医派与时俱进的趋势。

3.2 龙江医派之学术成就

龙江医派作为龙江地方的学术群体，在近现代以来，不仅在医疗上为黑龙江的防病治病做出了历史性的贡献，在学术上也为后人留下了弥足珍贵的财富。这些学术财富不仅引导了后学，在医学历史上也留下了痕迹，具备了恒久的意义和价值。

在新中国成立之前，高仲山先生为发扬中医学术，培养后学，曾编著了多种中医著述，既为传播学术上的成果，又可作为习学中医的教材读本。这些著述有《黄帝内经素问合解》、《汉药丸散膏酒标准配本》、《高仲山处方新例》、《湿温时疫之研究》、《时疫新论》、《血证辑要》、《中医肿瘤学原始》、《妇科学》等十余种，其中《汉药丸散膏酒标准配本》为当时中成药市场标准化、规范化做出了重要贡献。

新中国成立后，老一代中医专家也都各自著书立说，为龙江医派的学术建设做出了可贵的贡献。如马骥著《中医内科学》、《万荣轩得效录》，王度著《针灸概要》，白郡符著有《白郡符临床经验选》，孙文廷著《中医儿科经验选》，华廷芳著《华廷芳医案》，吕效临著《吕氏医案》、《医方集锦》等，张秀峰著《张秀峰医案选》等，韩百灵著《百灵妇科》、《中医妇产科学》、《百灵临床辨证》、《百灵论文集》等，张金衡著《中药药物学》，肖贯一著《验方汇编》、《临床经验选》等，吴惟康编《针灸各家学说讲义》、《中医各家学说及医案分析》、《医学史料笔记》等，张琪编《脉学刍议》、《张琪临床经验荟要》、《国医大师临床丛书·张琪肾病医案精选》、《跟名师学临床系列丛书·张琪》、《中国百年百名中医临床家丛书·张琪》、《国医大师临床经验实录·张琪》等，李西园著《西园医案》等，孟广奇编《中医学基础》、《中医诊断学》、《金匮要略》、《温病学》、

《本草》、《中医妇科学》、《中医内科学》、《中医临床学》等，杨乃儒著《祖国医学的儿科四诊集要》，杨明贤著《常用中药手册》、《中药炮制学》，陈景河著《医疗心得集》，邹德琛著《伤寒总病论点校》等，郑侨著《郑侨医案》、《郑侨医疗经验集》，高式国著《内经摘误补正》、《针灸穴名解》等，栾汝爵著《栾氏按摩法》一书，窦广誉著《临床医案医话》，陈占奎著《陈氏整骨学》，樊春洲著《中医伤科学》，邓福树著《整骨学》等。

这些论作表现出老一代中医学人的拳拳道业之心，既朴实厚重，又内涵丰富，既有术的实用，又有道的深邃幽远。正是这些前辈的引领，才使今天的龙江医派人才如林，成果丰厚，跻身于全国中医前列。

4 龙江医派之学术特点

龙江医派汇聚全国各地的医药精粹，在天人合一、整体观念、病证结合、审机辨治、三因制宜等思想指导下，融合了黑龙江各民族医药经验，结合黑龙江地方多发病，利用黑龙江地产药物，经过漫长的历史酝酿认识到黑龙江地区常见疾病的病因病机特点是外因寒燥、内伤痰热，气血不畅，并积累了以温润、清化、调畅气血为常法的丰富诊疗经验及具有地区特色的中医预防与调养方法。

4.1 多元汇聚，融汇各地医学之长

龙江医派的学术，除了融合早期地方民族医药经验之外，还通过从唐代开始的移民等方式从中原和南方各地传播而来。这种从内地传入的方式从宋代以后逐步增多，至明清达到一个高潮，已经形成初步人才队伍，这种趋势到近代随东北开发而达到顶点。因此可以说龙江医派的学术根源是地方民族医药经验与全国各地医学的融合，因此也就必然会显示出全国各地医学的特色元素。

唐代渤海国派遣人员到中原学习，带回了中原医学的典籍，这就使中原医学的学术思想和临床经验传播到了黑龙江地区，从而龙江医学也就吸收了中原医学的营养。

北宋末年，金人攻陷汴梁，掳掠了大批医药人员及医学典籍和器物，其中就有北宋所铸造的针灸铜人。这在客观上是比较大规模的医药传播，使中原医药在黑龙江传播得更加广泛和深入。

到明清时期，随着移民、经商、开矿、设立边防驿站、流人、马市贸易等，中医药开始更大规模地传播到黑龙江，并逐渐成为龙江医学的主流。如顺治年间流入的史可法药酒，流放至宁古塔的方拱乾、陈世纪、周长卿、史世仪等，乾隆年间杭州旗人流放齐齐哈尔并在当地开展医疗活动，吕留良的子孙在齐齐哈尔行医等，这都是南方医学在黑龙江传播的证明。而清代在龙江各地行医者大多为中原人，清宣统时仅宁古塔一地就有了比较齐全的各科医生，说明全国各地的医药学术已在龙江安家落户，这对龙江医派的学术特点影响至深至广。

近现代的黑龙江各地中医人员的籍贯出身，更能反映出龙江医派学术的来源。多数名医祖籍均为山东、河北、河南，另有祖籍为江南各省者。如果上追三代，他们绝大多数都是中原和南方移民的后裔，故龙江医派也就包容了各地的学术内涵。

因为黑龙江省地处北部边陲，古代地广人稀，从唐代以后是最主要的北方移民所在地之一，到清代形成移民高潮。移民是最主要也是最有效的文化传播方式，龙江医派融合全国各地的医药内容就是历史的必然。移民地区虽然原始文化根基薄弱，但是没有固

有文化的限制，因此有利于形成开放的精神，可以为不同的医药学内容的发展传承搭建舞台。这可能是今天黑龙江的中医事业水平跻身全国前列的文化基因。

4.2 以明清医药典籍为主要学术内容

中医学发展到明清时期达到鼎盛，医书的编写内容比较丰富，体例也日益标准化。这些医书因为理法方药内容较全面，只要熟读一本就可满足一般的临床需要，故为龙江中医所偏爱习诵，如“四百味”、“药性赋”、“汤头歌”、《濒湖脉学》等歌诀。此外，人们多以明清时期明了易懂的医书作为修习的课本，如《寿世保元》、《万病回春》、《医宗必读》、《万科正宗》、《温病条辨》、《本草备要》等。《医宗金鉴》是清代朝廷组织国家力量编著的，其中对中医基础理论、诊断、药物、方剂及临证各科都有全面系统的论述，既有普及歌诀，也有详细解说，确实是中医药学书籍中既有相当深度广度，又切合临床实用的优秀医书。因此龙江医派的大多数医家都能熟记《医宗金鉴》的内容，熟练应用该书的诊疗方法。

直到高仲山先生自沪上毕业而来黑龙江兴办汉医讲习会，使“四大经典”及近现代的中医课程在黑龙江成为习医教材。新中国成立之前，得益于高仲山先生对中医教育的积极努力，黑龙江地区涌现了一大批高素质的中医人才。

4.3 龙江医派学术的地方特色

龙江医派的学术来源有多元化特点，既有全国南北各地的医药传入，又有地方民族医药观念和经验，这些都是酝酿龙江医派学术特色和风格的基础。同时，黑龙江地处北方，地方性气候、地理特点、民众体质禀赋、风俗文化习惯长期以来深刻地影响了龙江医派医家的学术认知，这也必然会给龙江医派医家群体学术思想、理论认识和临床诊治特点和风格打上深刻的地方性烙印。

首先，善治外感热病、疫病。黑龙江地区纬度较高，偏寒多风，而且冬季漫长，气温极低，寒温季节转变迅速，罹患伤寒、温病者多见，尤其春冬两季更为普遍。地方性高发疾病谱使龙江医派群体重视对伤寒和温病的研究，对北方热性病、疫病的诊治积累了丰厚的经验，临床应用经方和时方并重而不偏。在黑龙江省各地方志都有大量记载。如清末民初，黑龙江地区发生大规模流行的肺鼠疫，经伍连德采取的有效防治措施，中医顾喜诰、西医柳振林、司事贾凤石在疫区医院连续工作数月，救治鼠疫患者2000余例，成功遏制了鼠疫的蔓延，其中中医在治疗鼠疫方面起到了独特有效作用。许多医家重视以仲景之法辨表里寒热虚实，善用六经辨证和方证相应理论指导临证，同时对温病诸家的理法方药也多能融会贯通，互相配合，灵活应用。而且龙江医派大多数医家无论家居城乡、年龄少长，都能对《医宗金鉴·伤寒心法要诀》和《温病条辨》背诵如流并熟练应用，寒温之说并行不悖，可见一斑。

其次，善治复合病、复合证、疑难病。本地区民众豪放好酒，饮食肉类摄入较多，蔬菜水果相对偏少，而且习惯食用腌制品，如酸菜、咸菜等，造成盐摄入量过高，导致代谢性疾病如糖尿病、痛风等多发，高血压、心脑血管疾病在本地区也十分常见。黑龙江地区每年寒冷时段漫长，户外运动不便，加之民众防病治病、养生保健意识相对薄弱，客观上也造成了疾病的复杂性，单个患者多种疾病并存，兼症多，疑难病多，治疗棘手。龙江医派医家长年诊治复合病、复合证、疑难病，习惯于纷繁复杂之中精细辨证，灵活运用各种治法，熔扶正祛邪于一炉。面对疑难复杂病，龙江医家临证谨守病机，重视脾肾，强调内伤杂病痰瘀相关、水血同治，或经方小剂，药简效宏，或大方复法，兼顾周全，总以愈疾为期。

再次，本地区冬季寒冷，气候以寒燥为主，民众风湿痹痛普遍，加之龙江地区冰雪天气多见，外伤骨折、脱位高发。龙江医派医家对此类疾患诊治时日已久，骨伤科治疗经验独到丰富，或以手法称奇，或以药功见著，既有整体观，又讲辩证法；既有家传师授的临床经验，又有坚实的中医理论基础，外科不离于内科，心法更胜于手法。值得一提的是，许多龙江医家注意吸收源于北方蒙古等善于骑射的少数民族的骨伤整复、治疗方法，从而也形成了龙江医派骨伤科学术特色的一部分。

另外，众多医家在成长之中，对黑龙江地产药材如人参、鹿茸、五味子、北五加、北细辛等的特殊性能体会深刻，进而可以更好地临证遣方用药。更因龙江民众一般体质强壮，腠理致密，正邪交争之时反应较剧，所以一般地说，龙江医派医家多善用峻猛力强之品，实则急攻，虚则峻补，或单刀直入，或大方围攻，常用乌头、附子、大黄、芒硝、人参、鹿茸等，所以多能于病情危重之时力挽狂澜，或治疗沉疴痼疾之时，收到出人意料之效。

龙江医派医家也多善用外治、针灸、奇方、秘术。黑龙江是北方少数民族聚集之地，本地区少数民族医药虽然理论不系统，经验零散，但是在漫长的历史中积累了很多奇诡的治病捷法。如龙江大地赫哲族、鄂伦春族、达斡尔族及部分地区的蒙古族民众等普遍信奉的萨满文化，即包含许多医学内容，这些内容在民间广为流传，虽说不清医理药性，但是临证施用，往往立竿见影。此外，常用外用膏药、针挑放血、拔罐火攻、头针丛刺、项针等治疗方法在龙江医派中也是临床特色之一。

5 龙江医派近年所做工作

为弘扬龙医精神，发展龙江中医药事业，以龙江医学流派传承工作室及省龙江医派研究会为平台，龙江医派建设团队做了大量工作，为龙江医派进一步发展奠定了历史性基础。

5.1 抢救挖掘整理前辈经验，出版《龙江医派丛书》

为传承发扬龙江医派前辈学术精华，黑龙江中医药大学龙江医派研究团队一直致力于前辈经验的抢救搜集挖掘整理工作，现已由科学出版社出版《龙江医派创始人高仲山学术经验集》、《华廷芳学术经验集》、《御医传人马骥学术经验集》、《国医大师张琪学术思想探赜》、《王德光学术经验集》、《邓福树骨伤科学术经验集》、《邹德琛学术经验集》等著作，引起省内中医爱好者的强烈反响，《龙江医派丛书》已被英国大英图书馆收录为馆藏图书，尚有《吴惟康学术经验集》、《王维昌妇科学术经验集》、《白郡符皮肤外科学术经验集》、《伪满时期黑龙江地区龙江医派医家学术经验荟萃》、《黑龙江省名中医学术经验集锦》等多本著作正在编撰待版。

《龙江医派丛书》反映了龙江中医药事业近百年来不畏艰苦、自强不息的发展历程及取得的辉煌成果，其中宝贵的学术思想和经验对于现代中医临床和科研工作具有重要的实用价值和指导意义，同时也是黑土文化的重要组成部分。

5.2 建设龙江医学流派传承工作室，创立龙江医派研究会，搭建学术交流平台

国家中医药管理局龙江医学流派传承工作室作为全国首批64家学术流派工作室之

一，以探索建立龙江医派学术传承、临床运用、推广转化的新模式为己任，着力凝聚和培育特色优势明显、学术影响较大、临床疗效显著、传承梯队完备、资源横向整合的龙江中医学术流派传承群体，既促进了中医药学术繁荣，又更好地满足了广大人民群众对中医药服务的需求。

为更全面地整合龙江中医资源，由黑龙江省民政厅批准、黑龙江省中医药管理局为业务主管部门，成立了黑龙江省龙江医派研究会。研究会为学术性、非营利性、公益性社会团体法人的省一级学会，其宗旨是团结组织黑龙江省内中医药工作者，发扬中医药特色和优势，发掘、整理、验证、创新、推广龙江中医药学术思想，提供中医药学术交流切磋的平台，提高龙江中医药的科研、医疗服务能力。龙江医学流派传承工作室与黑龙江省龙江医派研究会相得益彰，为提炼整理龙江医派学术特点及诊疗技术并推广应用，为龙江医派学术文化创建工程，做了大量卓有成效的工作。

5.3 举办龙江医派研究会学术年会，推进学术平台建设

为繁荣龙江中医学术，营造学术交流氛围，2014 年，黑龙江省龙江医派研究会举办首届学术年会，与会专家以“龙江名医之路”为主题进行交流探讨。第二届学术年会于 2015 年举办，龙江医派传承人围绕黑龙江省四大名医及龙江医派发展史为主题进行交流，同时通过《龙江医派会刊》的编撰，荟萃龙江中医药学术精华。

5.4 建立龙江医派传承基地，提升中医临床思维能力，探索中医临床家培养的教育途径

龙江医派传承工作室先后在台湾、深圳、三亚、长春、东港、丹东、天津、满洲里及黑龙江省多地建立传承基地，主要开展讲座、出诊及带教工作，其中三亚市中医医院已成为黑龙江中医药大学教学医院及本科生实习基地，现已进行多次专家交流出诊带教工作。

受黑龙江省中医药管理局委托，2013 年进行“发扬龙江医派优势特色，提升县级中医院医疗水平”帮扶活动，研究会于黑龙江省设立 10 个试点单位，2014 年通过讲座、义诊等一系列活动，使各试点县后备传承人诊疗水平和门诊量均有不同程度的提升。2015 年，黑龙江省中医药管理局委托龙江医派研究会及工作室，在全省各地市县中医医院全面开展龙江医学流派传承工作室二级工作站的建设，全面提升黑龙江省中医院的学术水平与医疗服务能力，并编撰《龙江医派养生备要》向全省民众发放。

旨在研究培养中医药人才、发挥中医药优势的“龙江医派教育科学研究团队”，于 2014 年被批准为黑龙江省首批 A 类教育教学研究团队，团队致力于建设一批学术底蕴深厚、中医特色鲜明的教育研究群体，以期探索中医人才的成长规律，培养能够充分发挥中医特色优势的中医精英。

通过在中医药大学举办“龙江医派杯”中医经典知识竞赛、英语开口秀、“龙江医派杰出医家马骥基金评选及颁奖活动”，开设《中医学术流派》课程，以激发学生学习中医的热情，强化其对龙江医派的归属感及凝聚力。

5.5 创办龙江医派学术文化节，创新中医药文化传播模式，打造龙江医派文化名片

通过创办龙江医派学术文化节，建立龙江医派网站，打造龙江医派学术文化品牌，宣传中医药文化思想，扩大龙江医派影响力。2012 年以来，举办高仲山、马骥、华廷芳、孟广奇等龙江医派著名医家百年诞辰纪念活动，使全省各界感受到龙江中医药的独特魅

力及前辈先贤披荆斩棘、励精图治的创业精神。龙江医派各项工作的推进，得到了中国中医药报、东北网、台湾《中国时报》、黑龙江日报等数十家媒体平台的大量报道，在学术界及龙江民众中获得良好声誉，并载入《黑龙江中医药大学校史》、《中国中医药年鉴》。

工作室团队以黑龙江省中医药博物馆的建设为契机，大力挖掘黑龙江省中医药学术文化历史资源，梳理明晰龙江医学流派发展脉络，建成龙江医学发展史馆，所编写的《龙江医派颂歌》在同学中广为传唱，激发杏林学子热爱龙江中医的热情。

通过对龙江医派底蕴的发掘和打造，使其成为黑龙江中医药学术界理论产生和创新的土壤，成为黑龙江省中医从业者的凝聚中心，成为黑龙江中医学术探讨的平台和学术园地，成为黑龙江省中医药人才培养与成长的核心动力，成为引领、传承、传播黑龙江中医学术的主体力量，成为黑龙江中医文化品牌和精神家园，成为龙江医药学的特色标志，成为黑龙江省非物质文化遗产，成为黑龙江的重要地理文化标识。相信，在新的历史时期，龙江医派将会做出新的学术建树，为丰富祖国医学的内涵做出更大的贡献。

《龙江医派丛书》总编委员会

乙未年九月

序

崔振儒教授为黑龙江省名中医，师承于著名中医专家钟育衡教授和王德光主任医师，行医近六十载，活人无算。他博览医书，精通医理，处方灵活，学验俱丰，对中医内、外、妇等科均有建树，其中以中医内科造诣颇深，对心病和脾胃病的诊治尤其擅长，因疗效卓著，求治者络绎，国际友人慕名而至者颇多。崔振儒教授融会中西，躬勤于医疗、教学、科研之实践，虽年逾七旬，仍坚持出诊、读书，实乃后学中医之楷模。

《崔振儒学术经验集》收录了崔振儒教授的学术论文及临床验案等，并整理凝练其学术思想。特别是书中汇集的崔老医案，再现了崔老诊治疑难杂病的临床辨治心路，若能仔细研读，对启迪临证思维、提高临床疗效，一定会大有裨益。

龙江医派是我国北方崛起的中医学术流派，具有鲜明的黑土文化特点，特别是在百余年的发展历程中，龙江医家开拓传承，形成了鲜明的学术特色和临证风格，为龙江民众的健康做出了历史性的贡献。近年来，我校在上级主管部门的领导下、在社会各界的支持下，围绕龙江医派，做了大量卓有成效的工作，这对弘扬龙江中医学术、引领和促进龙江中医药进步、造福龙江百姓、打造龙江中医药文化名片，具有重要的现实意义和深远的历史意义。

此书为《龙江医派丛书》之一，不尚浮华，不涉空谈，一切从临床实际出发，体现了《龙江医派丛书》整理者求真务实的治学治医精神。故乐为之序。

黑龙江中医药大学校长 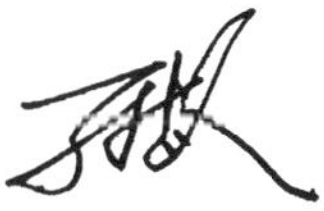

丙申年春于冰城

前　言

崔振儒教授师承于我国著名中医学家钟育衡教授和王德光主任医师，从事医疗、教学和科研工作六十余年，学贯中西，勇于临床实践，对中医内科、外科、妇科、儿科等均有一定建树，其中尤以中医内科称著，在内科中又对消化系统疾病和心脑血管疾病最为擅长。崔振儒教授医术精湛，医德高尚，深受患者欢迎和称颂。崔振儒教授长期从事中医临床工作，是具有丰富临床经验、医疗特色与专长的临床专家，是龙江医派的代表人物之一。崔振儒教授退休后又被聘为黑龙江中医药大学附属第二医院特需门诊内科专家、黑龙江省委干部医疗保健专家，目前仍坚持每天出诊。崔振儒教授在长期临床实践中，积累了许多宝贵的经验，也撰写了很多学术著作和论文，可谓学验俱丰。两年前黑龙江中医药大学基础医学院院长姜德友教授，作为中华中医药学会学术流派专业委员会副主任委员和黑龙江省龙江医派研究会会长诚邀编者整理崔振儒教授的学术经验，拟将《崔振儒学术经验集》作为《龙江医派丛书》之一出版问世。姜教授对崔振儒老师的尊重和关爱，作为后人及编者感激之余，则更加努力完成此书编写工作。

全书共分为医事传略、学术思想、论文集锦、医案汇编 4 个版块。在“学术思想”版块中，重点阐述了崔振儒教授治疗心系病证、脾胃病证、肝胆病证、肺系病证、肾系病证及杂病等内科疾病的学术思想。在“论文集锦”版块中，收录了崔振儒教授个人学术心得论文，还有其学生在杂志上公开发表的有关崔振儒教授学术经验总结文章。在“医案汇编”版块中，体现出在内科、妇科、外科及眼科疾病的临床辨证之思路及组方、用药之特点。“医案汇编”是按内科疾病、妇科疾病、外科疾病及眼科疾病编排。内科疾病中又按疾病系统进行编排，即心系病证、脾胃病证、肝胆病证、外感病证、肺系病证、肾系病证、脑系病证、气血津液病证、经络肢体病证及癌症。其中以崔振儒教授擅长的心系病证和脾胃病证为重点。妇科、外科及眼科疾病是按常见病种编排。《崔振儒学术经验集》将崔振儒教授的学术思想、论文集锦及医案汇编等内容收录于一书，较全面展现了崔振儒教授的治学主张和用药心得，体现出崔振儒教授几十年来积累的宝贵经验。本书之编辑出版，诚为崔振儒教授医疗成就的总结，同时也是对前贤经验的继承和发展。此外，且可冀以启迪后学，以借鉴参考，相信是不无裨益的。

本书编写过程中，始终得到有关领导和专家的奖掖支持，特别是黑龙江中医药大学校长孙忠人教授欣然为本书作序，对此表示由衷地感谢。姜德友教授一直关注着本书的编写，本书得以完稿和出版与姜教授的大力支持是分不开的，在此致以最诚挚的谢意。

本书从整理素材到付梓，将近两载，诸多不足，尚祈诸贤达惠以教正。

编　者

2016 年 3 月于哈尔滨

目　录

医事传略

学术思想

论文集锦

医案汇编

医事传略

崔振儒（1940—），黑龙江省宁安人，主任医师、教授，黑龙江中医药大学附属第二医院特需门诊内科专家、黑龙江省委干部医疗保健专家。崔振儒教授治学严谨，学识渊博，造诣颇深，医德高尚。投身医林已60余年，通过多年学习深造和医疗实践不断总结提高，积累了丰富的临床经验，对中医内科、外科、妇科、儿科等各科均有较多建树，其中尤以中医内科称著，在内科中又对消化系统疾病和心脑血管疾病最为擅长。近十年来，崔振儒教授参加编写教材两部，发表《人参在中医临床中的应用》、《伤寒论有关饮食失常的病机探讨》、《宁心汤治疗冠心病心绞痛55例临床观察》等论文已近四十余篇，为龙江医派的优秀代表。

一、发奋学医，广投名师

1954 年 7 月，14 岁的崔振儒步入岐黄之门。1961 年从黑龙江中医学院进修结业，因成绩优异，留校任教。任教期间又学习英语、日语，阅读大量英文、日文医学书籍。这些为崔振儒以后从事临床、科研、教学以及掌握医学动态奠定基础。

崔振儒在长期临床实践中，虽然积累了丰富的经验，但仍虚心好学，精益求精。1974 年派到湖北中医学院参加由卫生部主办的全国伤寒师资进修班学习深造，并在那里参编全国高校《伤寒论讲义》，他负责编写麻黄汤部分。1978 年至 1979 年又在黑龙江中医学院“师资提高班”学习。1991 年批准崔振儒为全国首批老中医药专家学术经验继承人，拜我国著名中医钟育衡教授为师，之后又投在全国著名中医王德光老师门下。

钟育衡教授 1908 年出生于河北省易县的中医世家，1931 年在哈尔滨悬壶于市。行医六十年，先以儿科著称，20 世纪四五十年代，钟老在哈尔滨市曾有“小儿王”之誉，后又以内科杂病见长。钟教授踵武前贤，勤奋好学，为探求中医本源，一直坚持深入研究《素问》、《灵枢》、《难经》、《伤寒论》、《金匮要略》等医籍，可谓皓首穷经。尤其对仲景学说有独到之处。认为仲景学说是《内经》的发展，通过症状分析异同，彰明病机隐奥，陈述理法方药，为辨证施治树立了规矩准绳。钟教授临床善用仲景之方，常常取得桴鼓之效。他重视前人珍贵经验，但用古方，又往往师其意，酌情化裁运用，决不拘泥成规。桑菊饮是清代吴鞠通所创立。吴鞠通说：“太阴风温，但咳，身不甚热，微渴者，辛凉轻剂桑菊饮立之。”桑菊饮治疗风热犯肺，效果甚佳。但钟教授认为“身不甚热”四字，限制了此方的应用范围。有时体温在 39℃ 以上的风热犯肺者，钟老用桑菊饮治疗，常可收效明显。这正是师古人而不囿于古人，啃章句而不死于章句。崔振儒的另一位老师王德光主任医师，是国家人事部、卫生部、中医药管理局首批确认的国家级名老中医及黑龙江省政府命名的省名老中医之一。王老 1924 年生，天津市宁河县人，出身于中医世家。23 岁即悬壶于牡丹江市，至今业医已 70 余载，长于内科、针灸，兼妇儿科。王老是牡丹江市中医医院的创始人，曾任该院院长、顾问、地市科协常委、中医药学会理事长，以及黑龙江省中医学会理事、黑龙江省医药卫生高级职称评审专家、科技成果奖评审专家及中医组组长等职，当地政府为表彰他对中医事业的贡献，在其离休后授予牡丹江市中医医院终身名誉院长的荣誉称号。王老精通中医理论，并且理论与实践相结合，在学术上重视对《内经》、《伤寒论》的研究，强调研习经典师其法、博览群书采其长，要熟记经旨，认真领会；推崇金元四大家之成就与其敢于创新的精神，对刘河间之寒凉、张子和之攻下颇有心得，尝师其法于临床而每获良效。王老在临床选方用药方面，因时因地因人制宜，力求与病机相吻合，不执死方治活病，并视病症而权衡药量之轻重；在治病方法上，常针药并施祛顽疾，认为在用药过程中兼用针者，贵在关键时刻刺其关键穴位，则或顿挫其病势，或根治其痼疾，故非单纯使用药物所能及也。王老治学严谨，勤奋好学，善于接受新事物。除精于中医理论与临床外，还随时掌握现代医学在某些领域的新进展，寻求东西方两种医学的结合点，临床常“西为中用”而起沉疴。

1994 年崔振儒继承期满，在这首尾三载，理论和实践均有很大提高。他的各种学习记录及心得共计 200 万字。通过三年亲受名家指点，使他的中医理性认识和技能又有了进一步升华，经考评合格，准予出师。在后来的临床诊治上能够学有所进，也与坚守钟、王师门家法密不可分。

二、学以致用，勇于实践

崔振儒教授广览群书，开拓视野，边实践、边学习、边总结、边研究，业务水平稳步上升，专业技术日渐成熟。崔振儒教授在黑龙江中医药大学附属医院内科门诊出诊时，日门诊量在全院每每领先。崔振儒教授的患者不仅是本市人，也遍及外地。一位青岛的冠心病患者特意慕名前来哈尔滨求崔老诊治，经过三周治疗，满意返回故里。崔老的患者还有不少来自世界其他地方，如美国、加拿大、日本、韩国、新西兰等。1999 年暑期，一位来自莫斯科教师旅行团的患者，是位五旬女教师，过去每年多次胃痉挛发作，用西药治疗最快三四天痊愈。这次来哈尔滨后又复发，于是便想找中医治疗，听说崔老是中医脾胃病专家，便来诊治，诊查后崔老开了两剂中药，服了一剂痛就止了，服一剂半病愈，便又随团旅游了。返回莫斯科后一年间未发作。后来她的女儿也有胃病，女教师又让她女儿来哈求崔老诊治。由于诊治患者各地均有，随之出现一种现象，从滨县县医院介绍来找崔老看的患者大多是患风湿病，从滨县一个乡介绍来找崔老看的患者大多是患过敏性紫癜，从绥化介绍来找崔老看的患者大多患尿毒症，从长春介绍来找崔老看的患者大多患脑血管疾病。所以如此，是因为那里最初找崔老看病的是那种病，经过治疗病情或是痊愈，或是得到控制，患者及其家属对崔老产生了深刻印象，成了崔老的义务宣传员，再遇到同类疾病，便想到了哈尔滨的崔振儒教授，推荐到哈求他诊治。

崔振儒教授根据平素积累，不断总结，对许多病症提出了自己的独特见解。如对冠心病心绞痛的中医认识和治疗，在继承前辈治疗冠心病和病毒性心肌炎方剂基础上，经自己临床实践中不断总结和提高，以活血行气、安神止痛治疗大法师传宁心汤。该方以丹参、川芎、葛根、桑寄生、枳实、青皮、郁金、石菖蒲、酸枣仁、珍珠母等为主方。若气虚重，周身无力，劳则发作者，加生晒参、黄芪等，去青皮；若浊阴上逆，痰邪阻络而痛者，加瓜蒌、半夏、薤白等；若气滞，胸脘痞闷者，加厚朴、檀香、沉香等；若寒邪凝滞作痛者，加川乌、细辛、桂枝等；若血瘀刺痛者，加桃仁、赤芍、红花等。该方拟定还结合现代药理研究结果，如其中丹参、川芎、葛根均能扩张冠状动脉，增加冠脉血流量，改善心肌缺血。枳实、青皮、郁金，有行气止痛之功，去除胸中滞气，以促进血脉通畅，其中枳实、青皮经现代药理研究证实也有改善冠脉循环作用。崔老治疗冠心病喜用桑寄生，认为该药即滋养阴血、又通络止痛，对于既有瘀血，又心血不足时采用桑寄生是有独到之处的，正如清·徐大椿《神农本草经百种录》中说："能滋养血脉于空虚之地，而取效更神也"。该药在改善临床症状和纠正心肌缺血等方面均取得了良好效果，在崔老多年临床工作中治愈或缓解了许许多多的冠心病心绞痛患者。许多冠心病心绞痛患者每当劳累、生气等诱因发病时或入冬该病加重时便找崔老治疗。崔老每先以汤剂减其疾苦，其中部分患者甚至可以只服用中药汤剂，而停服治疗冠心病的西药，当患者病情稳定时以制成丸缓去其疾或坚固其本，直到康复。非常有趣的是，由于崔老出诊的黑龙江中医药大学附属二院相距原哈尔滨铁路医院（现哈尔滨医科大学附属四院）和哈尔滨医科大学附属一院很近，有些是在这些医院心血管病房的患者、甚至是心血管病房的医务工作者及家属，患有冠心病心绞痛经现代医学治疗效果不显著时，在那些受益患者的介绍下，专程到黑龙江中医药大学附属二院求崔振儒教授诊治，大多满意而归。

三、发掘提高，精勤不倦

作为一名临床工作者，搞科研要立足本职工作。为挖掘祖国医药遗产，掌握世界医学先进水平，崔振儒教授读书不止破万卷，还积累了数以百万字书籍文献的摘要和心得笔记。对自己的医学努力方向做到心中有数，对发病率较高的心血管疾病、消化系统疾病尤为关注。崔振儒教授总结了1984年4月至1985年4月期间近12 000人次门诊的中医内科诊断，在一定范围内掌握了门诊就诊的情况和规律，为临床研究提供了可靠依据。1986年他又根据自己临床实践，回顾了中医内科疾病治疗情况，分析了各种疾病的疗效。总结出疗效好的如淋证、胃脘痛等病，疗效一般的如消渴、喘证等病，疗效差的肺痨、阳痿等病，为提高中医药治疗效果奠定基础、明确方向。

崔振儒教授在临床实践中积累了数以万计的门诊病例，经不断总结，对内科杂病提出了自己的看法。认为内科杂病诊治程序有三：一是先定病位，再定病性，仔细辨证，抓住病机。二是参考前医所用之药与疾病转化过程。三是定诊，拟治则，选方药。内科杂病与脏腑经络、八纲、气血有关，这些是辨证施治的关键所在，临证务必辨别清楚。崔教授根据门诊临床观察初步统计，七情致病是内科杂病多见病因，肝气不疏是常见病机。正如朱丹溪说："气血冲和，百病不生，一有怫郁，诸病生焉。"气郁是内科杂病的主要病理基础。气郁初起当以理气顺气为其治，久则理气顺气又当慎用，应辨明其孰实，孰虚，累及于血，累及他脏，不可一概而论。崔教授经验丰富，建树颇多，这与勤于积累、勇于探索、富于创新的学术思想是分不开的。他通过大量临床观察，不断探索新的治疗途径，筛选新的有效药物，如对脑血管疾病的选方用药也做了大量工作。其中对心肌缺血、心律失常临床疗效观察的文章已经发表。此外，对尿毒症、糖尿病、过敏性紫癜，过敏性哮喘等都提出了自己新的诊治观点。

崔教授勤于著书立说，每有心得，即著文发表。1969年他开始从事中医药治疗肿瘤的临床工作。1970年，他编辑并出版了《治癌疗法介绍》。此书于同年12月在黑龙江省肿瘤工作会议上，作为会议资料散发，并在此次会议上，宣读了《祖国医学对肿瘤的认识和治疗——初探》的论文，受到会议和同行的好评。次年，又编辑出版《三省九市中药治疗癌证情况介绍》，总结了当时东北三省及天津市中医中药治疗癌病情况。1975年崔教授在附院内科血液病房工作期间，在"黑龙江中医学院建院二十周年学术论文摘要汇编（1979年）"中发表了《溃疡散治疗白血病口腔溃疡总结》论文。他先后参加《全国高校伤寒论讲义》第三版和黑龙江中医学院附属二院为研究生补充教材《中医内科学》等书的编写工作。发表论文已近四十余篇，其中包括《人参在中医临床中的应用》《饮食与中医内科疾病》。总结钟育衡及王德光教授经验数篇。其他崔教授发表的代表性文章如《伤寒论有关饮食失常的病机探讨》、《试论痹证补法—附病例四则》、《中医辨证施治治愈慢性肾功衰两例》、《喉痒致咳辨治》（较早提出肺与气管之外致咳之因的见解）、《碘酒治疗化脓性扁桃体炎》、《没药致敏一例报道》等，可见涉及内容非常广泛。其中值得一提的是，1974年崔振儒教授与丁春荣同志合编并出版了黑龙江中医学院附属医院《协定处方集》，并总结了医院各科中成药处方，直至现在不少人仍对《协定处方集》进行复印或抄写，可见其作用之大，影响之久。

四、恪守医德，业医之本

为医，不仅要具有精良的技术，而且要具备高尚的医德。为患者服务要全心全意，崔振儒教授常常告诫自己和学生，这非粉饰之词，更非政治口号，而是作为一名医生必须毕生身体力行的医德。在应诊中，应该要自己做到：耐心地倾听主诉，详细地询问病史，专心地进行四诊，精心地求出诊断，细心地组方用药，详尽地交代服药宜忌。更重要的是，无论患者地位之高下，性别之男女，年岁之长幼，外貌之妍媸，家境之寒裕，关系之亲疏等，均一视同仁。否则，不败于医之技，而将败于医之德。崔振儒教授行医六十余年，从不为个人向患者索取好处。由于拒绝收患者赠金，在 1988 年 9 月 4 日《老年报》及 1988 年 9 月 12 日《黑龙江日报》登载了患者家属对崔老的赞扬。1989 年 5 月黑龙江中医学院的报纸上也对崔老的医德医风给予很高的评价和表扬。黑龙江中医学院附属医院门诊内科出诊，崔振儒教授的日门诊量在全院一直领先。而且据药局统计人员讲，崔老的十张中药处方，没有某些医生一张处方的价钱高，崔老在附属医院是开便宜药方出名的。崔老是紧紧依靠中医辨证施治的原则面对每一个患者，不断提高诊疗效果，设身处地为患者着想，增强患者对医生的信任感。虽然每一张处方相对钱少一些，可是因疗效好，从不开大方、花方，从不滥开检查项目，赢得大量广大患者的信赖。多年来，崔振儒曾经有十余次当选为先进工作者，三次当选为模范教师。

崔振儒教授不仅是名医，还是一名合格的老师。从 1973 年起他在中医内科教学上曾为西学中班、本科班、进修班等多次讲课，在伤寒论教学上曾多次为工农兵学员讲课，讲课学时总时数近 300 学时。黑龙江中医学院附属医院是教学医院，各类学生实习不断。1990 年以后尽管崔振儒教授已经没有授课任务，但是在临床带教总是以热忱态度对待学生。其中，崔教授带教各类学生达千余人，包括博士研究生、硕士研究生、留学生、本科生、专科生、夜大学生等，甚至是本院的医生也来跟崔振儒实习请教。崔振儒老师对他们有教无类，一视同仁、不歧视、不鄙视，鼓励他们积极向上。对他们提出的问题，做到有问必答，一有时间就向他们教授自己的临床经验和体会。学生们愿意蜂拥在崔振儒那里，对崔振儒分外感谢和尊重。这正是培桃育李，甘苦寸心知。

2000 年崔振儒教授退休，但人退心不退，崔老的心永远留在中医事业上，留在工作岗位上，退休后又被聘为黑龙江中医药大学附属第二医院特需门诊内科专家、黑龙江省委干部医疗保健专家，现仍坚持每天出诊。崔老每天尽管白日诊务繁忙，但几十年来一直坚持凌晨起床读书，并随时记录诊疗所得。于 2000 年崔老开始动手写一部中医理论与临床相结合并主要阐述自己经验的书。“活到老、学到老、干到老”，崔振儒教授常以此自勉。如今这位耄耋老人，不断进取，继续为广大患者解除疾苦，继续为发展中医药事业而奋力拼搏，老牛自知夕阳晚，不用扬鞭自奋蹄。更是我们后学者的楷模。

学术思想

一、重视经典，灵活变通

自古以来，经典就被称为弥久不衰的、具有典范性、权威性的著作，它经得起历史考验，贯通古今，有此殊荣的有《论语》、《老子》等。而在各个领域里又遍布经典，就如中医的历史长河中，存在这样几部巨著，《黄帝内经》、《难经》、《伤寒杂病论》、《神农本草经》可以看作是中医四大经典。此外，后世医家也遵此而著述，如《脉经》、《备急千金要方》、《医宗金鉴》等。凡中医学者，欲成名医，必要苦心钻研，广泛涉猎，勤学善思，崔振儒亦是如此，他重视经典的学习，重视经典与临床的结合，同时，他还不拘泥于经典，往往对证治病，药到病除。

（一）研内难，通病源

《内经》、《难经》自形成以来，便成为后世临床实践的指导，其医理之深奥性也一直为后世所研究。可谓读其著，欲为医，学之本也。崔振儒重视《内经》、《难经》的研习，如《素问・移情变气论》指出："凡欲诊者，必问饮食居处，数问其情，以从其意。"在问诊中往往注意患者的饮食问题，因为人的气血精津液均来源于水谷，五脏六腑四肢百骸也都依赖于水谷精微的调养，可见饮食是维持身体健康活动的必要条件，古人亦有"安谷则昌，绝谷则亡"之说。《素问・生气通天论》："阴之所生，本在五味，阴之五官，伤在五味。是故味过于酸，肝气以津，脾气乃绝；味过于咸，大骨气劳，短肌，心气抑；味过于甘，心气踹满，色黑，肾气不衡；味过于苦，脾气不濡，胃气乃厚；味过于辛，筋脉沮弛，精神乃央。是故谨和五味，骨正筋柔，气血以流，腠理以密，如是则骨气以精，谨道如法，长有天命。"可见，若饮食不当，五味生克制化即可致五脏六腑之病，为止患于未然，"饮食有节"便是必然。崔振儒认为"饮食有节"当定时，即按时就餐；当定量，即食有限量；勿要偏食，当食物多元素；当食易消化食物；当饮食做到"热无灼灼，寒无沧沧"，即以凉热适中为宜。

饮食亦可致病，其可以直接或者间接影响五脏六腑四肢百骸气血津液等各个方面，而临床证明发病较急者，有的虽然有一定危险，但大多数容易治愈。发病较缓者，多数恢复较慢，治疗相对比较困难。究其原因，不外乎"饮食失节"和"饮食不洁"两点。如《素问・痹论》言："饮食自倍，肠胃乃伤。"过量饮食，则损伤肠胃，这是脾胃病的常见病因，此句强调了饮食失节的致病因素，即暴饮暴食，所致疾病，均为实证，以发病较快，所出气味（包括排泄物）有酸腐食臭味为其特征，治疗以消食为主，佐以健脾和胃之法。又如《灵枢・无味》言："谷不入，半日则气衰，一日则气少矣。"勉强饮食和饮食过少也属于饮食不节，都可以导致种种疾病，其有虚实，临床要加以辨别，灵活变通治之。此外，属于饮食不节的还有饮酒过多、过食肥甘以及过食生冷。有言道："酒为湿热之水。"伤于酒者，总以湿热为著，湿热又易成痰。饮酒过多或过食辛辣而发病，初期多为实证，久则虚实夹杂。饮酒嗜辛皆能导致热盛伤阴。因此，酒与辛辣所生病，应在热、湿热、痰（或痰热）三者间辨证施治。而《素问・奇病论》中："肥者令人内热，甘者令人中满。"可见，过食肥甘则伤脾，脾伤则湿热生痰，痰浊内生，而致诸病。治疗中应注意，过补则助邪，过祛邪则伤正，两者之间，认真权衡。在《难经·四十九难》中指出："形寒饮冷则伤肺。"过食生冷则伤脾，寒为阴邪，易伤阳气，导致疾病形成。此多为寒湿之证，且常兼阳虚，临床以伤及脾胃之阳为主，治疗当以温阳健脾，佐以祛湿之法。"饮食不洁"损伤脾胃，多为实证，似夏秋之季多发。临床以吐、泻、痛、痢为主，发病迅速，早期可用涌吐、泄下等法，病情缓解后，投解毒健脾之剂。

曾有一35岁病患郎某，因半年间经常噫气，食后腹胀来崔振儒门诊就医，其因饮食所伤而致上症，同时伴有身倦，四肢无力，饮食减少，大便微溏，面色萎黄，两目无神，舌质胖，舌边有齿痕，苔薄，脉沉缓稍数。西医诊断为慢性浅表性胃炎，而西药治疗无效。崔振儒认为饮食不调损伤脾胃，故食积；中焦不得运化，故食后胀甚；胃气不得降，上逆作噫，故噫气频作；《素问·灵兰秘典论》言："脾胃者，仓廪之官，五味出焉。"脾胃为后天之本，气血生化来源，脾胃虚弱化源不足，故气短乏力，四肢无力；胃不纳谷则食少，脾不健运则便溏，舌脉亦为脾胃虚弱之故。诊断为呃逆，脾胃虚弱型。方药为六君子汤加味，即木香5克（后下）、砂仁5克（后下）、党参15克、茯苓20克、白术15克、甘草5克、陈皮10克、神曲10克、焦山楂20克、厚朴10克，四剂，每日一剂，每剂水煎两次早晚温服。此方用以健脾和胃，燥湿和中。

（二）遵仲景，释难证

在中医学界有一种最普遍的说法，即称汉朝张仲景所著《伤寒杂病论》中记载的方剂为"经方"，这是相对于宋元之后出现的"时方"而言。《伤寒杂病论》又被后世分为《伤寒论》和《金匮要略》二书，其中《伤寒论》载方113首，《金匮要略》载方262首，除去重复的，共计178方，用药151味。经方是"医方之祖"，后世中医学家称《伤寒杂病论》为"活人之书"、"方书之祖"，赞誉张仲景为"医圣"。古今中医学家常以经方作为母方，依辨证论治的原则而化裁出一系列的方剂，经方的特点可概括为"普、简、廉、效"。

崔振儒认为"经方"治疗一些疑难杂症颇有效果，而往往西医不能有明确的诊断，但在治疗时可不拘泥于经方，用药取决于病证，适者用，不适者勿用。如曾遇一37岁男患杨某，其一年前因受寒冷出现左手中指、无名指逆冷，遇冷变白麻木，近日加重。曾有指顶端疼痛变硬结痂脱落，余指亦发凉，但其色不白，寒冷天尤甚，且身倦乏力，得热则减，十指扪之发凉，舌苔薄白，脉沉缓。曾在某院诊断为脉管炎，亦在哈市某院诊断为雷诺氏症候群，用西药未见好转。《伤寒论》言："凡阴阳气不相顺接便为厥。厥者手足逆冷者是也。"崔振儒认为此为厥之轻证。风寒稽留脉络，逢寒则急，血行不畅，故变白麻木疼痛，遇热则纵血脉复通，诸症悉退。治应温阳通络，方药为桑寄生50克、苏梗20克、桑枝50克、血竭7.5克、乳香15克、没药15克、葱白20克、麝香0.5克，上药血竭与麝香同研，冲服，每日一剂，水煎余药取汁300毫升与竭麝面同服，日三次服。同时，嘱咐患者冬季用凉山楂不拘量去核捣烂，外敷患处两日一换，当手指遇冷不白，而仍冷时取大葱烧热捣烂敷患处。此患者服药及外用药已用近三个月，症状明显好转，复诊时手指遇冷已不变白，麻木减轻，但手指仍有凉而逆之感，苔薄白，脉沉缓。崔振儒认为其阳气微复，寒邪仍滞，于是在上方基础上加入桂枝50克易桑枝，一剂，服法用法同前。

《伤寒论·辨太阳病脉证并治》言："伤寒若吐若下后，心下逆满，气上冲胸，起则头眩，脉沉紧。发汗则动经，身为振振摇者，茯苓桂枝白术甘草汤主之。"苓桂术甘汤由茯苓、桂枝、白术、甘草组成，可温阳化气、健脾利水，用于脾阳不足、气不化水、聚湿成饮的痰饮病。"痰饮"病由张仲景首次提出，病因与肺脾肾功能失调有关。又《金匮要略·痰饮咳嗽病脉证并治》曰："心下有痰饮，胸胁支满，目眩，苓桂术甘汤主之"、"夫短气有微饮，当从小便去之，苓桂术甘汤主之"、"稠者为痰，清者为饮"，痰饮为患，可流动于全身上下内外。而张仲景又提出治法"当以温药和之"，故创立苓桂术甘汤。

如崔振儒治疗一中年女性患者，于11月份就诊，因一年前暑天饮冷过多，而致头面浮肿，伴脘腹胀闷，头晕，纳食减少。同时伴有胸闷气短，身倦嗜卧，白带量多，月经量少的症状。经某院检查，诊断为特发性水肿。患者可见面部虚浮，目窠如卧蚕，眉上按之，微有压痕，不易复起，舌边尖红，苔白而厚，脉象弱细。崔振儒认为该患者因过度饮冷而损伤脾胃，胃被伤受纳失调，故饮食减少；脾受伤中焦不运，故脘腹胀闷；脾胃被伤湿邪停滞，阳邪被围则身倦嗜卧胸闷气短；阳被阻碍，不能上达，则头晕；湿邪下注则白带多，化源不足则月经少；舌苔脉象为湿邪内停，脾胃被伤之证。治应健脾和胃，温阳化饮。方药为苓桂术甘汤加味，茯苓20克、桂枝10克、白术10克、甘草5克、白芍15克、厚朴10克、砂仁5克（后下）、神曲5克、枳实10克、生姜5克，14剂，每日一剂，每剂水煎两次，共取汁400毫升，分两次早晚服。同时嘱咐患者注意调节饮食，勿用寒凉之品，谨服碍脾防胃之物。苓桂术甘汤方中以茯苓健脾渗湿，祛痰化饮为君，用以消去积聚的痰饮及平冲饮邪上逆；桂枝温阳化气、平冲降逆为臣，两者相配，利温并序，温化渗利寒饮停留之邪；同时佐以白术健脾燥湿，因脾虚则易生湿，茯苓、白术共用，健脾祛湿，体现了治痰之源以治本之意，脾旺则水湿自化；甘草调和诸药，合桂枝以通阳化气，以助温阳健脾之力，合白术益气健脾，崇土以利制水。四药配伍，温而不热，利而不峻，是治痰饮之和剂，此外，因该患者中焦不运，加厚朴、砂仁醒脾，神曲助消化，枳实行气，生姜辅助温中之效。食药后患者复诊言诸症悉退，但腰背酸痛，崔振儒又于上方加葛根20克、柴胡10克、半夏10克。继续服用半个月后，患者感觉诸症皆轻，其舌苔薄白，脉沉缓。又服上方十剂后就诊，此时患者已无不适症状，于是嘱服用藿香正气丸1丸，日两次，口服开白水送下，用作预后。

崔振儒认为用"经方"治疗疑难杂症时，相对于西医来说，效果较快，治疗迅速，解决病证不会拖延，很少有一个月、两个月才治愈的。如他治疗背恶寒如掌大的患者，用五苓散原方一周则愈，如《金匮要略》言："心下有留饮，其人必背寒冷如掌大，咳则胁下痛引缺盆。"治疗时"当以温药和之"，五苓散方：猪苓、泽泻、白术、茯苓、桂枝，多饮暖水，汗出愈，如法将息。又如《伤寒论》中："伤寒，厥而心下悸者，宜先治水，当服茯苓甘草汤，却治其厥，不尔水渍入胃，必作利也。"崔振儒亦遇到心下悸，胃脘部跳动的患者，西医诊断为神经官能症，用茯苓甘草汤五剂而愈，茯苓甘草汤方：茯苓、甘草（炙）、生姜、桂枝。此外，崔振儒遇患者描述心下如奔豚，上逆抢心，症如《伤寒论》："奔豚病，从少腹上冲咽喉，发作欲死，复还止者，皆从惊恐得之。奔豚，气上冲胸，腹痛，往来寒热，奔豚汤主之。"于是，用此奔豚汤方：甘草、川芎、当归、黄芩、白芍、半夏、生姜、葛根、桂枝等治疗半月余而愈。

（三）读温病，活用方

青蒿鳖甲汤出自《温病条辨》，如其在卷二中言："脉左弦，暮热早凉，汗解渴饮，少阳疟偏于热重者，青蒿鳖甲汤主之。"少阳切近三阴，立法以一面领邪外出，一面防邪内入为要领。小柴胡汤以柴胡领邪，以人参、大枣、甘草护正；以柴胡清表热，以黄芩、甘草苦甘清里热；半夏、生姜两和肝胃，蠲内饮，宣胃阳，降胃阴，疏肝；用生姜大枣调和营卫。使表者不争，里者内安，清者清，补者补，升者升，降者降，平者平，故曰和也。青蒿鳖甲汤，用小柴胡汤而小变之，却不用小柴胡之药者，小柴胡原为伤寒立方，疟缘于暑湿，其受邪之源，本自不同，故必变通其药味，以同在少阳一经，故不能离其法。青蒿鳖甲汤以青蒿领邪，青蒿较柴胡力软，且芳香逐秽，有开络之功，则较柴胡有独胜。寒邪伤阳，柴胡汤中之人参、甘草、生姜，皆护阳者也；暑热伤阴，故改用鳖甲护阴，鳖甲乃蠕动之物，且能入阴络搜邪。柴胡汤以胁痛、干呕为饮邪所致，故以生姜、半夏通阳降阴而清饮邪；青蒿鳖甲汤以邪热伤阴，则用知母、天花粉以清热邪而止渴，牡丹皮清少阳血分，桑叶清少阳络中气分。

又如其在卷三中："夜热早凉，热退无汗，热自阴来者，青蒿鳖甲汤主之。"夜行阴分而热，日行阳分而凉，邪气深伏阴分可知，热退无汗，邪不出表而仍归阴分，更可知矣，故曰热自阴分而来，非上中焦之阳热也。邪气深伏阴分，混处气血之中，不能纯用养阴，又非壮火，更不得任用苦燥。故以鳖甲蠕动之物，入肝经至阴之分，既能养阴，又能入络搜邪；以青蒿芳香透络，从少阳领邪外出；细生地清阴络之热，牡丹皮泻血中之伏火；知母者，知病之母也，佐鳖甲、青蒿而成搜剔之功焉。再此方有先入后出之妙，青蒿不能直入阴分，有鳖甲领之入也；鳖甲不能独出阳分，有青蒿领之出也。

崔振儒善用青蒿鳖甲汤加减方治疗血虚发热，如他曾遇一24岁女患，自述产后半年余五心烦热，入暮则重，白昼无热，但乏力身倦，夜则心烦手足心热，无汗难以入寐，发热时量体温稍高，时有头晕。西医检查，无阳性体征发现，以除外结核风湿，形体瘦弱，神疲肢倦，面色无华，语言流利，语声有力，舌质淡，苔白而薄，脉沉细。经过辨证分析认为，该患者产后气血不足，尤以血虚不足，血本属阴，血虚不能濡养以致阴衰阳盛，阳气外浮而引起发热，清窍失养则头晕，正气不足则身倦神乏，面色无华为气，血不足不能上充于面，舌脉亦为气血不足以血虚为主之征象。中医诊断为内伤发热，气血两虚，以血虚为主。西医诊断为功能性低热，自主神经失调。治疗以补益气血，退热除蒸为主，方药用青蒿鳖甲汤加减，青蒿30克（后下）、鳖甲50克（先煎）、地骨皮20克、银柴胡20克、白芍20克、麦冬10克、熟地黄20克、牡丹皮15克、焦栀子10克、甘草10克、黄芪20克，三剂分早晚两次温服，同时嘱咐适寒湿，勿受外感，调情志，避刺激。患者复诊时，发热已退，但手足心仍热，余症好转，继续服用上方四剂后，诸症悉退，又用人参归脾丸调理。

中医基础是源泉，成中医者，了解基础是起步，熟颂才能更好地贯通，才能将病情掌握，于万变不离其宗，将更高层次的思维应用于实践之中，指导实践，更好地为医者服务。

二、心脏诸疾，补虚泻实

（一）胸痹心痛，通脉活血

胸痹轻者主要表现仅感胸闷如窒，呼吸欠畅，重者则有胸痛，甚则心痛彻背，背痛彻心，伴有气短、乏力、倦怠、失眠等症。《灵枢·五邪》篇即对胸痹的临床表现进行描述："邪在心，则病心痛"。《素问·脏气法时论》曰："心病者，胸中痛，胁支满，胁下痛，膺背肩胛间痛，两臂内痛。"《灵枢·厥病》记载"真心痛，手足青至节，心痛甚，旦发夕死，夕发旦死"。临床上把胸痹心痛分为急性发作和慢性缓解期，该病初期表现心前区憋闷，重则胸痛，发作日渐频繁，甚则痛彻左肩背、咽喉、胃脘部、左上臂内侧等部位，具有反复发作性，一般持续几秒甚至几十分钟，多在休息或用药后缓解，此为慢性缓解期。如病情进一步进展，常因寒热交替明显季节、操劳过度、抑郁恼怒或多饮暴食等诱因，突发心胸剧烈疼痛，即"真心痛"、"厥心痛"，甚则可"旦发夕死，夕发旦死"。现代医学指出血脂代谢异常、糖耐量异常等原因引起冠状动脉粥样硬化使血管腔阻塞导致心肌缺血缺氧，此为冠状动脉粥样硬化性心脏病，简称冠心病、或缺血性心脏病，主要包括心绞痛和心肌梗死等。另外病因尚不清楚，可能与神经类型、环境因素和性格有关的心血管神经症，以前称为心脏神经官能症。两者为器质性疾病和功能性疾病，但其主要症状为心前区憋闷疼痛或心悸，均属于中医的胸痹心痛范畴。中医内科书认为，胸痹心痛是由于正气亏虚，饮食、情志、寒邪等所引起的以痰浊、瘀血、气滞、寒凝痹阻心脉，以膻中或左胸部发作性憋闷、疼痛为主要临表现的一种病证。轻者偶发短暂轻微的胸部沉闷或隐痛，或为发作性膻中或左胸含糊不清的不适感；重者疼痛剧烈，或呈压榨样绞痛。常伴有心悸，气短，呼吸不畅，甚至喘促，惊恐不安，面色苍白，冷汗自出等。多由劳累、饱餐、寒冷及情绪激动而诱发，亦可无明显诱因或安静时发病。

"心痛"病名最早见于马王堆古汉墓出土的《五十二病方》。"胸痹"病名最早见于《内经》，对该病的病因、一般症状及真心痛的表现均有记载。古文献中胸痹心痛往往密不可分。《素问·藏气法时论》："心病者，胸中痛，胁支满，胁下痛，膺背肩胛间痛，两臂内痛。"《灵枢·厥病》："真心痛，手足青至节，心痛甚，旦发夕死，夕发旦死。"《金匮要略》认为心痛是胸痹的表现，"胸痹缓急"，即心痛时发时缓为其特点，其病机以阳微阴弦为主，以辛温通阳或温补阳气为治疗大法，代表方剂如瓜蒌薤白半夏汤、瓜蒌薤白白酒汤及人参汤等。治法上，危亦林《世医得效方》用苏合香丸芳香温通治卒暴心痛。陈念祖《时方歌括》用丹参饮活血行气治疗心腹诸痛。王清任《医林改错》用血府逐瘀汤活血化瘀通络治胸痹心痛等。现代，胸痹心痛病相当于西医的缺血性心脏病心绞痛，其重症即真心痛，相当于缺血性心脏病心肌梗死。崔振儒认为黑龙江地区气候寒冷、不良饮食或生活习惯、肥胖、长期精神紧张、吸烟等与胸痹心痛发病有一定相关性。胸痹病机仍为本虚标实，结合黑龙江地区气候、饮食习惯、体质等特点，本虚心阳不振、阴虚不足，常伴有肾精亏虚等证，标实为血瘀为主，痰湿、寒凝、气滞次之。即胸痹病机主要包括虚、瘀、痰、热、寒及气滞六方面，病位在心，与五脏均相关。

1. 因地因人认识心病

首先，黑龙江地区气候寒冷，寒性收引，寒邪抑遏阳气，也可使血行瘀滞，而成胸痹。《素问·调经论》曰："寒气积于胸中而不泻，不泻则温气去，寒独留，则血凝泣，凝则脉不通。"或是素体阳虚，胸阳不足，阴寒之邪乘虚侵袭，寒凝气滞血瘀，胸阳痹阻，而发该病。即《医门法律·中寒门》曰："胸痹心痛，然总因阳虚，故阴得乘之。"《类证治裁·胸痹》也说："胸痹，胸中阳微不运，久则阴乘阳位，而为痹结也。"所以在北方该病常在入冬或气候骤降、寒温交替明显等时发病或症状加重，或胸痹患者常在凌晨发病，均与素体阳虚，胸阳不足，阴寒之邪乘虚侵袭，或外感寒邪抑遏阳气有关。胸痹心痛是哈尔滨等北方地区中老年常见疾病之一。

其次，现代社会，人们嗜食肥甘厚味，或北方饮食过于肥甘厚味，或口味过咸，或嗜烟酒，以致脾胃损伤，运化失司，痰湿内生，或以车代步，疏于运动，形体肥胖，蕴生痰浊，痰湿上犯心脉，阻遏心阳，气机不畅，心血痹阻，而成胸痹。如痰浊阻滞心脉，痰瘀互结，亦成胸痹。在目前社会，饮食结构、生活习惯等发生变化，人们体质也发生相应变化，痰浊瘀血互结患者尤为多见。早在《素问·痹论》中"心痹痛者，亦有顽痰死血"的论述，提出胸痹心痛的主要病机之一为痰瘀互结。痰浊同瘀血常相兼为患，相互影响，两者既是疾病发生发展过程中的病理产物，又是导致疾病进一步加重的重要因素，我们称之为继发性病因，痰瘀互结，痹阻心脉在冠心病发病机制中起着非常重要的作用。另外，痰瘀日久化热，北方冬天室内温度也较高，痰邪也易化热，痰热痹阻心脉也较为常见。

再次，现代社会竞争十分激烈，有些人长期精神紧张或所思不遂，导致情志不畅，气滞痰凝血瘀；以车代步，疏于运动，气机不畅，胸阳被遏。情志不舒常为诱发该病发病或加重疾病的主要原因之一。

最后，该病多见于中老年人，年过半百，肾中精气衰减。若肾阳虚衰，则不能温煦五脏之阳，而致心气不足或为心阳不振，血液运行不畅，心脉痹阻，发为胸痹。膻中及左胸部发作性憋闷疼痛为主症时，也可视此病辨证论治。

2. 治疗思路

崔振儒广读医著，精勤临床，长期从事胸痹心痛理论和临床研究，指出心气亏虚、痰瘀痹阻，是胸痹的重要病机，在临床通过补益心气、活血化痰治疗取得显著效果。崔振儒根据历代医家论述及临床经验认为该病为本虚标实之证，多为年老体衰，或因劳累而发，本虚主要表现为心之气血阴阳不足，心气不足则血行不畅，可见轻则胸闷憋气，重则胸痛彻背。心血不足则心失所养，心悸怔忡；心脉不充，可见脉律不整。心阳不振者症见心前区绞痛兼见胸闷气短，四肢厥冷，神倦自汗，脉沉细。心之气阴两虚者以心前区隐痛时作时止而缠绵不休为特点，兼有口干，舌淡红而少苔，脉沉细而数。标实气滞患者临床表现以心胸闷重而痛轻为特点，伴有患者每于生气时胸痹发作或症状加重，胸胁胀满，善太息，憋气，苔薄白，脉弦者；痰浊痹阻心脉患者多形体肥胖，血液检查为三酰甘油增高、低密度脂蛋白升高，高密度脂蛋白降低等异常，临床可见胸部窒闷而痛，唾吐痰涎，苔腻，脉弦滑或弦数者；寒凝心脉患者表现为胸痛如绞，遇寒则发，或得冷加剧，伴畏寒肢冷，舌淡苔白，脉细或沉迟，这类患者常入冬发作或症状加剧；心脉瘀滞患者表现刺痛固定不移，痛有定处，夜间多发，舌紫暗或有瘀斑，脉结代或涩等。

崔振儒认为胸痹常见证型为胸阳不振，气虚血瘀，夹痰痹阻心脉最为常见，其在治疗上常用师传宁心汤为基础方，以益气活血、宣痹化痰、养心安神为主要治法。胸痹证型还可分为阳气虚衰型、气虚血瘀型、心血瘀阻型、寒凝心脉型、气滞血瘀型、痰阻心脉型、痰血互结型、痰热血瘀型等证型。因此崔振儒认为胸痹心痛气虚血瘀证在临床上往往会同时兼有其他证候，故在益气活血药的基础上，许多专家都会根据病情、体质、季节变化等随证加减用药，有理气药、清热化痰药、温化寒痰药、安神药、化痰药、利水渗湿药、平肝息风药等。只有辨证准确、切中病机、熟谙药性功效、合理组方，方能取得好的疗效。崔振儒治疗胸痹心痛时重视气血理论，以通为补，通补结合，在治疗上倡导益气活血、化瘀通脉的治法。并且衷中参西，辨病与辨证相结合，结合桑寄生、葛根、丹参、川芎等药现代药理研究结果配伍使用。重视中医理论，善用辨证论治，临证时详审病因病机和临床表现，灵活运用益气活血、化痰散结、温阳散寒、宣痹通脉、宁心安神等治法。因此崔振儒认为心气亏虚、痰瘀痹阻为胸痹常见证候，治以补益心气、活血化痰，方用师传宁心汤加减治疗。

3. 治疗用方——师传宁心汤

师传宁心汤药物组成如下：黄芪 20 克、生晒参 20 克、丹参 20 克、川芎 20 克、葛根 20 克、桑寄生 50 克、青皮 10 克、瓜蒌 30 克、降香 10 克、酸枣仁 20 克、石菖蒲 20 克、珍珠母 50 克。在实践中多有发展加减变化，运用时常加砂仁 10 克、檀香 10 克、郁金 20 克、细辛 5 克等为基础方剂。

（1）组方分析：胸痹患者多年过五十，多见气虚乏力，遇劳则发或加重者，心气不足、心脉痹阻为胸痹发病的基本病机，所以崔振儒在宁心汤中使用生晒参 20 克、黄芪 20 克大补元气，通经利脉。生晒参补益心气，可治疗心悸怔忡、胸闷气短等心气不足症状，宁心汤中生晒参配伍黄芪及安神药酸枣仁、柏子仁等，能养心安神益智，治疗胸闷痛，失眠多梦，健忘。《神农本草经》人参“补五脏，安精神，定魂魄，止惊悸，除邪气，明目，开心益智”。《医学启源·药类法象》引《主治秘要》人参“补元气，止渴，生津液”。《本草汇言》人参“补气生血，助精养神之药也”。宁心汤中生晒参有时也可改用西洋参、太子参、党参。西洋参：其药性偏凉，补益心气，兼能清火养阴生津。治疗气阴两虚之心悸心痛，失眠多梦时生晒参改用西洋参。且常与养心阴、清心热之麦冬、生地等品同用。该品也可用于心气与心阴两虚所致心悸不眠，虚热汗多，宜与五味子、酸枣仁等养心安神敛汗之品同用。太子参：能补脾肺之气，兼能养阴生津，其性略偏寒凉，属补气药中的清补之品。西洋参与太子参均为气阴双补之品，但太子参性平力薄，其补气，养阴、生津与清火之力俱不及西洋参。凡气阴不足之轻证、火不盛者，宜用太子参，气阴两伤而火较盛者，当用西洋参。另外由于西洋参为名贵药材，当患者经济难以承受，证属气阴两虚者也可使用太子参替代。党参：性味甘平，作用缓和，药力薄弱，主治胸痹轻症和慢性疾患者，可用党参加大用量代替，而急症、重症仍以生晒参为宜。或伴有胃脘部胀闷疼痛、纳少等脾胃虚弱者把生晒参改用党参。生晒参、黄芪皆可补气、补气生津、补气生血，且常相须为用。生晒参作用较强，为补气第一要药，擅长益气救脱、安神增智、补气助阳。黄芪补益元气之力弱于生晒参，但黄芪擅长补气升阳、益卫固表、托疮生肌、利水退肿。《本经疏证》中曰：“黄芪，直入中土而行三焦，故能内补中气，则《本经》所谓补虚，《别录》所谓补丈夫虚损，五痨羸瘦，益气也。”此外，中风后遗症、痹证等气虚而致血滞，筋脉失养，症见肌肤麻木或半身不遂者，常用黄芪补气行血。如《医林改错》的补阳还五汤治疗中风后遗症，常用黄芪与当归、川芎等配伍使用。故崔振儒在宁心汤中选用参芪相须为用，是针对气虚血瘀证之本而选用的。就参芪本身的功效而言，没有活血作用，对于单纯的瘀血证，不仅没有治疗作用，反而壅塞气机，阻碍气血的运行。

参芪所谓“通血脉，破坚积”、“逐五脏间恶血”等功效，都是因为参芪能够补气，气为血之帅，气旺则帅血有力，达到活血之目的。生晒参《名医别录》中曰：“通血脉、破坚积”。《本草经疏》中曰：“通血脉者，血不自行，气壮则行，故通血脉。破坚积者，真气不足，则不能健行而磨物，日积月累，遂成坚积。”黄芪《名医别录》中曰：“性虽温补，而能通调血脉，流行经脉，可无碍于壅滞也。”此外，参芪不但具有补气之功效，同时还具有补气生血之作用。《本草蒙筌》中曰：“大抵人参补虚，虚寒可补，虚热亦可补，气虚宜用，血虚亦宜用。”《日华子本草》中曰：“黄芪助气壮筋骨，长肉补血……”所以参芪在补气活血法中，还具有补气生血、扶助正气、防止伤正的作用，即对于防止瘀血的伤正和使用活血之品的伤正具有重要的临床意义。

丹参善能通行血脉，祛瘀止痛，广泛应用于各种瘀血病证。《滇南本草》：“补心定志，安神宁心。治健忘怔忡，惊悸不寐。”丹参一味功同四物，活血兼补血，符合胸痹心之阴血不足、瘀血痹阻心脉的病机。故崔振儒在宁心汤中选用丹参治血脉瘀阻之胸痹心痛，还配伍川芎等活血化瘀药。现代药理研究中丹参能扩张冠脉，增加冠脉血流量，改善心肌缺血，促进心肌缺血或损伤的恢复，缩小心肌梗死范围；能提高耐缺氧能力，对缺氧心肌有保护作用；能改善微循环，促进血液流速；能扩张血管，降低血压；能改善血液流变性，降低血液黏度，抑制血小板和凝血功能，激活纤溶，对抗血栓形成；能保护红细胞膜；能调节血脂，抑制动脉粥样硬化斑块的形成。川芎辛散温通，为“血中之气药”，有活血化瘀、行气止痛之功效，可以通达气血。用于治疗气滞血瘀之胸胁或腹部等部位诸痛。崔振儒在宁心汤中选用川芎治疗心脉瘀阻之胸痹心痛，常与丹参、葛根、桑寄生、檀香等同用。现代药理研究川芎含生物碱川芎嗪能扩张冠状动脉，增加冠状动脉血流量，改善心肌的血氧供应，并降低心肌的耗氧量。川芎嗪对脑血管起到扩张作用，使血管阻力下降，脑血流量能够显著增加，微循环得到改善；使血小板表面活性降低，血小板凝集得以抑制，进而预防形成血栓。还有报道川芎水煎剂对动物中枢神经系统有镇静作用，降低血压作用显著且持久。葛根药理现代研究发现葛根总黄酮对冠脉血管和脑血管起到扩张作用，使冠脉血流量和脑血流量增加，降低心肌耗氧量，增加氧供应。总黄酮、大豆苷或葛根水煎剂、醇浸剂均能对抗垂体后叶素引起的急性心肌缺血。葛根能缓解高血压患者的项强症状，是由于其能直接扩张血管，使外周阻力下降，有明显降压的作用。此外葛根素能改善微循环，提高局部微血流量，抑制血小板凝集。研究报道葛根素使全血黏度、血浆黏度等显著改善，增加红细胞携氧能力，有助于改善脑组织缺氧，扩张脑血管及外周血管，可适用于脑梗死的各期患者。葛根黄酮有扩张脑及内耳血管的作用。

清代徐大椿在《神农本草经百种录》中记载桑寄生“能滋养血脉于空虚之地，而取效更神也”。可见桑寄生既可以滋养阴血，又可以通络止痛，切中阴血不足、瘀血阻络胸痹的病机，故宁心汤中必用桑寄生 30 至 50 克。历代医家用桑寄生治疗腰膝酸痛、风寒湿痹、胎漏血崩等症，现代药理研究结果证实桑寄生有增加冠状动脉血流量、降压、利尿、中枢神经镇静等作用，在治疗冠心病、高血压、精神分裂症等方面疗效确切。“气为血之帅，气行则血行，气滞则血瘀”的理论，胸痹不论是寒凝、痰阻、血瘀都可以导致气机郁滞，心脉痹阻。

崔振儒运用理气行气法治疗胸痹，选用了理气行气药如青皮、枳实等，或选用芳香温通药檀香、木香等。这些药物可以理气活血，胸痹患者常有胸闷、腹胀、心烦、易怒、善太息、舌质隐青或有瘀斑、脉沉有力或沉涩等症。崔振儒在宁心汤中善用药性较峻烈的青皮，其行气力猛，苦泄下行，破气散结止胸痛。青皮现代药理研究有显著升压作用，对心肌的兴奋性、收缩性、自律性和传导性等有较好调节。参芪配青皮，一补一消，补气而不滞气，行气而不伤气。

瓜蒌能利气开郁，导痰下行，宽胸散结。师传宁心汤中之瓜蒌用于治痰气互结、胸阳不通之胸痹，临床表现以心前区闷痛为特点，患者常形体肥胖，苔腻，脉滑，崔振儒在师传宁心汤中瓜蒌常配薤白、半夏，此为《金匮要略》瓜蒌薤白白酒汤、瓜蒌薤白半夏汤之意。若痰热结胸，胸膈痞满，疼痛者，崔振儒在师传宁心汤中瓜蒌配伍黄连、半夏，此为《伤寒论》小陷胸汤之意。瓜蒌甘寒而滑，有痰热或胸痹兼便秘者使用，相反脾虚便溏者及寒痰、湿痰证忌用。另外也要注意瓜蒌与乌头类药材不宜同用。郁金味辛能行能散，既能活血，又能行气，故治气血瘀滞之痛证。木香常与郁金同用，仿《医宗金鉴》颠倒木金散，用于气滞血瘀之胸痹、腹痛或胁痛等病。当血瘀重者，重用郁金，当气滞重者，重用木香。郁金苦寒，凉血清心，行气解郁，祛瘀止痛，故在宁心汤中必用郁金。另外在师传宁心汤中郁金常与石菖蒲配伍使用，石菖蒲以开窍为主，郁金以祛瘀为要，二药配伍，一气一血，一温一寒，相互促进，豁痰行气，宣痹止痛，相得益彰，适用于气滞血瘀、痰瘀互结之胸痹心痛诸证。降香气香辛散，温通行滞，有散瘀止痛的功效，常用于治疗气滞血瘀所致的胸痹。降香能入血分下行血破滞，如《本草经疏》："降真香，香中之清烈者也，故能辟一切恶气……上部伤，瘀血停积胸膈骨，按之痛或并胁肋痛，此吐血候也，急以此药刮末，入药煎服之良。治内伤或怒气伤肝吐血，用此以代郁金神效。"

酸枣仁味甘，入心、肝经，能养心阴，益肝血而有安神之效，为养心安神要药。常与当归、白芍、龙眼肉等补血药、补阴药配伍，治疗心肝阴血亏虚，心失所养，神不守舍之心悸、怔忡、健忘、失眠、多梦、眩晕等症。石菖蒲，是天南星科植物石菖蒲的干燥根茎，长在水溪边石头上，陶弘景说"一寸九节者良"，故常称为九节菖蒲。另外一种毛茛科的阿尔泰银莲花，也叫作九节菖蒲，但它并不是石菖蒲。《神农本草经》石菖蒲记载"主风寒湿痹，咳逆上气，开心孔，补五脏，通九窍，明耳目，出音声。久服轻身，不忘，不迷惑，延年"。石菖蒲辛开苦燥温通，芳香走窜，有开窍醒神之功，且兼具化湿豁痰之效。其可入心经，开心窍、益心智、安心神、聪耳明目。可治疗心肾不交，心神不安之健忘证；或常与人参、白术、龙眼肉及酸枣仁等配伍，治疗心神失养引发的失眠、多梦、心悸怔忡。珍珠母甘寒，质重沉降，入心、肝经，重可镇惊，故有安神定悸之效。主治心神不宁、心悸失眠等症。其性寒清热，甘寒益阴，更适用于心虚有热之心烦不眠、多梦健忘、心神不宁等症，崔振儒常与其他药物配伍使用治疗各种心神不宁、不眠健忘等症，并常与酸枣仁、柏子仁、五味子等养心安神药同用。

该方标本兼治，方中黄芪、生晒参治本，丹参、川芎、葛根活血化瘀以治其标。方中丹参、桑寄生活血兼有补血之功效。长期单用活血化瘀有耗气伤阴之蔽，故配伍参芪等补血，体现该方标本兼顾，且以补兼通。该方气血同治，气行则血行，故配伍药性较峻烈的青皮，破气散结止胸痛。郁金活血行气，降香温通行滞，治疗气滞血瘀之胸痹心痛。郁金苦寒，凉血清心，与石菖蒲配使用，石菖蒲辛开苦燥温通，芳香走窜，化痰开窍醒神，二药配伍一温一寒，相互促进，豁痰行气，宣痹止痛，相得益彰，适用于气滞血瘀、痰瘀互结之胸痹心痛诸证。珍珠母甘质重沉降，镇惊安神定悸。诸药同用，共奏补益心气、活血化痰之功效。全方使心脏气血阴阳得以调整，气充脉复，阳气宣通，心脉舒畅则胸痹心痛诸症自除。待胸痛症状缓解后可配成丸药长期服用，终至病情稳定。

（2）用药特点分析

1）治疗以通为补，通补结合：胸痹病机为本虚标实，崔振儒认为该病应标本兼顾，攻补兼施。胸痹因寒凝、气滞、血瘀、痰阻等痹阻心脉，故重视气血理论，倡导益气活血、化瘀通脉治法。但该病多为中老年患者，心气不足或心阳不振为胸痹的基本病理状态，胸痹患者常伴有乏力，或遇劳加重等症；并且长期单用活血化瘀有伤阴耗气之弊，故该病还应补益心气而补虚。故治疗胸痹崔振儒认为应通补结合，以通为补。同时重视气血理论，倡导益气活血、化瘀通脉治法。因此针对本虚宜补，辨证心之阴、阳、气、血的不足，故尤重补益心气或心阳之不足，在师传宁心汤方中黄芪、生晒参补益心气治本。胸痹病位在心，但不能独治心，如胸痹患者还常兼见肾、脾、肝、肺等脏亏虚，故常加以补气温阳、益肾滋阴、健脾、疏肝等补其相应的脏腑虚衰。针对标实当泻，标实常为气滞、血瘀、寒凝、痰浊，故师传宁心汤中兼顾疏理气机、活血化瘀、辛温通阳、泄浊豁痰，其中尤其重视活血化瘀通脉的治法。师传宁心汤方中丹参、川芎活血化瘀止痛，现代药理研究丹参、川芎、葛根、桑寄生等均具有扩张冠状动脉、改善心肌供血作用，四药共起到活血化瘀、通络止痛而治标。针对寒邪痹阻心脉者配伍使用降香、檀香、木香、砂仁等温通散寒，寒甚而致胸痛甚者配伍使用制川乌、制草乌、细辛散寒止痛。针对痰浊痹阻心脉者配伍使用瓜蒌、石菖蒲、半夏等化痰。针对气滞者则配伍使用青皮、郁金等疏理气机。

2）芳香温通法的应用：寒邪内闭是导致胸痹发作的重要病机之一，临床以芳香走窜、温通行气类中药治疗胸痹源远流长，一般医家常用苏合香油、安息香、木香、丁香、细辛、桂心、干姜、吴茱萸、麝香等芳香温通之品。现代研究证实芳香温通类药大多含有挥发油，因而可缓解冠状动脉痉挛，增加冠状动脉流量，降低心肌耗氧量，改善心肌供血，对血液流变性和心肌收缩力等情况均有良好的作用。崔振儒在师传宁心汤中喜用檀香、木香、砂仁、石菖蒲、降香等温通行气。此外，临床中胸痹患者兼有阳虚之象，故芳香温通药物常配伍使用温补阳气之品，以取温阳散寒的功效。但芳香温通的药物长期或大量使用则致辛散走窜，故用量应小或中病即止，以防耗伤阳气。

3）注意益气化痰之法：痰浊不仅与胸痹的发病直接有关，而且与其若干易患因素（如肥胖、高脂血症）相关。而哈尔滨位于东北，饮食偏于肥甘厚味，或味过于咸，或贪杯好饮，伤及脾胃，健运失司，湿郁痰滞，留踞心胸。因此形体肥胖，高血脂的痰阻心胸证或痰瘀互结痹阻心脉的胸痹患者较多。痰性黏腻，易窒阳气，阻滞血运，造成气虚湿浊痰阻为患。治疗应着重健运脾胃，在祛痰的同时，适时应用健脾益气法，以消生痰之源，痰化气行，则血亦行。师传宁心汤中瓜蒌、石菖蒲、郁金等化痰，生晒参、黄芪益气。但注意补气之品用量不宜太大，多用反而补滞，不利于豁痰通脉。

4）病症结合，随症加减变化灵活：崔振儒认为心气亏虚、痰瘀痹阻为胸痹心痛的主要病机，提出补益心气、活血化痰的治法并于师传宁心汤的基础上加减治疗。但同时崔振儒临证时详审病因病机和临床表现，善用辨证论治，在诊治过程中将胸痹心痛分为心阳不振证、气虚血瘀证、心血瘀阻证、痰瘀互结证、心肾阳虚证、心脾两虚证等证。因此临证中灵活运用益气活血、化痰散结、温阳散寒、宣痹通脉、宁心安神等治法。故在益气活血药的基础上，会随证加减用药，有理气药、化痰药、安神药、利湿药等。

胸阳不振、痰瘀互结所致临床常以心前区闷痛为主症的胸痹证，则常用瓜蒌 20 克、半夏 20 克、薤白 20 克、枳实 20 克等药，仿《金匮要略》瓜蒌薤白白酒汤、瓜蒌薤白半夏汤、枳实薤白桂枝汤化痰通阳，行气止痛。其中薤白辛散苦降、温通滑利，善散阴寒之凝滞，通胸阳之闭结，为治胸痹之要药。如崔振儒曾诊治一名 58 岁马某女患，其胸闷，偶有刺痛，心悸，前几日心绞痛发作，病史下壁心肌梗死，伴有身倦乏力，情志不遂或劳累后发作，舌淡，苔薄，脉沉弱。方药为师传宁心汤加减，黄芪 20 克、生晒参 20 克（另煎）、丹参 20 克、川芎 20 克、酸枣仁 20 克、石菖蒲 20 克、珍珠母 50 克（先煎）、鹿衔草 50 克、葛根 20 克、桑寄生50克、青皮10克、瓜蒌30克、降香10克（后下）、郁金20克、砂仁10克（后下）、细辛5克，水煎取汁，每日分两次温服。此后续诊诸症减轻，则在此方基础上加减，共服用十二剂后配成丸药善后。此外东北地区虽室外气候寒冷，但室内冬天有较好的供热系统，并且嗜食肥甘厚味多形体壮实，故痰浊易于郁而化热，痰热痹阻心脉，因此患者除胸痛外，还常有心烦、失眠、口苦、舌红苔黄腻，脉滑数，故常配伍小陷胸汤，方中黄连、半夏、瓜蒌、薤白等清热化痰。

心阳不振，阳虚则寒凝，寒凝痰浊痹阻经脉，临床表现以胸痛剧烈、遇寒加剧、或见刺痛等为主要特点，治以温阳散寒、活血化瘀、豁痰宣痹，方用师传宁心汤去瓜蒌加制川乌3克、细辛5克。制川乌常从3克开始，病情较重可增至5克，甚或10克。寒邪较重疼痛剧烈者，甚至可以同时加制草乌3克，病情较重可增至5克。曾有一位62岁女患赵某，于1月就诊，其主诉心前区连及后背憋闷疼痛，伴心悸，心中烦乱，每于劳累或情绪激动后加重，心电图示 $V_1 \sim V_5$ 导联T波倒置，曾多次入院治疗，舌暗，苔薄，脉沉。治疗原则以益气活血、宣痹化痰、养心安神为主，方药为师传宁心汤加制川乌10克、细辛5克等。具体方药如下：黄芪20克、生晒参20克（另煎）、丹参20克、川芎20克、葛根20克、桑寄生50克、青皮10克、瓜蒌30克、郁金20克、降香10克（后下）、石菖蒲20克、酸枣仁20克、珍珠母50克（先煎）、砂仁10克（后下）、檀香10克（后下）、细辛5克、制川乌10克（先煎）、鹿衔草20克、合欢花20克、党参30克、龙眼肉20克，水煎取汁，每日分两次温服。七剂后胸痛症减，于上方改鹿衔草30克，减党参、龙眼肉，加甘松20克、苦参10克、麦冬20克、五味子10克，水煎取汁，每日分两次温服。七剂后诸证好转，故于原方加甘松20克、苦参10克、莲子心20克、麦冬20克、五味子10克。水煎取汁，每日分两次温服，七剂善后。

气滞胸脘痞闷，常因生气加重或发作者，配伍枳实20克、檀香10克、木香10克等。枳实在《名医别录》中记载可“除胸胁痰癖，逐停水，破结实，消胀满，心下急痞痛，逆气，胁风痛，安胃气，止溏泄，明目”。其能行气化痰以消痞，破气除满而止痛。崔振儒常用于治胸阳不振、痰阻胸痹之胸中满闷、疼痛，如枳实薤白桂枝汤（《金匮要略》），枳实常与薤白、瓜蒌、桂枝等同用。现代药理作用证实枳实对动物离体心脏有强心作用，并能增加冠脉、脑、肾血流量和显著升高血压的作用。木香辛行苦泄，性温通行，能通畅气机，气行则血行而止痛，用于气滞血瘀之胸痹。崔振儒常木香与郁金同用，仿《医宗金鉴》颠倒木金散。当气滞重者，重用木香，当血瘀重者，重用郁金。檀香辛散温通而芳香，利膈宽胸，有行气止痛、散寒调中之功。常配伍木香等用于治疗寒凝气滞之胸痹绞痛。

瘀久化热者，常配伍莲子心20克、牡丹皮10克。崔振儒曾诊治一名59岁孙某女患，于2008年9月9日就诊，其主诉胸闷气短，心悸，乏力，口苦、干涩，舌暗红，苔薄黄，脉弦。方药为宁心汤加莲子心20克、牡丹皮10克等加减，具体如下：黄芪20克、生晒参20克（另煎）、丹参20克、降香10克（后下）、川芎20克、葛根20克、桑寄生50克、石菖蒲20克、酸枣仁20克、珍珠母50克（先煎）、砂仁10克（后下）、檀香10克（后下）、制川乌10克（先煎）、细辛5克、鹿衔草20克、重楼15克、苦参10克、甘松20克、莲子心20克、牡丹皮10克，水煎取汁，每日分两次温服。七剂后复诊诸症减轻，又在此方基础上加减，患者自我感觉舒适。

伴有心悸之胸痹。胸痹患者由于心阳不足，阴血亏虚，心失所养；或痰饮内停，瘀血阻滞，心脉不畅，故于心痛症状为主并伴有惊悸、怔忡等症。崔振儒临证治疗心律失常时常在辨证施治的基础上结合辨病用药，能够有效改善临床症状。如心动过速崔振儒则在宁心汤基础上配伍甘松、苦参、鹿衔草、重楼、功劳叶等有抗快速性心律失常作用的药物，患者证中夹热者选加苦参，脾虚气滞者加甘松。缓慢性心律失常表现为阳虚有寒者选加麻黄、附子、细辛。

甘松辛、甘，温，归脾、胃经，行气止痛、开郁醒脾。《本草纲目》谓其“芳香能开脾郁，少加入脾胃药中，甚醒脾气”，《本草汇言》云：其能“散满下气”。故常用于纳少、脘腹闷胀、疼痛等症。此外临床还用于治疗心悸、胆肾结石、胸腹痞满、咳嗽哮喘、脚气、郁证等，疗效确切，从而引起国内外学者广泛关注，现代药理研究表明甘松有镇静、解痉、降压、抗心律失常、抑菌等作用，主要成分为挥发油萜类成分。崔振儒常用甘松治疗心悸，是由于现代药理研究证实甘松有镇静、安定作用，其所含缬草酮和甘松挥发油，有抗心律不齐作用。

苦参性属苦寒，有清热燥湿杀虫、利尿之功，主治血痢、伤风、黄疸、溺涩、疥痛疮毒、痒疹、麻风等证。教科书中尚无主治心悸、怔忡的记载。但经现代药理实验发现苦参碱和氧化苦参碱是苦参中所含的抗心律失常的两个主要有效成分。已证实苦参碱对心肌细胞膜钠内流起到直接抑制作用，起到“奎尼丁样”作用可能是通过心肌细胞膜钾离子传递系统和钠离子传递系统，降低心肌的应激性，使不应期延长，最终抑制了异位节律点。氧化苦参碱使钠离子通道和钙离子阻断通道起到抗心律失常作用。经实验研究及临床疗效研究苦参可以对心房颤动、阵发性室上性心动过速、期前收缩频发等过速性心律失常都有较明显的治疗效果。

鹿衔草性味甘苦、微温，主入肺、肝、肾经，能祛风湿、强筋骨、止血、止咳。用于风湿痹痛，肾虚腰痛，腰膝无力，月经过多，久咳劳嗽等疾病。现代药理学研究该药有强心、扩张冠脉、降压及改善冠心病症状等作用，并在临床上用于治疗高血压、冠心病、急慢性气管炎、肺结核等。黄酮类化合物是鹿衔草植物中的主要成分，有广泛的药理作用。鹿衔草有增加血管灌注液流量、增加心肌营养性血流量、改善冠脉循环的作用。鹿衔草可以抑制血小板聚集，防止冠状血管血栓的形成，同时激活脂肪分解酶，促进脂类代谢，防止动脉粥样硬化和心肌梗死。鹿衔草成分之一的金丝桃苷可以改变缺血再灌注损伤大鼠心电图 T 波的变化幅度，减少缺血再灌注损伤导致的大鼠心律失常的发生率。鹿衔草药性平和，能升能降，可清可补，寒热虚实皆可酌情用之，崔振儒治疗心悸常常配伍使用。

重楼为百合科植物云南重楼或七叶一枝花的干燥根茎，其味苦，性微寒，有小毒。有清热解毒、消肿止痛、凉肝定惊之功效，常用于疔疮痈肿，咽喉肿痛，蛇虫咬伤，跌扑伤痛，惊风抽搐。现代药理研究表明该药具有止血、抗肿瘤、免疫调节、心血管作用等广泛的药理活性。现代药理研究证实重楼皂苷Ⅶ在心率不变的情况下可增强兔心及离体蛙心的搏动力和心肌张力。重楼水提物可部分拮抗内皮素引起的小鼠卒死作用，并对内皮素引起的离体大鼠主动脉环收缩有内皮依赖的舒张作用，值得从其成分中进一步筛选内皮素拮抗剂，为心血管疾病的防治开辟新途径。

功劳叶是冬青科植物枸骨的叶，具有清虚热、益肝肾、祛风湿等效用。主要用于阴虚劳热、咳嗽咯血、头晕目眩、腰膝酸软、风湿痹痛、白癜风等。现代药理研究证实增加冠脉流量与强心作用：功劳叶注射液（以乙醇、亚硫酸氢钠处理后之水溶液）对离体豚鼠心脏灌流有增加冠脉流量与加强心肌收缩力的作用。

此外，附子有效成分消旋去甲乌药碱能提高窦房结的自律性，改善和加快窦房结及房室传导。细辛挥发油可明显增加冠脉流量，对心脏有明显的兴奋作用，具有正性肌力、正性频率作用。麻黄中的麻黄碱能扩张冠脉血管，具有强大的兴奋心脏功效。

在治疗心悸患者时，崔振儒根据以上理论，结合多年临床经验，在辨证用药的同时，配伍使用甘松、苦参、鹿衔草、重楼、功劳叶等安神定悸，常获良效。曾有一位 40 岁男性患者郑某，于2008年3月11日就诊，其主诉胸闷痛，心悸，眠差，胃脘不适，舌淡，苔薄，脉沉。治疗原则以益气活血、宣痹化痰、安神定悸为主，方药为宁心汤加甘松、重楼、功劳叶等。具体如下：黄芪20克、生晒参20克（另煎）、丹参20克、川芎20克、葛根20克、桑寄生50克、降香10克（后下）、石菖蒲20克、酸枣仁20克、珍珠母50克（先煎）、砂仁10克（后下）、檀香10克（后下）、制川乌10克（先煎）、细辛5克、甘松20克、重楼15克、功劳叶20克、合欢花20克、首乌藤20克，水煎取汁，每日分两次温服。七剂后诸证好转，又在此方基础上加减，服用七剂后病告痊愈。

兼脾不健运、胃失和降，临床表现以胸闷痛、胃脘胀满等为主要特点，治宜补益心气、活血化痰、行气止痛，方用师传宁心汤合丹参饮加减治疗。崔振儒认为古代中医对心脏位置模糊，往往与胃相混淆，而心以下则属胃，《灵枢》提及胃心痛，此时胃痛与心痛通用，没有明显区分。明代王肯堂《证治准绳》明确指出心痛、胸痛、胃脘痛之别，对胸痹心痛的诊断是一大突破。而心痛一般分为九种，最早见于《金匮要略·胸痹心痛短气病脉证治》所载九痛丸“治疗九种心痛”，但未言九痛名目。而《备急千金要方·心脏》载九种心痛：“一、虫心痛，二、注心痛，三、风心痛，四、悸心痛，五、食心痛，六、饮心痛，七、冷心痛，八、热心痛，九、去来心痛。”《张氏医通·诸痛门》则分为饮痛、食痛、气痛、血痛、冷痛、热痛、悸痛、虫痛、疰痛九种。《医学心悟》卷三谓：“心痛有九种：一曰气，二曰血，三曰热，四曰寒，五曰饮，六曰食，七曰虚，八曰虫，九曰疰，宜分而治之。”《类证治裁·心痛》分为饮、食、寒、火、气、血、悸、虫、疰心痛九种。

崔振儒在临床中观察到心脏病发病有时可引起胃脘部疼痛，或患者本身同时兼见胃炎等消化系统疾病，进而表现出心前区及胃脘部疼痛，这种心胃诸痛以心痛为主要症状者崔振儒则运用宁心汤加减配伍丹参饮（《时方歌括》）进行治疗。丹参20克、砂仁10克、檀香10克，活血祛瘀，行气止痛，主治血瘀气滞之心胃诸痛。心胃诸痛是基于心胃相关结构基础，《素问·平人气象论》指出心与胃络及经别相通，奠定了心胃相关结构基础：“胃之大络，名曰虚里，贯膈络肺，出于左乳下，其动应衣，脉宗气也。”此外在《内经》也提出心与脾相连结构基础，如《灵枢·经别》曰：“足阳明之正，上至髀，入于腹里，属胃，散之脾，上通于心。”《灵枢·经脉》曰：“脾足太阴之脉……其支者，复从胃，别上膈，注心中。”中医学认识到心病可以影响胃，《素问·至真要大论》曰：“民病洒洒振寒，善伸数欠，心痛支满，两胁里急，饮食不下，鬲咽不通，食则呕，腹胀善噫，得后与气，则快然如衰，身体皆重。”《素问·痹论》云：“心痹者，脉不通……嗌干善噫。”《素问·宣明五气论》与《灵枢·九针论》均明确提出“心主噫”，说明心病可见噫。噫，又称嗳气，胃气因阻郁而上升有声也。可见心胃经络相关，故心病之时经气逆乱，影响胃气通降，致胃气上逆，而发为噫。现代医学也认识到心病可以影响胃，冠心病或急性心肌梗死可出现胃肠道症状如呃逆、恶心、呕吐、上腹部胀痛等。如心脏下壁的心肌梗死常可引起胃肠型急性心肌梗死，由于心脏下壁贴近膈肌，下壁的心肌梗死时使膈神经受刺激，出现恶心、呕吐及肠系膜动脉供血不足导致腹痛等胃肠道症状。因为刺激迷走神经时使患者产生上腹疼痛，常常掩盖了心前区疼痛，以胃肠道症状为主的心肌梗死的患者很容易被误诊为急腹症或胃肠炎而延误抢救时机。现代研究证实，情绪过度应激，容易导致神经功能紊乱，发生胃酸分泌减少、胃黏膜充血、糜烂等改变，从而发生胃肠功能性改变。过去医者常从肝胃不和着手，治以疏肝和胃，但仅缓解部分患者病情。对此类疾患崔振儒治以宁心安神，佐以健脾和胃，在宁心汤的基础上加丹参饮治疗，常常收到良好效果。

曾有一位65岁女患于某，于2001年2月16日就诊，其主诉胸闷气短，心悸，伴有胃脘疼痛，舌淡，苔薄，脉沉。方药为师传宁心汤加丹参饮加减，具体如下：黄芪20克、生晒参20克（另煎）、丹参20克、川芎20克、葛根20克、桑寄生50克、青皮10克、制川乌10克（先煎）、砂仁10克（后下）、细辛5克、郁金20克、降香10克（后下）、酸枣仁20克、石菖蒲20克、珍珠母50克（先煎）、檀香10克（后下）、鹿衔草25克，水煎取汁，每日分两次温服。四剂后胸闷，胃痛减，现食后胃中嘈杂反酸，故于上方减制川乌、鹿衔草，加海螵蛸25克、枳壳20克。水煎取汁，每日分两次温服。四剂后，余症减轻。又在此方基础上加减服用共十六剂，基本痊愈。

兼清阳不能上达，临床表现以胸闷痛、眩晕等为主要特点，治以益气活血、化痰息风，方用师传宁心汤加天麻、蔓荆子等加减治疗。如崔振儒曾诊治一男性患者，自觉胸闷，胸痛，周身无力，身上时常有热感，并且头晕。西医诊断心肌缺血，并有脑部小血管阻塞。观其舌象，舌质紫暗，苔薄，诊其脉象沉弱。方药为宁心汤去生晒参，加上瓜蒌20克、薤白20克、太子参20克、天麻20克、蔓荆子20克。七剂后复诊诸症减轻，又在此方基础上加减，患者自我感觉舒适。方中因其乏力并且身有热感，故去辛热之品生晒参，加入凉性滋阴补气之品太子参。因其头晕，加入天麻、蔓荆子，天麻既息肝风，又平肝阳，为治眩晕、头痛之要药。不论虚证、实证，随不同配伍皆可应用。《本草汇言》："主头风，头痛，头晕虚旋，癫痫强痉，四肢挛急，语言不顺，一切中风，风痰。"蔓荆子在《名医别录》记载："去长虫，主风头痛，脑鸣，目泪出。益气，令人光泽脂致。"《本草汇言》："蔓荆子，主头面诸风疾之药也……其辛温轻散，浮而上行，故所主头面虚风诸证。"该品辛能散风，微寒清热，轻浮上行，解表之力较弱，偏于清利头目、疏散头面之邪。荆芥穗辛、微温，归肺、肝经，更长于祛风。《本草纲目》"散风热，清头目，利咽喉"。《滇南本草》记载"荆芥穗，上清头目诸风，止头痛，明目"。菊花性寒，入肝经，能清肝热、平肝阳，常用治肝阳上亢，头痛眩晕，常与天麻、蔓荆子等同用。崔振儒在治疗头昏头痛者，常天麻、蔓荆子同用。

此外，兼瘀久化热，临床表现以胸痛、心烦热、易怒、口苦等为主要特点，治以温阳益气、活血化痰、养阴清热，方用师传宁心汤去瓜蒌加制川乌、莲子心、牡丹皮等加减治疗。兼瘀久化热伤阴，临床表现以胸痛、心烦热、口干等为主要特点，治以益气养阴清热、温阳散寒、活血化痰，方用师传宁心汤去瓜蒌加制川乌、玄参、麦冬等加减治疗。兼痰瘀阻络，临床表现以胸闷痛、肢体麻木等为主要特点，益气活血、化痰通络，方用师传宁心汤加豨莶草、地龙、鸡血藤等加减治疗。兼水湿外溢，临床表现以胸闷痛、心悸、肢体浮肿等为主要特点，治以补益心气、活血化痰、温阳利水，方用师传宁心汤加茯苓、泽泻、虎杖等加减治疗。

（二）怔忡心悸，养心安神

心悸是因外感或内伤，致气血阴阳亏虚，心失所养；或痰饮瘀血阻滞，心脉不畅，引起以心中急剧跳动，惊慌不安，甚则不能自主为主要临床表现的一种病证。心悸因惊恐、劳累而发，时作时止，不发时如常人，病情较轻者为惊悸；若终日悸动，稍劳尤甚，全身情况差，病情较重者为怔忡。怔忡多伴惊悸，惊悸日久不愈者亦可转为怔忡。

《内经》虽无心悸或惊悸、怔忡之病名，但有类似症状记载，如《素问·举痛论》："惊则心无所依，神无所归，虑无所定，故气乱矣。"并认为其病因有宗气外泄，心脉不通，突受惊恐，复感外邪等，并对心悸脉象的变化有深刻认识。《素问·三部九候论》说："叁伍不调者病。"最早记载脉律不齐是疾病的表现。《素问·平人气象论》说："脉绝不至曰死，乍疏乍数曰死。"最早认识到心悸时严重脉律失常与疾病预后的关系。汉代张仲景在《伤寒论》

及《金匮要略》中以惊悸、心动悸、心下悸等为病证名，认为其主要病因有惊扰、水饮、虚损及汗后受邪等，记载了心悸时表现的结脉、代脉、促脉及其区别，提出了基本治则及炙甘草汤等治疗心悸的常用方剂。宋代《济生方·惊悸怔忡健忘门》率先提出怔忡病名，对惊悸、怔仲的病因病机、变证、治法做了较为详细的记述。《丹溪心法·惊悸怔忡》中提出心悸当“责之虚与痰”的理论。明代《医学正传·惊悸怔忡健忘证》对惊悸、怔忡的区别与联系有详尽的描述。《景岳全书·怔忡惊恐》认为怔忡由阴虚劳损所致，且“虚微动亦微，虚甚动亦甚”，在治疗与护理上主张“速宜节欲节劳，切戒酒色”，“速宜养气养精，滋培根本”。清代《医林改错》论述了瘀血内阻导致心悸怔忡，记载了用血府逐瘀汤治疗心悸每多获效。

崔振儒认为心悸可称为惊悸怔忡，其理论如《伤寒论》中言：“脉结代，心动悸，炙甘草汤主之。”是为气血阴阳俱虚之证。阴血两虚，不能充盈血脉，加之阳气虚损，不能鼓动血脉，故脉来不能自续，而为结代。气血阴阳皆不足以养心，心失所养而动悸。而与此，用脉止歇和惊悸怔忡两证主要形容心悸，西医病属于心律失常。他认为用脉止歇来概括脉的停跳现象，比脉结代更加合理，因为脉的停跳除了结代外，还有促脉。用惊悸怔忡形容心脏自觉症状，人体对心悸的自我感觉不同，或轻或重，一般认为惊悸为轻，怔忡为重，亦有人认为不必区分详细。清代张璐在《诊宗三味》言：“设中虚无凝，必无止歇之脉。”设中指的是脉，认为脉止歇由于脉道不畅而成，脉道不畅的原因多种，如痰浊、气滞、血瘀、气虚皆可。又朱丹溪《丹溪心法》言：“惊悸，人之所主者心，心之所养者血，心血一虚，神气不守，此惊悸之所肇端也曰惊、曰悸，其可无辨乎？惊者，恐怖之谓；悸者，怔忡之谓。”可见，惊悸的主要病机是心血不足，致神气不能内守，进而惊悸。总之，脉为血之府，痰浊、气滞、血瘀、血虚可导致血脉瘀阻，脉道不畅致心血不足，神气不守，进而出现“脉止歇，惊悸怔忡”，两者可单独出现，亦可同时并存，即西医心律失常的表现。由此提出“活血通络，复脉止悸”为治疗原则，自拟方“止悸稳心丸”治疗效果显著，方中琥珀100克、降香80克、桑寄生80克、苦参20克，上药共为细面，水泛为丸，如绿豆大，干燥装袋备用。每日口服3次，每次3.5克，儿童酌减，一周为一个疗程。琥珀止悸安神为君，降香入血化瘀为臣，桑寄生有滋阴养血通经络的作用，苦参“心腹结气”为使，诸药相伍，见效迅速，一般两三周即可达到治愈目的。

基于这一原理，崔振儒又自拟稳心汤，自拟稳心汤药物组成如下：黄芪20克、生晒参20克、丹参20克、桑寄生50克、降香10克、石菖蒲20克、珍珠母50克、甘松20克、苦参10克、重楼15克、功劳叶20克。方中由黄芪、生晒参、丹参、降香、甘松、重楼、苦参、十大功劳叶、青皮、酸枣仁、桑寄生、石菖蒲、珍珠母组成，治疗心律失常、脉络不畅的患者。黄芪甘温补气固表，生晒参大补心气（若病患体质热者则可不用）。丹参苦寒活血祛瘀安神，如《滇南本草》：“补心定志，安神宁心。治健忘怔忡，惊悸不寐。”降香辛温，行气活血止痛，如《本经逢原》：“降真香色赤，入血分而下降，故内服能行血破滞。”甘松辛温理气止痛，现代药理可抗心律不整。苦参苦寒清热燥湿，如《神农本草经》：“主心腹结气。”又《本草经百种录》言：“苦参，专治心经之火。”重楼、功劳叶苦寒清热，同时助苦参清心腹结气。青皮行气化瘀止痛，珍珠母安神止悸。桑寄生滋阴，《本草逢源》言其能通调血脉。酸枣仁助桑寄生滋阴，辅珍珠母定悸。石菖蒲辛温开心窍，化痰安神，可谓引药入心。诸药相伍，气血阴阳皆调，清热郁，除湿郁，行气郁，化血瘀，安神而定悸。而心悸患者中，往往伴有夜寐不安的症状，所以，崔振儒认为安神对于心悸的治疗非常重要，同时血不养心，也导致夜寐欠佳，治疗不能只顾扩张血脉，故酌情加首乌藤、茯神、远志、龙齿、柏子仁等安神之品。若痰重胸闷者，加瓜蒌、薤白，如《金匮要略》："胸痹，喘、息、咳、唾，胸背痛，寸脉沉迟，关上小紧数者，瓜蒌薤白白酒汤主之。"

崔振儒治疗心悸时也注意病症结合，随症加减变化灵活。心阳亏虚、兼痰瘀痹阻，临床表现以心悸、胸闷痛等为主要特点，治以温阳益气、豁痰祛瘀、安神定悸，方用自拟稳心汤加瓜蒌加减治疗。阳虚寒凝、兼痰瘀痹阻，临床表现以心悸、胸痛剧烈、遇寒加重等为主要特点，治以温阳散寒、豁痰祛瘀、安神定悸，方用自拟稳心汤加制川乌等加减治疗。心阳亏虚、兼痰瘀痹阻，临床表现以心悸、胸闷痛、失眠多梦等为主要特点，治以温阳益气、豁痰祛瘀、养心安神，方用自拟稳心汤加酸枣仁、首乌藤、合欢花、龙眼肉等加减治疗。心阳亏虚、痰瘀痹阻、兼心阴亏虚，临床表现以心悸、心烦、口干等为主要特点，治以益气养阴、豁痰化瘀、安神定悸，方用自拟稳心汤加麦冬、五味子、莲子心、牡丹皮等加减治疗。心阳亏虚、兼痰瘀阻络，临床表现以心悸、肢体麻木等为主要特点，治以益气化痰、活血通络、安神定悸，方用自拟稳心汤加豨莶草、地龙、鸡血藤等加减治疗。心阳亏虚、痰瘀痹阻、兼水湿外溢，临床表现以心悸、胸闷痛、肢体浮肿等为主要特点，治以温阳益气、豁痰祛瘀、活血利水，方用自拟稳心汤加茯苓、泽泻、虎杖等加减治疗。心阳亏虚、兼痰瘀痹阻，临床表现以心悸、心动过缓、脉迟无力等为主要特点，治以振奋心阳、安神定悸，方用自拟稳心汤合桂枝甘草龙骨牡蛎汤等加减治疗。

曾有一位 47 岁女患高某，于 11 月就诊，其主诉心胸憋闷，崔振儒诊其脉沉缓，后而知除此症之外，患者夜晚睡眠欠佳，经常多梦，并且心悸，平时也自感身体疲劳倦怠，乏力，其舌苔薄红。于是，治疗原则以养心安神定悸为主，方药为自拟稳心汤（去生晒参）加首乌藤 20g、柏子仁 20g、远志 20g、茯神 20g、麦冬 20g、五味子 10g、炙麻黄 10g、淫羊藿 20g、瓜蒌 20g、薤白 20g、太子参 20g，七剂后患者诸症减，但觉口干，饭量少，其苔白，于上方去五味子、薤白，加玄参 20 克、黄精 20 克。五剂后，症好转，与上方加石菖蒲 20 克、郁金 20 克、合欢花 20 克。十四剂后诸症皆好，又自拟稳心汤加首乌藤 20 克、柏子仁 20 克、远志 20 克、茯神 20 克、龙齿 20 克、瓜蒌 20 克、薤白 20 克、砂仁 20 克、檀香 20 克、三七粉 30 克、珍珠粉 30 克、琥珀 15 克、麦冬 20 克、五味子 10 克、淫羊藿 20 克、炙麻黄 20 克，两剂配丸预后。此患病证皆除，欣喜若揭。

崔振儒诊治心痛疾病，以安神定悸止痛为主要基本原则，大体分为寒凝、气滞、血瘀和痰浊，在临床上，患者多以胸痛和胸闷为主要症状，还有身倦乏力等气虚为主的兼症，其痛者多为寒凝，闷者多为痰浊。再结合具体症状以自拟稳心汤和师传宁心汤为基础方，加减用药，效果颇良。

三、治疗脾胃，四法为纲

脾与胃以膜相连，位于腹内，互为表里，脾胃为仓廪之官，在体为肉，开窍于口，腐熟水谷，脾主运化，输布水谷精微，升清降浊，共为生化之源，五脏六腑、四肢百骸皆赖以养。脾又有益气、通血、主肌肉四肢等重要生理功能，故古人合称脾胃为“后天之本”。脾胃的主要功能为受纳和运化，其病理因素多系饥饱劳倦所伤，影响水谷的消化吸收，使脾胃之受纳、转输、传导等功能失调。脾经之病，不外虚实、寒热。如脾阳虚衰，中气不足属虚证；寒湿困脾，湿热内蕴属实证。因脾虚不运则水湿不化，故脾病多与湿有关，而见本虚标实证候。而且脾虚也常影响到它脏，出现兼证。

崔振儒认为在实际临床中，脾胃病患者就诊时多以胃胀和胃痛为主要症状，多以血瘀和湿滞为主要兼证，其多为本虚标实，一般纯热证或者纯寒证都为新病不久，长期久病者必虚实夹杂。而胃强脾弱，上热下寒的复杂症状者也不少见，如患者述其胃脘痛外，还可见恶心呕吐、嗳气肠鸣、便溏或秘结，舌质淡，苔薄黄腻，脉细滑等，治疗可选如半夏泻心汤类以调和脾胃，清上温下。因此脾胃慢性复杂病治疗中，要注意切不可纯补纯攻，勿伤正气，以防加重病情。

（一）培土益气法

脾胃虚弱的患者，往往会气短乏力，语声低微，面色萎白，食少便溏，舌淡苔白，脉虚缓等。脾主运化，胃主受纳，五脏六腑四肢百骸皆赖水谷精微以充养，故脾胃为后天之本、气血生化之源。脾为气母，肺为气府，脾胃虚弱，则气短乏力，语声低微；气血生化不足，失于濡养，则面色萎白；脾胃虚弱，健运失司，湿从内生，则纳谷减少，大便溏薄。临床上，患者主要会感到胃痛、胃脘部痞满、胀闷、嗳气、吐酸、纳呆、腹胀、胁胀等，治疗宜补气健脾为基本方法。崔振儒认为脾胃本是矛盾之体，升降无常，治疗亦补亦攻，不可完全补或者完全攻。

对于脾胃虚弱证，崔振儒用加减六君子汤为基础方治疗，常用药物组成如下：党参 30 克、白术 20 克、茯苓 20 克、陈皮 20 克、半夏 20 克、砂仁 10 克、佛手 20 克、厚朴 20 克。如《医方考》：“壮者气行则愈，怯者着而成病。东南之土卑湿，人人有痰，然而不病者，气壮足以行其痰也。若中气一虚，则不足以运痰而痰证见矣。是方也，人参、白术、茯苓、甘草，前之四君子也，所以补气；乃半夏则燥湿以制痰，陈皮则利气以行痰耳。名之曰六君子者，表半夏之无毒，陈皮之弗悍，可以与参、苓、术、草比德云尔！”方以人参为君，甘温益气，大补脾胃之气。脾胃气虚，运化失常，故臣以白术，健脾燥湿，既助人参补脾胃之气，又增强脾之运化，以助后天生化之源。更以其苦燥之性，燥湿以利健脾，尤适宜脾喜燥恶湿之性。脾主运化水湿，脾胃既虚，则湿浊易于停滞，故佐以茯苓，其味甘以健脾，淡以渗湿。在临床上，他很少用炙甘草为佐使，因《内经》云：“甘则令人中满，肥则令人内热。”又“呕家不喜甘”，甘草性味甘，易助痞满呕恶。半夏和胃燥湿，陈皮行气化滞。崔振儒在临床上通常加入木香、砂仁，以加益气和胃、行气化滞作用，此外，加入佛手一味，疏肝理气、和胃止痛，因为脾胃病多因饮食伤其脾胃或情志伤肝所致，湿邪停留，或胃失和降，阻碍气机，升降失常，直接影响肝气疏泄条达，肝郁气滞又令脾胃失常，即肝脾失调，或肝胃不和，或称土壅木郁之证。相反，怒气伤肝，令肝郁气滞，可致肝脾不和、肝胃不和、木郁克土之证。因此，治脾胃病要调理肝脏，如张仲景“见肝之病，知肝传脾，当先实脾”之说。同时，加入厚朴、枳壳，和胃降逆，恢复脾胃升降功能。

如治疗一位45岁女患，因饥饱不调而致脘腹胀闷疼痛，下肢发冷已半年余，伴纳食减少，头晕，恶心，月经不调，经行恶心加重，嗜睡，腰疼痛，左半身麻木。同时其面色无华，神疲倦怠，动作缓慢，语声低怯，舌质苔白，舌苔薄，诊其脉沉缓。胃镜检查为慢性浅表性胃炎。崔振儒认为该患者饮食伤脾，脾失健运故脘腹胀闷疼痛。日久不解，脾阳被伤而下肢发冷，化源不足则头晕神怠，面色无华，月经不调，脾阳不足则纳少、恶心，脾阳虚累及肾阳则腰疼痛，气血运行不畅则身麻木，舌脉亦为脾阳虚之象。中医诊断为胃脘痛，脾阳气虚型。治则为温脾阳补肾阳。方药用香砂六君子加味，木香10克（后下）、砂仁5克（后下）、陈皮10克、半夏10克、党参20克、茯苓15克、甘草10克、白术15克、厚朴10克、神曲10克、干姜5克、附子5克，四剂，每日一剂，每剂水煎两次，共取汁400毫升，分两次早晚温服。方中加入神曲以助消化，干姜、附子辛热以温脾肾之阳。

（二）甘温建中法

尤怡在《金匮要略心典》中言：“中者，脾胃也，营卫生成于水谷，而水谷转输于脾胃，故中气立，则营卫流行而不失其和。又，中者，四运之轴，而阴阳之机也，故中气立则阴阳相循，如环无端，而不极于偏。是方甘与辛合而生阳，酸得甘助而生阴，阴阳相生，中气自立。是故求阴阳之和者，必于中气；求中气之立者，必以建中也。”可见，中焦虚寒，肝脾失调，阴阳不和可以导致脘腹拘急疼痛，时发时止，喜温喜按；或者心中悸动，虚烦不宁，面色无华；兼见手足烦热，咽干口燥等。中焦虚寒，阳气失于温煦，土虚木乘，故脘腹拘急疼痛。中焦虚寒，化源匮乏，阴阳俱虚。阳气亏虚，不足以温养精神，故神疲乏力、心中动悸；营阴亏虚，失于濡润，故烦热、口燥咽干。此多见舌淡苔白、脉细弦，为虚寒与肝脾失调之象。

对于此类病证，崔振儒惯用黄芪建中汤为基础方，常用药物组成如下：黄芪50克、白芍40克、桂枝20克、砂仁10克、延胡索20克、枳壳20克、草豆蔻30克、炙甘草10克。黄芪建中汤出自《金匮要略》：“虚劳里急，悸衄，腹中痛，梦失精，四肢酸疼，手足烦热，咽干口燥者，小建中汤主之……虚劳里急，诸不足者，黄芪建中汤主之。黄芪建中汤方，即前方小建中加黄芪一两半。气短，胸满者，加生姜一两；腹满者，去大枣，加茯苓一两半；大便秘结者，去大枣，加枳实一两半；肺气虚损者，加半夏三两。”又《金匮要略论注》：“小建中汤本取化脾中之气，而肌肉乃脾之所生也，黄耆能走肌肉而实胃气，故加之以补不足，则桂、芍所以补一身之阴阳，而黄耆、饴糖又所以补脾中之阴阳也。”《金匮要略心典》：“里急者，里虚脉急，腹中当引痛也。诸不足者，阴阳诸脉并俱不足，而眩、悸、喘、喝、失精、亡血等证相因而至也。急者缓之必以甘，不足者补之必以温，充虚塞空，则黄耆尤有专长也。”《金匮要略方义》：“此方乃小建中汤加黄耆而成。黄耆为补气扶弱之品，得饴糖则甘温以益气，得桂枝则温阳以化气，得白芍又有益气和营之效。综合全方，其补虚益气之功优于小建中汤。”故黄芪、桂枝、白芍、饴糖、甘草、生姜、大枣合用，可健脾寒消，肝脾调和，阴阳相生，中气建立，诸症痊愈。

有一患者因此病前来就诊，其腹部脐周有冷胀感，并且胃脘部痞闷，大便溏薄，余无不适，崔振儒观其苔薄白，诊其脉沉弱，便用加减黄芪建中汤治之，在此方加入藿香20克、红豆蔻10克（后下）、丁香5克、木香15克（后下）、降香10克（后下）、白豆蔻10克（后下）、枳实20克、青皮20克，服用七剂后，患者诸症愈。该患者中医辨为脾胃虚寒证，寒则令气凝滞，故脐腹冷痛、痞闷胀感；因脾胃虚弱，故大便溏薄。治以温中补虚，行气止痛。崔振儒用自拟加减黄芪建中汤治疗，即黄芪建中汤配伍延胡索、砂仁、枳壳、草豆蔻，此方为治疗脾胃虚寒之基础方。黄芪50克健脾益气；桂枝20克温阳散寒，又能鼓动脾阳而健运中焦；配白芍益阴，桂枝、白芍补营益卫而补益一身之阴阳，又温分肉、肥腠理；重用白芍补益营血，缓解急迫；配炙甘草增强黄芪健脾益气之功；与桂枝则辛甘化阳；与白芍则酸甘化阴，为益一身阴阳之佳品；又白芍、炙甘草为芍药甘草汤，能缓急止痛；延胡索辛散温通，为活血行气止痛之良药，其归脾经，经配伍可治各种脘腹痛；砂仁辛散温通，气味芬芳，其化湿醒脾，行气温中之效均佳；枳壳性味、归经、功用与枳实同，但作用较缓和，长于行气开胸，宽中除胀；草豆蔻芳香温燥，长于燥湿化浊，温中散寒，行气消胀；红豆蔻为姜科植物大高良姜的果实，性味辛温，归脾、胃经，功能温中散寒，行气止痛，用于寒湿所致的脘腹冷痛、呕吐、泄泻等症。朱震亨言："草豆蔻，性温，能散滞气，消膈上痰。若明知身受寒邪，日食寒物，胃脘作疼，方可温散，用之如鼓应桴，或湿痰郁结成病者，亦效。"白豆蔻亦然，更偏于温中功效，三蔻合用，力增效强，温散气行；更佐以青皮、枳实、木香、丁香，辛开苦降，行气止痛；藿香化湿行气，以实大便；降香活血化瘀止痛，防止气滞日久血瘀。又功如五香汤，《备急千金要方》："青木香、藿香、沉香、丁香、熏陆香"，功在升降诸气，宣利三焦，疏导壅滞，熏陆香用降香代替。诸药相配，辛香行散，补而不滞，建中焦之序，气血调和，药效迅速。

患者王某，男，40岁，胃脘疼痛，近2日加重，畏寒食，伴反酸、呃逆，纳少，形体消瘦，二便正常，舌淡，苔白，脉沉迟无力。既往史：2003年、2006年发作浅表性胃炎伴胃溃疡2次。西医诊断：浅表性胃炎伴胃溃疡。中医辨证：脾胃虚寒，胃失和降。治则：温中补虚、益气和胃、缓急止痛。方药：黄芪建中汤加减。汤药如下：黄芪50克、白芍40克、桂枝20克、炙甘草10克、延胡索20克、砂仁10克（后下）、枳壳20克、草豆蔻30克（后下）、槟榔片10克、檀香10克（后下）、红豆蔻10克（后下）、丁香10克、柿蒂20克、乌贼骨25克、浙贝母20克、煅瓦楞子20克（先煎）。7剂，水煎服，每日一剂，日两次服。二诊：腹胀症减，不反酸，但食后仍腹胀，呃逆。上方去延胡索、枳壳、柿蒂，加青皮20克、枳实20克、莱菔子20克。7剂，水煎服，每日一剂，日两次服。三诊：腹胀症减。腹时痛，食后稍腹。上方去枳实20克，改厚朴20克，莱菔子20克改30克。7剂，水煎服。后守法稍事调治而愈。崔振儒常以黄芪建中汤加减治疗慢性浅表性胃炎、萎缩性胃炎，胃、十二指肠溃疡等病呈中焦里虚腹痛，症见胃痛隐隐，喜温喜按，空腹痛甚，得食则减，泛吐清水，体倦乏力，手足欠温，大便溏薄，舌淡，或边有齿印，苔白，脉虚弱。此为脾胃虚寒之证，治以温中健脾、和胃止痛为主，其疗效较著。脾胃虚寒证如虚为主，治以甘温建中法，方用黄芪健中汤加减；如以寒为主，治以温补脾胃法，方用理中汤加减。本节介绍胃脘痛以痛多喜按，热饮则适，饥时既痛，食后减轻，兼有形寒肢冷，无力疲乏，以虚为主的脾胃虚寒证。本患者浅表性胃炎伴胃溃疡病史多年，现以腹痛，食寒凉食物即加重，中医辨证为脾胃虚寒，治以温中补虚，行气止痛。患者以中焦虚寒之疼痛为主症，当以温健脾阳为基本治则，重用黄芪50克健脾益气；用桂枝20克温阳散寒，又能鼓动脾阳而健运中焦。配白芍益阴，桂枝、白芍补营益卫而补益一身之阴阳，又温分肉、肥腠理；重用白芍补益营血，缓解急迫。配炙甘草增强黄芪健脾益气之功；与桂枝则辛甘化阳，与白芍则酸甘化阴，为益一身阴阳之佳品。

又白芍40克、炙甘草10克为芍药甘草汤，能缓急止痛、柔肝益脾。因饴糖不易保存而药房无货，崔振儒每用则加重白芍用量而增强益阴之功。延胡索辛散温通，为活血行气止痛之良药，其归脾经，经配伍可治各种脘腹痛。砂仁辛散温通，气味芬芳，其化湿醒脾，行气温中之效均佳，古人曰其："为醒脾调胃要药。"枳壳性味、归经、功用与枳实同，但作用较缓和，长于行气开胸，宽中除胀。草豆蔻芳香温燥，长干燥湿化浊，温中散寒，行气消胀。崔振儒将黄芪建中汤配伍延胡索20克、砂仁10克、枳壳20克、草豆蔻30克为自拟加减黄芪建中汤，是治疗脾胃虚寒之基础方。槟榔辛散苦泄，入胃肠经，善行胃肠之气，消积导滞。常与木香、青皮等同用，治疗食积气滞、腹胀便秘等证，如木香槟榔丸。檀香本品辛散温通而芳香，善理脾胃，有行气止痛、散寒调中之功。常配草豆蔻、砂仁、丁香等同用，治疗寒凝气滞，胸腹冷痛，如丹参饮。红豆蔻为姜科植物大高良姜的果实。性味辛温，归脾、胃经，功能温中散寒，行气止痛。用于寒湿所致的脘腹冷痛、呕吐、泄泻等症。丁香辛温芳香，暖脾胃而行气滞，尤善降逆，故有温中散寒、降逆止呕、止呃之功，为治胃寒呕逆之要药。柿蒂味苦降泄，专入胃经，善降胃气而止呃逆，为止呃要药。因其性平和，故凡胃气上逆所致各种呃逆均可以应用。丁香常与柿蒂等同用，如柿蒂汤或丁香柿蒂汤。崔振儒善用青皮、陈皮、枳实、厚朴、木香、槟榔、莱菔子等行气药治疗气滞腹胀甚或疼痛，若治疗脾不健运经久不愈时常用丁香、降香、檀香、木香等以芳香化湿醒脾。崔振儒认为胃脘痛发病基本病理是胃失合降，气机不畅，不通则痛，故治疗胀满疼痛之标症应多用通法，故善用行气药，使气机条畅，纳运相得，则其痛自止。但运用行气药时应考虑标本分开，若脾胃虚弱，运化无力者则为虚实夹杂之症，均以脘腹胀满、甚或疼痛为主症。崔振儒认为治疗可以行气消胀，且同时补其虚。但辛香理气药过用易耗气伤阴，一般应中病即止，不可过量。乌贼骨咸、涩，温。归脾、肾经，浙贝母味苦而性寒，入心、肺经，功能清热化痰、散结解毒，乌贼骨含有碳酸钙、磷酸钙，与浙贝母同用为乌贝散具有制酸收敛之功效。煅瓦楞子味甘咸、性平，能消痰化瘀、软坚散结、制酸止痛，煅瓦楞子主要成分为碳酸钙，能中和胃酸，起到制酸止痛的作用，为治疗胃痛吐酸之要药。崔教授常配伍乌贼骨20~30克、浙贝母20克、煅瓦楞子20克、煅牡蛎50克治疗胃肠黏膜溃疡、糜烂导致反酸等症状。

（三）升阳益胃法

升阳益胃法是"补土派"李东垣在《脾胃论》中创立的治疗内伤杂病的方法，李氏认为元气为人体之根本，而元气来源于脾胃之气，如其在《内外伤辨惑论》中言："夫元气、谷气、荣气、清气、卫气、生发诸阳上升之气，此六者，皆饮食入胃，谷气上行，胃气之异名，其实一也。既脾胃有伤，则中气不足，中气不足，则六腑阳气皆绝于外，故经言五脏之气已绝于外者，是六腑之元气病也。气伤脏乃病，脏病则形乃应，是五脏六腑真气皆不足也。"并且说明脾胃之气不足，则生五脏六腑之病。脾胃元气的作用为升清降浊，成为全身气机升降的枢纽，若胃气不充，四肢百骸不能得以濡养，则生诸病，故胃气可滋养元气，为水谷之海，十二经之源。又如其在《脾胃论》中言："若饮食失节，寒温不适，则脾胃乃伤。喜、怒、忧、恐，损耗元气。既脾胃气衰，元气不足，而心火独盛。心火者，阴火也。起于下焦，其系于心。心不主令，相火代之。相火，下焦胞络之火，元气之贼也。火与元气不两立，一胜则一负。脾胃气虚，则下流于肾，阴火得以乘其土位，故脾证始得，则气高而喘，身热而烦，其脉洪大而头痛，或渴不止，其皮肤不任风寒，而生寒热。盖阴火上冲，则气高喘而烦热，为头痛，为渴，而脉洪。脾胃之气下流，使谷气不得升浮，是春生之令不行，则无阳以护其营卫，则不任风寒，乃生寒热，此皆脾胃之气不足所致也。"亦说明内伤诸病由脾胃升降失调，引起元气与阴火的对立，而脾胃清阳不升是根本。因此，补脾升阳，即升阳益胃，为李东垣所主张。

为此，李氏创立升阳益胃汤来补益脾胃，升发清阳。《内外伤辨惑论》：“脾胃虚则怠惰嗜卧，四肢不收，时值秋令行，湿热少退，体重节痛，口干舌干，饮食无味，大便不调，小便频数，不欲食，食不消；兼见肺病，洒淅恶寒，惨惨不乐，面色恶而不和，乃阳气不伸故也。当升阳益气，名之曰升阳益胃汤。”方中黄芪、半夏、人参、甘草、独活、防风、白芍、羌活、陈皮、茯苓、柴胡、泽泻、白术、黄连，治脾胃虚弱，湿热滞留中焦导致的怠惰嗜卧等诸证。方中人参、黄芪、白术、甘草补益脾胃之气；柴胡、防风、羌活、独活升举清阳，祛风除温；半夏、陈皮、茯苓、泽泻、黄连除湿清热。方中用风药以辛散升阳，祛湿止痛，白芍之酸性以收，防止伤阴，使补中有散，发中有收。诸药合用，共奏益气升阳、清热除湿之功。

基于这一原理，崔振儒用此方加减治疗泄泻，如《脾胃论》中言：“形体劳役则脾病，脾病则怠惰嗜卧，四肢不收，大便泄泻；脾既病，则其胃不能独行津液，故亦从而病焉。”如其治疗一男性中年患者，他自述近日腹胀痛，夜晚尤甚，日大便溏薄 3～4 次，纳可，寐差。西医检查为脾大，肠激惹综合征。观其舌色紫，苔薄白，诊其脉沉弱。此为脾胃虚弱，运化无权，水谷不化，清浊不分，而致大便溏泄。脾阳不振，运化失常，夜晚阳气衰，阴气盛，则脘腹胀痛，夜晚尤甚，夜寐自然较差。治疗健脾益胃，升清降浊。方药为生晒参 20 克（另煎）、黄芪 20 克、白术 20 克、白芍 20 克、半夏 20 克、陈皮 20 克、茯苓 30 克、泽泻 30 克、防风 5 克、羌活 5 克、独活 5 克、柴胡 5 克、诃子 20 克、赤石脂 30 克、五倍子 15 克、炮姜 10 克、五味子 10 克，七剂后，患者感觉舒适，诸症愈。此方为升阳益胃汤减去黄连，加入诃子、赤石脂、五倍子、炮姜、五味子而成，因其无热象，故不加入黄连。炮姜能温中止泻，诃子、赤石脂、五倍子皆能收敛肠胃，用于久泻久痢，其赤石脂如《药性论》：“补五脏虚乏。”五味子酸以收，涩以固，且能生津液，防止诸药辛散太过而伤津。若患者腹胀甚，再酌情加入木香、槟榔以行气。

（四）和胃理气止痛法

崔振儒临证善用和胃理气止痛法治疗肝气犯胃或脾胃气滞等所致急性胃脘或脘腹部胀满疼痛，临床疗效显著。胃痛是临床上常见的一个症状，多见急慢性胃炎，胃、十二指肠溃疡病，胃神经官能症等病。急性胃痛在临床中也是较为常见，常是由于急性胃炎和慢性胃炎等急性发作导致胃部黏膜发生急性炎症改变，进而发生胃部痉挛，使患者感觉胃部剧痛，伴随打嗝、胀气、恶心、呕吐等症。其具有发病急、变化快、病情重特点。崔振儒认为胃脘痛常因外邪犯胃、情志不遂、过饥过饱等所致，其基本发病机理为气机不利，气滞血脉凝涩，则发为胃脘或脘腹部疼痛。胃的生理特性是喜和降，如胃失和降，则气机不畅，日久则气郁可化火，或见寒热错杂，或可由气病及血，而逐渐导致脾胃阳虚或肝胃阴虚，或因虚而致痰、湿、瘀或滞等虚实错杂。崔振儒认为疼痛有其共同的发病原理——“不通则痛”，疼痛是由于胃络挛急，胃部络脉不通所致。崔振儒认为胃脘痛发病基本病理是胃失和降，气机不畅，不通则痛，和胃理气止痛为其治疗大法，故治疗胀满疼痛之急症多用通法，而善用行气药，使气机条畅，纳运相得，则其痛自止。在临证中崔振儒首选芍药甘草汤以缓急止痛。崔振儒运用自拟芍药甘草汤治疗脾胃气滞、肝气犯胃、寒邪犯胃、郁热犯胃、食滞胃脘等证，崔振儒认为以肝气犯胃或脾胃气滞证，临床见腹胀甚、发病时间短最为相宜。发病时间越短应用自拟芍药甘草汤治疗其止痛效果越好；对于反复发作病程较长如慢性胃炎等，中医辨证多为虚实寒热错杂，应用本方治疗脘腹疼痛减轻或痛止后，再进行健脾和胃调理，经过1个月或2个月治疗以巩固临床疗效。如脾胃虚弱运化无力者虚实夹杂之症脘腹胀满、甚或疼痛时，崔教授认为运用行气药时应考虑标本分开，即治疗时可先行气消胀而止痛，服用自拟芍药甘草汤2剂，疼痛缓解后再调理脾胃而补其虚。崔振儒认为自拟芍药甘草汤行气力猛，效专，对各种原因所致胃脘痛以胀痛为甚者见效快。但其行气力猛，剂量以2～3剂为宜，不宜久服。否则行气药辛温香燥，易耗气伤阴，久服可出现口渴、乏力等症。此外行气药辛温香燥，易耗气伤阴，气弱阴虚者慎用。且行气药易伤胎气，孕妇慎用。本类药物多含有挥发油成分，不宜久煎（15～20分钟为宜），以免影响药效。若2～3剂自拟芍药甘草汤无效，可能为重症神经衰弱、胃肠黏膜水肿等非单纯性脾胃气滞。如果慢性胃痛服药无效，并且胃痛突然加重，这时应注意癌变，需要进一步检查确诊。

芍药甘草汤出自《伤寒论·辨太阳病脉证并治》（29条、30条）载有芍药甘草汤："芍药、甘草（炙）各四两，以水三升，煮取一升五合，去滓，分温再服。"在伤寒夹虚误汗而致变证的证候、治疗法则及组方用药。运用"补阴血、通血脉、除血痹"的芍药甘草汤治疗"脚挛急"及"两胫拘急"，进而达到"其脚即伸"。在《伤寒杂病论》有38处用到了芍药和甘草配伍，桂枝汤、小建中汤、黄芩汤、通脉四逆汤、芍药甘草附子汤、温经汤等都有两药的配伍。现在芍药甘草汤广泛的用于治疗外感、内伤、妇科等疾病中。崔振儒采用芍药甘草汤的药物组成加减如下：白芍30克、甘草10克、草豆蔻10克、红豆蔻10克、延胡索20克、白豆蔻5克、郁金15克、陈皮15克、枳实20克、厚朴20克、莱菔子30克、砂仁5克。崔教授认为芍药甘草汤能缓急止痛、酸甘化阴、柔肝益脾。其中白芍能益肝阴、平肝阳，柔肝止痛，收敛犯胃之逆气，泻浮越之热。配炙甘草柔肝、益胃、缓急以止胃脘痛。崔振儒还常常配伍延胡索、砂仁、红豆蔻、白豆蔻、青皮、枳实、木香、郁金、槟榔、莱菔子、厚朴、檀香等行气药。崔振儒认为延胡索辛散温通，为活血行气止痛之良药，其归脾经，经配伍可治各种脘腹痛。砂仁辛散温通，气味芬芳，其化湿醒脾、行气温中之效均佳，古人曰其："为醒脾调胃要药。"白豆蔻、红豆蔻、草豆蔻三者均能行气止痛，但各有所偏。红豆蔻为姜科植物大高良姜的果实。性味辛温，归脾、胃经，崔振儒认为其偏于温中散寒，行气止痛，用于寒湿所致的脘腹冷痛、呕吐、泄泻等症。白豆蔻辛温归脾胃经，善于化湿行气，常与藿香、陈皮治疗湿阻气滞之胸腹胀痛。红豆蔻偏于温中止痛，白豆蔻化湿温中行气，擅长止呕。此外，崔振儒还常用草豆蔻，其偏于燥湿温中行气。自拟芍药甘草汤中枳实辛行苦降，善破气除痞、消积导滞。木香辛行苦泄温通，芳香气烈而味厚，善通行脾胃之滞气，既为行气止痛之要药，又为健脾消食之佳品，治脾胃气滞脘腹胀痛。郁金味辛能行能散，既能活血，又能行气，故治气血瘀滞之痛证。常与木香配伍，气郁倍木香，血瘀倍郁金，如颠倒木金散。槟榔辛散苦泄，入胃肠经，善行胃肠之气，消积导滞，常与木香、青皮等同用，治疗食积气滞、腹胀便秘等证，如木香槟榔丸。檀香本品辛散温通而芳香，善理脾胃，有行气止痛、散寒调中之功，常配草豆蔻、砂仁、丁香等同用。厚朴苦燥辛散，能燥湿，又下气除胀满，为消除胀满的要药。崔教授善用青皮、陈皮、枳实、厚朴、木香、槟榔、莱菔子等行气药治疗气滞腹胀甚或疼痛，若治疗脾不健运经久不愈时常用丁香、降香、檀香、木香等以芳香化湿醒脾。自拟芍药甘草汤的芍药是白芍40克。白芍益阴养血，兼能收耗散之气，性偏补；赤芍活血行滞，兼能宣化疡毒，性偏泻。自拟芍药甘草汤用白芍取其益肝阴、平肝阳而柔肝止痛之功效。在剂量方面崔振儒认为20克以下为小剂量的白芍能养阴活血，20～40克白芍为中等剂量能治腹痛腹泻，40克以上为大剂量则有镇痛功效。所以常用40克柔肝止痛。炙甘草可缓急止痛，生甘草可凉营通脉，所以崔振儒采用10克炙甘草以柔肝益胃缓急而治疗胃脘痛。

如其治疗一女性患者，女，52岁。1999年8月6日就诊。主诉：胃脘部剧烈绞痛难忍1小时。既往史：患者胃痉挛反复发作5年，诊断为急性胃炎，用西药治疗最快三四天痊愈。舌淡，苔薄白，脉弦。西医诊断：急性胃炎。中医辨证：脾胃气滞型急性胃脘痛。治则：和胃理气止痛。方药：自拟芍药甘草汤。汤药如下：白芍40克、炙甘草10克、延胡索20克、砂仁10克（后下），红豆蔻10克（后下）、白豆蔻10克（后下）、青皮20克、枳实20克、木香10克（后下）、郁金20克、槟榔10克、莱菔子30克、厚朴20克、檀香10克（后下），2剂，水煎服，每日一剂，日两次服。这是位来自莫斯科教师旅行团的患者，来哈尔滨后胃脘部剧烈绞痛难忍，于是便想找中医治疗，听说崔振儒是中医脾胃病专家，便来诊治。患者服一剂胃脘痛症状基本缓解，服一剂半病愈，便又随团旅游。后来她的女儿也有胃病，女教师又让她女儿来哈市求崔老诊治，得知其女儿返回莫斯科后一年间胃痛也未发作。

崔振儒治疗脾胃疾病，以补虚泻实为主，恢复脾胃升降顺序为主纲，根据病证酌情加减，用药灵活，同时主张饮食养生，注意节制，均衡营养，勿要偏食。在临床中，根据实际情况，不必拘泥硬搬，把握病因病机，结合辨证，做出正确诊断，合理治疗。

四、肝为病，复其本，散其结

肝在胁下，胆附其中，肝在体为筋，开窍于目，其经脉连目系，交于巅。肝主血液之贮藏调节，目得其养而视明。肝又司全身筋骨关节之屈伸，其性刚强，喜条达而恶抑郁，凡精神功能之调节，与肝密切相关。

肝病多分为虚实两种，多以实证常见。因肝为刚脏，主藏血，体阴而用阳，由于情志所伤，致肝气不得疏泄，郁而化火，火动则阳失潜藏，阳亢则风自内生，风火相煽，上升巅顶，或横窜经络，以致血不归藏，随气火而并走于上，这就是肝风发生的病机。根据病情轻重，分为肝气郁结、肝火上炎、肝阳妄动等实热证候。若肾阴亏虚，精不化血，肝失濡养，则成肝阴不足、虚阳上扰的虚证。以上病证，根据临床，崔振儒使用不同方剂加减，如加减四逆散、小柴胡汤、大柴胡汤等。外寒入侵，滞留肝脉，属于肝实证，如《内经》：“寒气客于厥阴之脉，厥阴之脉者，络阴器，系于肝。寒气客于脉中，则血泣脉急，故胁肋与少腹相引痛矣。”对于此证，崔振儒一般用柴胡、木香、厚朴、莱菔子、小茴香、川楝子、红豆蔻等温行气滞药治疗。

（一）气郁当以温散

气对于人体有十分重要的作用，它既是构成人体的基本物质之一，又是推动和调控脏腑功能活动的动力，从而起到维系生命进程的作用。因此，《难经》言：“气者，人之根本也。”《类经》曰：“人之有生，全赖此气。”而气的正常调节，使人体构成为内外协调的有机整体。《内经》谓：“气者神之母，气清则神畅，气浊则神昏，气乱则神劳……人以气为道，道以气为主，生道两存，则长生久视。”说明气机畅达，才能使人身元气得以固守，充达周身。

气的运动简称为气机，它流行全身，内至脏腑，外达皮毛，激发调控人体新陈代谢，推动人体的生命进程，从而使其生理作用得到充分发挥。气机运动形式简单分为四种，升、降、出、入，人体的脏腑、经络、形体、官窍，都是气升降出入的场所，各脏腑组织器官的功能均是通过气机升降出入运动而具体表现出来，如《素问·六微旨大论》说：“出入废则神机化灭，升降息则气立孤危。故非出入，则无以生长壮老已；非升降，则无以生长化收藏。是以升降出入，无器不有。”所以，气的升降出入运动是脏腑生理功能得以进行的根本。五脏各有其气，气在体内具体表现为脏腑之气，发挥其生理功能。“气机条畅”人体才能协调平衡，同时需要具备两个条件，首先，气机是通畅无阻的，其次，气的升降出入运动之间必须是平衡的，这样气的运动才是正常的。又如《仁斋直指方》曰：“人以气为主，一息不运则机缄穷，一毫不续则穹壤判。阴阳之所以升降者气也，血脉之所以流行者亦气也，荣卫之所以转运者气也，五脏六腑之所以相养相生者亦此气也。盛则盈，衰则虚，顺则平，逆则病，气也者，独非人身之根本乎。人有七情，病生七气。七气者，寒热怒恚喜忧愁，或以为喜怒忧思悲惊恐，皆通也。”因此，当各种致病因素作用机体，如六淫七情、饮食劳倦等，致气机失调，影响脏腑经络、阴阳气血各方面的机能活动，从而发生种种病理变化。

《素问·举痛论》曰：“百病生于气也，百病生于气，喜则气缓，悲则气消，寒则气收，热则气泄，恐则气下，忧则气乱，劳则气耗，思则气结，怒则气逆。”《医宗金鉴》也言：

“一气流行不为邪触，何病之有？若为寒触，外束皮肤，腠理闭，其气收矣，即寒病也……若为思触，心有所存，气留不行，其气结矣，即郁气也。若为怒触，怒则气逆甚呕血，其气上矣。上极而下乘脾之虚，则为飧泄也。若为恐触，恐则精却伤精志，其气下矣。若为惊触，心无所根据，神无所归，虑无所定，其气乱矣。怔忡心动，不安之病也。若为悲触，心肺气戚，荣卫不散，其气消矣。凡此九气丛生之病，壮者得之气行而愈，弱者得之气着为病也。”可见气生百病，变化万千，然概括起来不外乎“气不和”和“气不通”，气不足或气余是气不和的表现，气滞或气逆是气不通的征象。《丹溪心法》：“气血冲和，万病不生，一有怫郁，诸病生焉，故人身诸病，多生于郁。”《金匮钩玄》：“郁者，结聚而不得发越也。当升者不得升，当降者不得降，当变化者不得变化也。此为传化失常，六郁之病见矣。气郁者，胸胁痛，脉沉涩。”因此，气机不畅导致气郁，从而使人体产生诸多不适，甚至产生病理变化。

崔振儒认为气滞当温行，气得温则行，得寒则凝。若脉沉实有力则宜辛散，沉弱少力则宜温养，气主煦之，总不离辛温散结也。因此，每每遇气郁患者，用加减四逆散治疗，往往效如桴鼓。四逆散出自《伤寒论》，为疏肝解郁、调和肝脾的祖方。崔振儒用柴胡、白芍、枳实为四逆散去炙甘草，方中柴胡既可疏解肝郁，又可升清阳以使郁热外透；白芍养血敛阴，与柴胡相配，一升一敛，使郁热透解而不伤阴；佐以枳实行气散结，以增强疏畅气机之效。姜黄辛少苦多，破血立通，下气最速，凡一切结气积气，癥瘕瘀血，血闭痈疽，并皆有效，以其气血兼理；木香一味，如《本草正义》言：“以气用事，故专治气滞诸痛，于寒冷结痛，尤其所宜。然虽曰辛苦气温，究与大辛大热不同，则气火郁结者，亦得用之以散郁开结，但不可太多。”砂仁，辛散苦降，气味俱厚，主散结导滞，行气下气，取其香气能和五脏，随所引药通行诸经，与木香同用，治气病尤速。至于延胡索，如《本草求真》言：“不论是血是气，积而不散者，服此力能通达，以其性温，则于气血能行能畅，味辛则于气血能润能散，所以理一身上下诸痛，往往独行功多。”《玉楸药解》言：“红豆蔻，调理脾胃，温燥湿寒，开通瘀塞，宣导瘀浊……上热易为鼻衄、牙疼之家，尽属中下湿寒，胆火不降，当温燥中下，候上热不作而用之。”李东垣治疗脾胃药中常用之，亦取其辛热芳香，能醒脾温肺、散寒燥湿消食之功尔。诸药辛以散结，温以通行，使气速散而不结。若胁痛甚者，加玫瑰花、川楝子、郁金、莪术；若脾胃虚弱湿盛，加茯苓、白术；若腹胀者，加厚朴、佛手、枳壳；若气滞甚者，加槟榔、青皮；若有结石者，配四金汤（海金沙、郁金、鸡内金、金钱草）。

如崔振儒曾治一患者，胃脘部胀闷，食少，右胁痛，胆石症，同时伴有心悸、胸闷的症状，其脉沉弱，苔薄。方药为加减四逆散加莪术10克、郁金20克、鸡内金20克、海金沙20克（包煎）、金钱草50克、青皮10克、槟榔10克、黄芪50克。七剂后复诊诸症好转，左胁痛，又上方去槟榔，加丹参20克、降香10克（后下）、石菖蒲20克。七剂后症减，又加减四逆散加莪术10克、郁金20克、鸡内金20克、海金沙30克（包煎）、金钱草50克、黄芪50克、丹参20克、降香10克（后下）、川芎20克、葛根20克，七剂续服。按：此患者左胁痛由于肝郁气滞，故用理气药，胆石症亦可导致，故加入四金汤、黄芪补气助石排出。又左胁痛，血瘀痰滞，故用丹参、降香、石菖蒲，活血行气祛痰湿。

（二）逍遥散疗郁证

现代社会，人们压力普遍偏大，便衍生出很多新兴疾病，如围绝经期综合征、焦虑证等。对于这种病因，往往是由于情绪所致，情志之病，本由无形之气郁结而起，在七情中，除喜则气舒外，忧、思、悲、恐等皆能令气郁结，可归于郁证范围内。其肝郁可表现为两胁疼痛、易怒、嗳气泛酸等症状。肝失疏泄，易犯脾胃，加之思虑过多，耗伤心神，易表现为头晕、纳差、心悸、能力下降等症状。气机郁滞日久，肝肾真阴耗损，易表现紧张、寐差、颤抖等症状。临床中，焦虑抑郁症的诊断存在着“患者不说，医生不问”的尴尬状况。门诊患者，绝大多数以躯体症状为主诉就诊，却很少提及自己紧张、焦虑、情绪低落、兴趣减退等精神症状。往往在陈述诸多主诉后，才提及历时较长久的各种精神症状。而妇女围绝经期，也有类似的症状，但是由于人们知识水平的提高，有的能意识到这种情况，更年期症状还有烘热、盗汗、疑心病、周身诸不适（西医无器质性病变）等。因此，诊断时需要注意分辨。

崔振儒用逍遥散加减治疗，效果显著。逍遥散出自《太平惠民和剂局方》：“治血虚劳倦，五心烦热，肢体疼痛，头目昏重，心忪颊赤，口燥咽干，发热盗汗，嗜卧，及血热相搏，月水不调，脐腹胀痛，寒热如疟。又疗室女血弱阴虚，荣卫不潮热，肌体羸瘦，渐成骨蒸。逍遥散。”又如《医宗金鉴·删补名医方论》：“赵羽皇曰：五脏苦欲补泻：云肝苦急，急食甘以缓之。盖肝性急善怒，其气上行则顺，下行则郁，郁则火动而诸病生矣。故发于上，则头眩，耳鸣而或为目赤。发于中，则胸满，胁痛而或作吞酸。发于下，则少腹疼疝而或溲溺不利。发于外，则寒热往来，似疟非疟。凡此诸证，何莫非肝郁之象乎？而肝木之所以郁，其说有二：一为土虚不能升木也，一为血少不能养肝也。盖肝为木气，全赖土以滋培，水以灌溉。若中土虚，则木不升而郁。阴血少，则肝不滋而枯。方用白术，茯苓者，助土德以升木也。当归，芍药者，益荣血以养肝也。薄荷解热，甘草和中。独柴胡一味，一以为厥阴之报使，一以升发诸阳。经云：木郁则达之。遂其曲直之性，故名曰逍遥。若内热，外热盛者，加丹皮解肌热，炒栀清内热，此加味逍遥散之义也。”诸药相配，可使肝郁得疏，血虚得养，脾弱得复，气血兼顾，肝脾同调。

如曾有 48 岁女性患者就诊，主诉为近十日来，心烦易怒，胸闷背痛，并且自述情志抑郁后出现上述症状。此外，患者还有心悸、右肩疼痛、夜寐欠佳、口干的症状，其心电图、肝脾胆 B 超、胸部 X 线均显示正常。患者表情苦楚，神疲肢倦，善太息，舌质红紫，苔薄而白，脉沉弱。西医诊断为神经衰弱，崔振儒中医诊断为郁证之气郁血滞型。肝主疏泄，情志所伤疏泄失职，郁结于里，日久不愈，郁而化热，故见心烦，易怒，少寐口干。气不帅血，血行不畅，故背痛肩痛。舌脉亦为气郁血滞之象。治则以疏肝解郁为主。方药为逍遥散加减，白芍 20 克、当归 15 克、白术 15 克、茯苓 20 克、陈皮 10 克、远志 10 克、酸枣仁 15 克、合欢皮 20 克、牡丹皮 10 克、麦冬 10 克、甘草 5 克，三剂后患者诸症减。

又有一 40 岁男患，因其头痛三个月余来就诊，曾情志抑郁后而致上证，同时伴胸胁胀闷，背痛，纳食减少，心悸乏力，大便溏薄，阳事不举，小便不畅。患者神情抑郁，善太息，面微赤，形体瘦弱，舌质淡红，舌苔薄白，脉弱细。西医理化检查：前列腺肥大，B 超：前列腺炎，慢性胆囊炎，X 线胃钡餐透视：胃下垂，脑血流图：两侧脑供血轻度不足。西医诊断为血管神经性头痛。崔振儒认为其体质素弱，复加气郁而成虚实并见之证。其实者为气郁上逆，故头痛胸胁胀闷，背痛此为痛在肝胆。其虚为中气不足，故乏力便溏心悸少纳，另有肾虚故阳事不举，溺不爽，舌脉以肝胆为重。中医诊断为头痛，肝胆气上逆型。治疗宜散郁止痛为主，方药用逍遥散加减，茯苓 15 克、白芍 20 克、菊花 15 克、白芷 15 克、川芎 10 克、蔓荆子 10 克、防风 5 克、荆芥穗 10 克、合欢皮 20 克、甘草 5 克，四剂，并嘱咐患者调节情志，保持精神愉快，节饮食勿食肥甘不易消化之品。复诊头痛减轻，鼻塞如故，舌脉同前，上方加苍耳子 10 克，续服四剂。三诊诸症明显好转，上方加厚朴 10 克，四剂续服。四诊言近日被烟熏后头痛如故，心中烦闷胸痛，纳少，此为燥火内生所致，加入润燥养阴清热之品，故上方加白芍 30 克、石菖蒲 20 克、远志 10 克，三剂后来诊，患者头痛已痊愈，治疗其他疾病。

崔振儒治疗肝胆疾病，以行气养血为主，恢复肝胆生理特性，根据临床，辨证施治。

五、古方新用，辨证治肺

肺位于胸中，上连气道，开窍于鼻，合称肺系。肺在体为皮毛，其经脉下络大肠，互为表里。肺主气属卫，为宗气出入之所，司呼吸，为气机出入升降之枢。助心主治节，合皮毛而煦泽肌肤，故《素问》言："肺者，相傅之官，治节出焉。"肺生气，气机出入升降失常为肺病理所常见。因肺为娇脏，不耐寒热，且为呼吸之孔道，所以外感肺痨邪气，先犯肺也。又肺气贯百脉而通它脏，故它脏及内伤有病，也常累于肺。

肺之病证，大体分虚实两方面，虚证分阴虚、气虚。阴虚之为病，多因津液消耗，肺失濡养所致；气虚多为久病亏耗，或被它脏之病所累。实证则多为痰浊水湿内聚、寒邪外束或邪热乘肺所致。

（一）化裁古方，自拟三方

曾有一小儿肺炎，西药静脉滴注后出现胸凉、头沉凉的症状，西医无它法，崔振儒用麻黄汤加白前、前胡治疗，两剂药后症减，但恶心呕吐，又用六合定中汤后症好。他认为六合定中汤原方治疗暑湿泄泻，这里可以不拘泥于原文。又因患者脾胃虚弱，用竹叶石膏汤去石膏，加太子参、党参补脾益气作为预后治疗。之后此患又感冒发热咳嗽，用桑菊饮治疗，热退，咳愈。所以，崔振儒认为，外感病患者先去看西医，经西药静脉滴注治疗后，症状变复杂，若开始便中医就诊，用桑菊饮治疗，病愈会更加迅速。

桑菊饮出自吴鞠通《温病条辨》："太阴风温，但咳，身不甚热，微渴者，辛凉轻剂桑菊饮主之。"此方主治"咳，热伤肺络也。身不甚热，病不重也。渴而微，热不甚也"。方由苦杏仁、连翘、薄荷、桑叶、菊花、桔梗、甘草、芦根组成，为辛凉轻剂。原文又言："二、三日不解，气粗似喘，燥在气分者，加石膏、知母；舌绛暮热，甚燥，邪初入营，加元参（二钱）；犀角（一钱）；在血分者，去薄荷、苇根，加麦冬、细生地、玉竹、丹皮各二钱；肺热甚加黄芩；渴者加花粉。"此辛甘化风、辛凉微苦之方。因为肺为清虚之脏，微苦则降，辛凉则平，立此方所以避辛温。桑叶味甘苦性凉，疏散上焦之风热，且善走肺络，能清宣风热而止咳嗽；菊花味辛甘性寒，疏散风热，清利头目而肃肺，而要轻清，直走上焦，协同为用，以疏散肺中风热见长。苦杏仁苦降、肃降肺气，桔梗辛散、开宣肺气，二药相合，有宣有降，疏散风热，宣利肺气。薄荷辛凉，疏散风热，清利头目；连翘轻清透邪，又能清热解毒；芦根清热生津，皆为佐药。甘草调和诸药。诸药相配，使上焦风热得以疏散，肺气恢复宣降，则表证解，咳嗽止。

崔振儒认为此方"身不热，但咳者"与麻杏石甘汤"身无大热"有异曲同工之妙，不是说体温不高、发热时手足不温就是寒证，这往往是热证导致的，便可以用桑菊饮退热。现代发热是体温计测定的温度值超过一定界限而定义的，古代发热是以患者自我感觉为主，有的人发热并不感觉热证，为寒象而无热证，所以桑菊饮治疗感冒体温高时也可以用。

崔振儒根据桑菊饮原理加减，自拟肺一方、肺二方和肺三方治疗风热感冒、咳嗽有痰和咽痛喑哑患者。肺一方主要由桑叶、菊花、桔梗、苦杏仁、连翘、鱼腥草、大青叶、浙贝母、前胡、板蓝根、重楼、白花蛇舌草、牛蒡子、黄芩、山豆根组成，方中除取桑菊饮发散风热止咳外，加前胡降气化痰，与牛蒡子均加强宣散风热力度。同时，余药均有清热解毒作用，黄芩、鱼腥草清泻肺热，现代药理研究鱼腥草对止咳有效果，浙贝母可用于风热犯肺及痰火咳嗽，如《纲目拾遗》："解毒利痰，开宣肺气，凡肺家夹风火有痰者宜此。"而肺二方由鱼腥草、桑白皮、前胡、麦冬、半夏、苦杏仁、桔梗、黄芩、浙贝母、白花蛇舌草、莱菔子组成，诸药性较肺一方温和，主要以化痰为主，热痰者加入连翘、重楼，寒痰虚咳者加入黄芪、远志、枇杷叶。肺二方又称为师传鱼腥草止咳方。崔振儒认为咳嗽有热者二方皆有效，若病久，偏风热犯肺用肺一方，偏痰热犯肺用肺二方。有病无痰但肺脉见滑，或舌苔见厚，用肺二方治疗效果明显。

曾有一个老年女性患者来就诊，自述半个月来心慌气短，咳嗽少痰，西医诊断为肺炎，自觉低热，体温计测得38.8℃，发热时身冷，出汗，并且便秘。其苔黄，脉滑数。崔振儒开出处方为鱼腥草50克、桑白皮20克、前胡20克、麦冬20克、半夏20克、苦杏仁20克、桔梗15克、黄芩20克、浙贝母20克、白花蛇舌草20克、莱菔子20克、白果10克、丹参20克、降香10克（后下）、瓜蒌20克、薤白20克，七剂后病明显好转。按：患者恶寒发热并自汗，咳嗽少痰，为热邪侵肺，正邪相交，迫津外出。心慌气短为肺失宣降，气闭胸中。便秘为肺与大肠相表里，肺功能失常，影响大肠传化功能。其舌脉显示体内热邪，并伴有痰，即痰热犯肺。故用肺二方治疗，因其年迈，故加润肺止咳药物白果，降气化痰、通便药物莱菔子，并配以丹参、降香、瓜蒌、薤白恢复胸中气机，升降有序，并止心悸。诸药相配，清肺止咳，行气定悸。

肺三方又称为自拟喉痒止咳方，药物组成：金银花20克、桑叶20克、菊花20克、麦冬20克、胖大海5克、诃子20克、桔梗15克、甘草10克、玄参20克、沙参20克、牛蒡子20克。自拟喉痒止咳方是由金银花、桑叶、菊花、麦冬、胖大海、诃子、桔梗、甘草、玄参、沙参、牛蒡子组成，故治疗喉痒所导致的咳嗽以及咽痒为主要表现的病证。本证为风热余邪、上蒸咽喉，治以清热疏风、润喉止咳，关于此点，崔振儒认为这类病证既不属于气管炎，也不是肺炎的范畴，而古人阐述并不丰富，中医未提及热气刺激导致咳嗽，《希氏内科学》第八版提出为咽喉病变，因此，应为余热未尽，轻微致咳，以清热利咽为主，此类病患阴虚较多，要注意固阴，如古人云："存得一分津液，便有一分生机。"故用肺三方治疗，亦可用于感冒后期。方中金银花、桑叶、菊花疏散肺中余热，清热止咳。沙参、麦冬、玄参顾护阴液，润肺化痰。桔梗、甘草相配，桔梗宣散肺气，甘草培土生金。胖大海甘寒质轻，宣散肺气，清肺化痰，利咽开音。诃子如《药品化义》："能降能收，兼得其善，盖金空则鸣，肺气为火邪郁遏，以致吼喘咳嗽，或至声哑，用此烽火敛肺，则肺窍无壅塞，声音清亮矣。"牛蒡子亦能疏散风热，解毒利咽。如崔振儒曾治疗一患者，咽干，喉痒致咳嗽，咽部微赤，脉沉滑，苔薄，边有齿痕。方药为金银花20克、菊花20克、麦冬20克、胖大海5克、诃子20克、薄荷10克（后下）、玄参20克、沙参20克、桔梗15克、甘草5克、牛蒡子20克、木蝴蝶20克、射干10克、连翘20克、板蓝根30克、佛手20克，七剂水煎服。二诊患者症好转，故上方去薄荷、佛手，加山豆根20克，七剂水煎服。三诊时患者诸症愈，故上方加五味子5克、枸杞子20克，七剂水煎服，预后调养。按：患者属余热刺激致咳，故以清热利咽的药为主治疗，发散风热，养阴止咳。

（二）喘证分期治疗

喘证是指由于外感或内伤，导致肺失宣降，肺气上逆或气无所主，肾失摄纳，以致呼吸困难，甚则张口抬肩，鼻翼煽动，不能平卧等为主要临床特征的一种病证。严重者可由喘致脱出现喘脱之危重证候。如《丹溪心法》言："肺以清阳上升之气，居五脏之上，通荣卫，合阴阳，升降往来，无过不及，六淫七情之所感伤，饱食动作，脏气不和，呼吸之息，不得宣畅而为喘急。亦有脾肾俱虚，体弱之人，皆能发喘。又或调摄失宜，为风寒暑湿邪气相干，则肺气胀满，发而为喘。又因痰气皆能令人发喘。治疗之法，当究其源。如感邪气则驱散之，气郁即调顺之，脾肾虚者温理之，又当于各类而求。"该病凡外邪、痰浊、肝郁气逆所致喘病，病位在肺，为邪壅肺气；久病劳欲所致喘病，病位在肺肾，若自汗畏风，易感冒则属肺虚，若伴腰膝酸软，夜尿多则病位在肾。实喘治肺，治以祛邪利气；虚喘治在肺肾，以肾为主，治以培补摄纳；虚实夹杂，下虚上实者，当分清主次，权衡标本，适当处理。

崔振儒认为喘证不用激素治疗，用中药效果好，并且见效迅速。喘证发作期主要用苓甘五味姜辛汤加减治疗，苓甘五味姜辛汤出自《金匮要略》，治寒饮犯肺之咳嗽，方以干姜为君，既温肺散寒化饮，又温运脾阳化湿。臣以细辛，温肺散寒，助干姜温肺散寒化饮，又以茯苓健脾渗湿，化饮利水。佐以五味子敛肺止咳，与干姜、细辛相伍，使散不伤正，敛不留邪。使以甘草和中调药，共奏温肺化饮止咳之功。喘证静止期以补肾养肺为主，其中蛤蚧便是一位很重要的药物，主要用自拟养肺膏治疗。此方由琼玉膏化裁而来，琼玉膏出自《洪氏集验方》，由人参、生地黄、茯苓、白蜜组成。其中生地黄滋阴壮水为君；白蜜养肺润燥为臣；佐以人参、茯苓补脾益气，茯苓又能化痰，以消肺失输布所聚之痰。诸药相合，共奏滋阴润肺、益气补脾之功。如其言："此膏填精补，肠化为筋，万神具足，五脏盈溢，髓实血满，发白变黑，返老还童，行如奔马，日进数食，或终日不食亦不饥，关通强记，日诵万言，神识高迈，夜无梦想。"而自拟养肺膏由黄芪、生晒参、百合、麦冬、川贝母、紫菀、款冬花、蛤蚧、白果组成。黄芪、生晒参补益肺气。百合、麦冬滋肺阴。川贝母、紫菀、款冬花润肺化痰止咳。白果敛肺定喘，常用于久喘肺虚。蛤蚧补肺益肾，定喘，如《本草经疏》："蛤蚧，其主久肺劳咳嗽、淋沥者，皆肺肾为病，劳极则肺肾虚而生热，故外邪易侵，内证兼发也。蛤蚧属阴，能补水之上源，则肺肾皆得所养，而劳热咳嗽自除；肺朝百脉，通调水道，下输膀胱，肺气清，故淋沥水道自通也。"诸药配伍，补虚定喘。

如有一味25岁女患，咳喘，呼吸不畅，痰多涎沫，脉沉滑，苔薄。崔振儒处方为鱼腥草30克、白花蛇舌草20克、桑白皮20克、紫菀20克、款冬花20克、白前20克、白果10克、紫苏子20克、陈皮20克、半夏20克、肉桂5克（后下）、前胡20克、厚朴20克、当归20克、瓜蒌20克、细辛5克，七剂水煎服。二诊患者症如前，方药为茯苓20克、桂枝20克、五味子5克、细辛5克、白果10克、厚朴10克、紫菀20克、款冬花20克、黄芪50克、党参30克、苦杏仁20克、丹参20克、降香10克（后下）、白前20克，七剂水煎服。三诊患者诸症减，于上方加莱菔子20克、紫苏子20克，七剂水煎服。四诊患者症如前而好转，方药为茯苓30克、桂枝20克、半夏20克、五味子5克、细辛5克、白果10克、厚朴20克、前胡20克、白前20克、款冬花20克、紫菀20克、黄芪50克、紫苏子20克，七剂水煎服。五诊患者症如前，上方加苦杏仁20克、党参30克、白花蛇舌草20克，七剂水煎服。六诊患者症如前，上方加羌活10克、薄荷10克（后下）、荆芥15克，七剂水煎服。七诊患者症如前，脉细滑，苔薄，上方加苦杏仁20克、紫苏叶20克、陈皮20克，七剂水煎服，患者续服药物后症好。

崔振儒认为呼吸道疾病以咳嗽和喘证为临床多见，肺痨和肺痈并不常见。其中，肺痈根据病证以清热解毒为主，按需要也用补益的方法，不要依赖和拘泥于教科书，而外科引流亦是比较好的办法，但需注意的是老年人作引流不易封口。

六、辨治肾病，参机而法

肾为“先天之本”、“生命之根”，藏真阴而寓元阳，为水火之脏，只宜固藏，不易泄露，所以肾多为虚证。其病因多为劳倦淫欲过度，久病失养，致肾气耗伤。临床表现为阴虚、阳虚。一般而言，肾无表证和实证，肾之热，属于阴虚之变；肾之寒，为阳虚之化。又肾与膀胱相表里，肾气不化直接影响膀胱气化，故膀胱虚证也是肾虚的病理表现。

（一）女子病当补肾滋肾

肾藏精，主生殖，如《素问·上古天真论》言：“女子七岁，肾气盛，齿更发长；二七而天癸至，任脉通，太冲脉盛，月事以时下。”可见，女子月经产生机制为肾气—天癸—冲任—胞宫。月经病的发生多与肾有关，尤其青少年月经病以肾虚证为主，又包括肾气、肾阴、肾阳以及肾精的不足。肾气乃肾精所化，指肾的功能活动，肾气虚易导致冲任不固而发生月经周期的先后不定或经量异常；肾阴为人体阴液之根本，肾阴亏虚，虚热内伏，可见月经先期，崩中漏下，经行吐衄；肾阳为人体阳气之根本，肾阳不足，命门火衰，上不能温煦脾土，下不能温养胞脉，出现经行泄泻，月经后期；精血同源，肾精不足，冲任血虚，血海不按时而溢，致月经后期，月经过少，经断前后诸症，这些疾病虽与肝、脾等脏有密切关系，但肾虚贯穿其始终。肾气在女性生理活动中起主导作用，具有特殊地位。所以在治疗女性妇科疾病时，注意补肾滋肾。

崔振儒曾治疗一位35岁女性，该患者月经一月三至，色赤无块，腹上色青赤，脉沉弱，苔薄边有齿痕。西医检查显示有纳氏囊肿、盆腔少量积液、阴道不规则流血。中医处方为杜仲炭20克、续断20克、桑寄生20克、仙茅15克、淫羊藿20克、枸杞子20克、黄精20克、黄芪50克、党参30克、菟丝子20克、乌贼骨20克、茜草10克、地榆炭50克、椿皮20克、香附20克、乌药20克、砂仁20克（后下）、延胡索20克，七剂水煎服。二诊：患者症好转，血已止，脉细滑，处方为杜仲炭20克、续断20克、桑寄生20克、仙茅15克、淫羊藿20克、枸杞子20克、黄精20克、黄芪50克、党参30克、菟丝子20克、太子参20克、香附20克、乌药20克、当归15克、白芍20克，七剂调养。

按：杜仲炭、续断、桑寄生、仙茅、淫羊藿、枸杞、黄精、黄芪、党参、菟丝子为自拟方，由《医学衷中参西录》寿胎丸化裁而来，以滋补肾阳为主。患者月经过多，色赤无块，腹青赤，脉沉弱，苔齿痕，说明脾肾阳虚，冲任不固，经血失于约束。故在补肾阳基础上加以温肾止血药物，如乌贼骨、茜草、地榆炭、椿皮，又加香附、乌药、砂仁、延胡索温行气滞止痛，血得温行而不瘀滞。诸药相配，固本益气而止血，血止而不瘀。血止后，在自拟方基础上又加太子参、当归、白芍补益气血，香附、乌药温行气滞，补而不滞，可谓调养善后。此患治疗即“塞流、澄源、复旧”，急当采用固气摄血法止血，以大补元气，补肾养心、摄血固脱为主，后待血势稍缓，便根据不同证情辨证论治，正本清源，亦是求因治本，切忌不问原因，一概投以寒凉或温补之剂，或专事止涩，致犯虚虚实实之戒。

又肾阴虚者，往往导致相火偏旺，此为阴虚生内热之变，治疗以滋阴为主，参以泻相火。

肾阴不足，可致水不涵木，肝阳上亢，或子盗母气，耗伤肺阴；或水不上乘，心肾不交。

曾40岁女性患者胡某就诊，因劳心过多而致腰痛、口渴、多尿五年余，今日加重，伴口干，目干，脉沉细，曾在多家医院化验检查，未能确诊。如控制进水则小便亦减，但口渴口干目干加重。尿糖：阴性，尿比重：1.020，血糖：6mmol/L。西医诊断为神经性多尿，中医诊断为消渴之肾阴不足型。肾阴不足，固摄失常，近水则直趋膀胱故小便频数。腰为肾之府，肾虚则腰痛，水液外泄而不化津，津液不足故口干口渴目干。舌脉亦为肾阴不足之证。方药为六味地黄丸加味，即生地黄40克、山药50克、山茱萸20克、泽泻15克、茯苓20克、牡丹皮15克、玄参30克、石斛20克、天冬15克、麦冬15克，四剂，每日一剂，每剂水煎两次共取汁400毫升，分两次早晚温服，医嘱为节饮食，尽量控制饮水，可多食水菜以养津液。二诊：服药后症状好转但口干舌干，继用上方，加熟地黄30克、茵陈15克，玄参改50克，四剂，服法同前。三诊：近日因过劳而致口干症重，纳食减少，两目红赤，舌质红，两脉数而滑，原方改石斛50克、生地黄50克、玄参50克，另加黄柏10克，四剂，服法同前。四诊：诸症好转，继用上方两周。

（二）诸淋者分型论治

淋证是指因饮食劳倦、湿热侵袭而致的以肾虚、膀胱湿热、气化失司为主要病机，以小便频急，滴沥不尽、尿道涩痛、小腹拘急、痛引腰腹为主要临床表现的一类病证。淋证为临床常见病，中医药治疗类属淋证的尿路结石和肾盂肾炎均有较好的疗效。《诸病源候论》认为：“诸淋者，由肾虚而膀胱热故也。”可见，淋证的病位在肾与膀胱，且与肝脾有关。其病机主要是肾虚，膀胱湿热，气化失司。肾与膀胱相表里，肾气的盛衰，直接影响膀胱的气化与开合。淋证日久不愈，热伤阴，湿伤阳，易致肾虚；肾虚日久，湿热秽浊邪毒容易侵入膀胱，引起淋证的反复发作。因此，肾虚与膀胱湿热在淋证的发生、发展及病机转化中具有重要的意义。淋证有虚有实，初病多实，久病多虚，初病体弱及久病患者，亦可虚实并见。实证多在膀胱和肝，虚证多在肾和脾。《外台秘要》指出：“《集验》论五淋者，石淋、气淋、膏淋、劳淋、热淋也。”按临床实际，劳淋、热淋较为常见。

对于劳淋，《医碥》言：“劳淋，劳则动火，热流膀胱所致。脾劳（劳倦所伤）补中益气合五苓。肾劳（色伤），阳虚肾气汤，阴虚知柏地黄汤。心劳（思虑所伤），清心莲子饮。”《张氏医通》指出：“劳淋，有脾肾之分，劳于脾者，宜补中益气汤加车前子、泽泻；劳于肾者，宜六味汤加麦冬、五味子。”现代医家治疗劳淋以脾肾为主，大多受此影响。崔振儒认为劳淋西医多为慢性反复发作尿路感染，治疗用补中益气汤加减效果明显，即黄芪、党参、白术、升麻、柴胡、陈皮、当归、冬葵子、半枝莲、白花蛇舌草、凤眼草、石韦、茯苓、马齿苋。

如他曾治疗一患者，腰痛两月余，因劳累而加重，伴镜下血尿，咽干，盗汗，脉沉缓无力，苔薄，咽部微赤。处方为黄芪50克、党参30克、白术20克、陈皮20克、升麻10克、柴胡10克、当归15克、卷柏15克、泽泻30克、麦冬20克、五味子5克、苍术20克、葛根20克、青皮20克、煅牡蛎50克（先煎）、山茱萸20克，七剂水煎服。二诊患者尿检：潜血（++），上方去泽泻、麦冬、五味子、青皮，加王不留行20克、路路通20克、泽兰20克、小蓟10克，七剂水煎服。三诊患者诸症好转，尿潜血（+），上方加仙鹤草20克，七剂水煎服。后陆续治疗半年余，按方加减，以补脾肾、行气止血为主，症愈。

对于热淋，多因恣食辛热、肥甘或嗜酒太过，酿成湿热，或感受暑邪未及时清解，均可致湿热注于下焦；或下阴不洁，秽浊之邪侵入下焦酿成湿热；或风热、风寒之邪乘虚袭表，太阳经气先病，引动膀肌湿热之邪，邪气充斥于足太阳经和腑或心火亢盛，下移小肠。以上诸因皆可致湿热蕴结下焦，膀胱气化不利，发生热淋。如《诸病源候论》谓："热淋者，三焦有热，气搏于肾，流入于胞而成淋也。其状小便赤涩。"崔振儒根据八正散化裁，自拟方萹蓄、瞿麦、厚朴、茯苓、冬葵子、半枝莲、白花蛇舌草、凤眼草、石韦、马齿苋、革薢治疗。

方中萹蓄、瞿麦为清热利水通淋要药。革薢化清别浊，如《药品化义》："革薢，性味淡薄，长于渗湿，带苦亦能降丁，主治风寒湿痹，男子白浊，茎中作痛，女人白带，病由胃中浊气下流所致，以此人胃驱湿，其症自愈。又治疮痒恶厉，湿郁肌腠，营卫不得宣行，致筋脉拘挛，手足不便，以此渗脾湿，能令血脉调和也。"厚朴温中益气，消痰下气，健脾燥湿。石韦、冬葵子、瞿麦又为《外台秘要》石韦散化裁，清热利湿，化石通淋。又冬葵子、茯苓组成葵子茯苓散，出自《金匮要略》，通窍利水，治小便利则愈。凤眼草苦凉清热利尿，止血止痛。马齿苋酸寒清热利尿，解毒凉血，如《本草纲目》："散血消肿，立肠滑胎，解毒通淋。"半枝莲、白花蛇舌草甘寒，清热利尿，解毒通淋。诸药相伍，热淋可愈。

《丹溪心法》曰："痛者为血淋，不痛者为尿血。"故一般将痛者称为血淋，不痛者称为尿血。关于血尿，崔振儒认为，一般无痛血尿大多是湿盛加热邪，用小蓟饮子配上止血药，如仙鹤草、白茅根、炭类药物等，虚证可用龙牡；还有一些是气虚导致，气不固摄。有些输尿管小于 2cm 的乳头状瘤是查不出来的。还有一些虚证可用补肾的方法。有些血尿患者，镜下血细胞 5、6 个，甚至 10 多个，但没有其他症状，也可用一些镇静收涩的药物。曾经有一个 14 岁男患，因镜下有血细胞来就诊，身体无其他不适症状，用过一些药物后有减轻，后该患者又去各中西医院就诊，未有明显效果，后又辗转回此，崔老曾给他做过 24 小时血尿监测，其值达到临界值最大端，该患者到 18 岁一直是这样的情况，仍然健康成长，故此后不服药物，因此，崔振儒认为镜下血尿有时不见得都是病理性的，此外，有时头伤、腰伤等也可以导致应激性的血尿。此外，石淋患者便在以上诸方基础上根据临床辨证配伍四金汤，即海金沙、金钱草、鸡内金、郁金治疗。

崔振儒治疗膏淋则用《杨氏家藏方》之革薢分清散加减，温肾利湿，分清化浊。对于下焦虚寒，水湿内停，湿浊下注所致小便频数、浑浊不清、白如米泔、凝如膏糊等症状，如现代临床中前列腺炎偏虚寒证、腰痛及女子冲任不固等有效。方中革薢利水去湿，分清化浊为君；益智仁温肾阳，缩小便为臣；乌药温肾化气，石菖蒲化浊利窍为佐；食盐咸以入肾为使。诸药合用，有温暖下元、利湿泄浊之功。同时，在此方基础上加半枝莲、白花蛇舌草、土茯苓、续断共同辅助治疗。

七、杂病治疗，首分标本

（一）肢节疼痛，首补肝肾

关于痹病，《素问·痹论》云："风寒湿三气杂至，合而为痹，其风气胜者为行痹，寒气胜者为痛痹，湿气胜者为着痹也。"可见，人体正气不足以卫外，风寒湿邪气侵入，导致机体经络不畅，从而引起肌肉、筋骨、关节酸、麻、胀、痛、重、屈伸不利，甚至关节肿大变形，即痹病的发生，治疗当以祛邪为主。崔振儒认为，痹病治疗补法不可忽视，受病之躯，常先有所不足，后受外邪侵袭，疾病发生。有因营卫气血不足，邪气侵入而发病者，如《类证治裁·痹论》："良由营卫先虚，腠理不密，风寒湿乘虚内袭，正气为邪所阻，不能宣行，因而留滞，久而成痹。"有因阴阳两虚而受之发病者，如《罗氏会约医镜·论痹证》说："大抵由真阴真阳亏损，故三气得以乘之而为痹。"《金匮要略方论》还曾提到由肝肾不足而复感外邪所致者。因虚致痹，表现为本虚标实，应宜详审，兼而顾之，方中肯綮。痹有暂久轻重之别，《素问·痹论》说："痹人脏者死，其留连筋骨间者疼久，其留皮肤间者易已。"《景岳全书·风痹》说："若欲辨其轻重则在皮肤者轻，在筋骨者甚，在脏腑者更甚。"暂而轻者易于治愈，久而甚者治疗较难。临床以时发时止，经年不愈者为多见。此类痹证病情较重，常为正衰邪盛或痹久入脏，"治脏者养正为先"，且不可只攻其邪。痹证的补法与其他疾病的补法不同，它是在补的基础上配合疏通经络药物或酌加祛邪药物，单纯应用补剂较少，大体可分补阳、补气、补血、补阴四个方面。

补阳法主要适应脉证：肢体关节酸痛，重着，屈伸不利，畏寒肢冷，面色淡白，动则汗出，头晕耳鸣，舌体胖淡，舌边有齿痕，脉沉弦无力。常用药物：杜仲、狗脊、骨碎补、续断、淫羊藿、补骨脂、胡芦巴、巴戟天、肉苁蓉、附子、肉桂等。其中杜仲、狗脊、骨碎补补而不滞，且能壮筋骨，通经络，为痹证阳虚者最常选用。至于附子、肉桂因其性燥热，阴虚有热者不宜。

补气法主要适应脉证：肢体关节疼痛，屈伸不利，动则痛甚，短气懒言，四肢乏力，自汗，或纳食减少，小便澹薄，舌淡苔薄，脉沉缓无力。常用药物：人参、党参、黄芪、白术、甘草等。其中黄芪有益气固表升阳之功，白术有益气健脾燥湿之效，为痹证有气虚者应用较多之药。

补血法主要适应脉证：肌肉、关节、筋骨疼痛、麻木，或兼筋脉拘急，面色苍白或萎黄，口唇爪甲淡白，头晕眼花，心悸气短，舌质淡，脉象弦细。常用药物：当归、鸡血藤、何首乌、白芍、阿胶、桑椹等。其中当归、鸡血藤补而不滞，养血活血，有止痛通络之效，为痹证有血虚者首选。

补阴法主要适应脉证：肢体关节疼痛，麻木，手足心热，入夜尤甚，形体消瘦，咽干口燥，盗汗，舌红而干，少苔，甚而光亮无苔，脉细数。常用药物：桑寄生、生地黄、女贞子、麦冬、玄参、旱莲草等。其中桑寄生能通络止痛、强筋壮骨，生地黄能滋阴清热除痹，为痹证有阴虚者常用。

痹证之阳虚者以肾阳虚为多见，气虚者以脾气虚为多见，而阴虚者常见肝肾阴虚，血虚者常为肝血不足。痹证之虚，单一出现者少，往往有气血两虚、阴阳两虚、气阴两虚等互相并见，或由阳及阴，由气及血等先后影响。痹证补法尚应注意阴阳互根，欲补有形之血，必益无形之气等原则，应根据具体情况，灵活运用。以上皆见崔振儒论文《试论痹证补法—附病例四则》中论述。

另外，崔振儒又自拟痹一方和痹二方治疗痹病，痹一方由九味羌活汤化裁而来，具体方药为羌活、防风、细辛、苍术、白芷、川芎、威灵仙、木瓜、青风藤、海桐皮，主要祛风湿，行痹痛。痹二方由杜仲炭、续断、桑寄生、狗脊、骨碎补、威灵仙、木瓜、青风藤、海桐皮、五加皮、豨莶草组成，补肝肾，强筋骨，搜风通络。以上二方根据临床加减药物治疗。又痹病患者多数不单一邪气致病，通常多种邪气同时致病，治疗时当灵活，不拘泥于上二方。

如53岁女性患者刘某，三年前感受风寒湿邪而致四肢关节肿胀疼痛，时轻时重已三年，曾经某院检查，诊断为类风湿关节炎，复西药治疗终未治愈，近半年服用“雷公藤片”病情得以缓解，但因此药毒性较大，不愿久服而求治于中医。近日除上症外尚有乏力遇冷痛重，身倦纳食减少，口紧不易开合，便溏日二三次，便前腹痛。理化检查：红细胞沉降率（简称血沉）40mm/小时，类风湿因子测定（+），抗链球菌溶血素“O”，测定500单位以下。该患者面色晦暗，手足活动不便，手指关节肿大变形，舌质淡白，舌苔白腻，脉沉缓。辨证分析：风寒湿三气杂合所致，以湿邪为主，湿流关节，故肢节疼痛肿胀变形，湿盛缠绵难愈，故日久大病不去，脾恶湿，湿邪易毁伤于脾，故纳少便溏腹痛，痹注于上则口紧难开，寒邪内蕴，故逢寒则急，得热则缓。舌脉亦为湿邪偏盛之故。中医诊断：痹证之着痹。治则：燥湿健脾，通络止痛。方药：自拟方即茯苓30克、白术50克、苍术15克、薏苡仁50克、山龙50克、泽泻10克、猪苓10克、防己10克、桂枝15克、当归15克，四剂，每日一剂。医嘱：注意保温，勿受风寒湿邪，加强锻炼，增强肢节活动功能。二诊：服药后痛略减，纳食增加，上方加没药15克，四剂，服法同前。三诊：现已停“雷公藤片”，时有微痛，大便正常，纳食增加，舌苔白腻，脉沉缓，继用上方四剂，服法同前。四诊：症状好转，疼痛较微，活动较前灵活，继用上方，服一个月，服法同前。五诊：症状已基本消失，但活动时觉不便，脉沉缓，苔薄白，继用上方一个月，服法同前。六诊：症状已消失，但服汤药已不愿下，脉弦缓，苔薄白，继用上方且以壮筋骨补肾法，即人参归脾丸1丸、壮腰健肾丸1丸，合服每日两次，开白水送下。

（二）协调阴阳，安神引寐

现代人精神压力大，通常会有不寐的情况出现，而不寐在中医学中，是因为阳不入阴引起的。轻者入寐困难，有寐而易醒，有醒后不能再寐，亦有时寐时醒等，严重者则整夜不能入寐。不寐病证主要分虚实，虚证多因心脾肝肾功能失调，心失所养而致，病程长，起病缓慢。实证因火邪扰心，心神不安所致，病程短，起病急。治疗以补虚泻实、调整阴阳为主，同时佐以安神之品。虚证多以阴血不足或气血亏虚，治应滋补肝肾或益气养血；实证宜清火化痰，消导和中。实证日久可转为虚证，虚实夹杂时应先去实后补虚，或补泻兼顾。崔振儒治疗不寐的患者，通常分为三种，气虚型、阴血亏虚型和肝郁心火偏盛型。

气虚型患者通常用自拟方黄芪、党参、茯苓、白术、茯神、柏子仁、酸枣仁、远志、首乌藤、龙齿、珍珠母治疗。方中黄芪、党参、茯苓、白术补脾胃之气，同时茯苓、白术亦可安神，茯神较茯苓比，安神作用更加明显。柏子仁、酸枣仁养心安神。茯苓、远志养心安神，交通心肾，肾气充足，全身气机亦旺。首乌藤为一味安神良药，配伍酸枣仁，滋心阴，宁心神，血能载气，血旺则气行通顺。龙齿、珍珠母更能重镇安神。若心脾两虚患者，则用归脾丸加减治疗，亦可两方配合使用。

阴血亏虚型患者用柏子养心丸化裁加减使用，即柏子仁、五味子、生地黄、麦冬、酸枣仁、远志、石菖蒲、首乌藤、龙齿、珍珠母、蜜百合。方中柏子仁、酸枣仁养心安神，五味子酸收敛阴，养心安神。麦冬、生地滋阴安神。远志、石菖蒲化湿开窍安神，同时远志亦交通心肾。首乌藤、龙齿、珍珠母亦是安神效果显著之品，同时加入蜜百合，养阴润肺，清心安神。此方又可加入党参、当归，补气养血。加入丹参养心血而活血，使补而不滞。加入茯苓加强补气安神化湿作用，加黄精、枸杞子补肝肾阴血。诸药配伍，阴血旺盛，寐自安宁。

心火偏盛型用自拟方，即莲子心、生地黄、黄连、栀子、连翘、首乌藤、茯神、远志、龙齿、柏子仁、蜜百合。方中莲子心、生地黄、栀子、连翘皆清心火，后加入几位安神药物，使心火降，神自安。若肝郁偏盛，在首乌藤、柏子仁、远志、酸枣仁、龙齿、珍珠母安神药基础上，加入当归、白芍、柴胡疏肝气，养肝血，加白术、茯苓安神补脾气，肝克脾，即“知肝之病，见肝传脾”，防止传变。若肝气郁重者，加入瓜蒌、青皮、枳壳、木香，共行肝脾之气滞。若胸闷痛者加入丹参、降香、牡丹皮、菟丝子，养阴活血，行气止痛。

但临床患者病情复杂多变，亦不拘泥于上方。如曾有一女性年轻患者，情志抑郁导致不寐，口干，持续一个月余，伴心悸乏力，不欲食咽，咽干，头晕。西医诊断：神经衰弱，用维生素B、地西泮等药开始好转，进而症状如初。其面色红润，口唇焦裂，舌质边尖红，舌体胖嫩，脉细数，舌体颤动，合目则睑颤，两手平伸振颤。崔振儒认为五志过极，气郁化火，心为精神之所，火扰神明，夜不安寐，心悸。火伤阴津，则口唇干焦，火炎于上则头晕、手颤，火不生出则纳少，苔脉亦为心火亢胜之故。中医诊断为不寐之心火亢盛型，治以清心火安心神。方药为安神丸加味，即当归 15 克、生地黄 15 克、黄连 5 克、白术 10 克、麦冬 15 克、珍珠母 30 克（先煎）、生龙牡各 30 克（先煎）、白芍 20 克、合欢皮 20 克，四剂后患者诸症皆减，又按此方续服后症逐渐减少至愈。安神丸为朱砂安神丸化裁而来，方中黄连苦寒泻心火，火邪旺盛，损伤阴血，生地清虚热，滋阴血，使心火不亢，当归补心养血，配伍生地补阴血之不足，同时加入麦冬、白芍，加强滋阴作用。又白术固护脾胃，防止黄连苦寒伤胃。珍珠母、生龙牡则重镇安神，合欢皮作用同合欢花，解肝郁，安心神。此方对于神经衰弱患者效果明显。

（三）头痛诸疾，分经用药

《素问·风论》：“风气循风府而上，则为脑风”；“新沐中风，则为首风”。“脑风”、“首风”即为头痛。《济生方·头痛论治》：“夫头者上配于天，诸阳脉之所聚。凡头痛者，气血俱虚，风寒暑湿之邪，伤于阳经，伏留不去者，名曰厥头痛。盖厥者逆也，逆壅而冲于头也。痛引脑巅，甚而手足冷者，名曰真头痛，非药之能愈。又有风热痰厥，气虚肾厥，新沐之后，露卧当风，皆令人头痛，治法当推其所由而调之，无不切中者矣。”可见，头痛是中医临床常见症状之一，头为“诸阳之会”、“清阳之腑”，五脏六腑之精华皆上注于头，故若气血充盈，阴阳升降如常，无外邪侵袭，则不会产生头痛；所以不论是感受风、寒、湿、热之邪，或痰浊、瘀血阻滞，致使经气上逆；或肝气郁滞，郁久化火，上扰清窍；或气虚清阳不升，血虚不能营养大脑，均会引起头痛。

《景岳全书·头痛》：“凡诊头痛者，当先审久暂，次辨表里。盖暂痛者，必因邪气，久病者，必兼元气。以暂病言之，则有表邪者，此风寒外袭于经也，治宜疏散，最忌清降；有里邪者，此三阳之火炽于内也，治宜清降，最忌升散，此治邪之法也。其有久病者，则或发或愈，或以表虚者，微感则发……所以暂病者，当重邪气，久病者，当重元气，此固其大纲也。然亦有暂病而虚者，久病而实者，又当因脉因证而详辨之，不可执也。”可见，治疗时当分外感和内伤，祛邪和扶正要适时而用。《丹溪心法·头痛》：“头痛多主于痰，痛甚者火多，有可吐者，可下者”；“头痛须用川芎，如不愈各加引经药。太阳川芎，阳明白芷，少阳柴胡，太阴苍术，少阴细辛，厥阴吴茱萸。如肥人头痛，是湿痰，宜半夏、苍术。如瘦人，是热，宜酒制黄芩、防风”。治疗头痛时引经药物必不可少，或引药上行，如川芎、白芷；或引药下行，如牛膝、旋覆花、牛蒡子；或引药入病所，如柴胡、藁本、苍术等；或引气上升，如升麻、柴胡；或引血下行，如牛膝；或引邪外达，如柴胡。

崔振儒治疗头痛患者亦是如此，如63岁男患自述头痛一个月余，一个月前患外感，之后头痛时作神志不宁。某院检查后诊断颈椎病，脑供血不足，静脉滴注曲克芦丁等，头痛反而加重。近日头痛以颞顶、枕部为重，时有恶心，头晕，夜寐多梦。患者神志抑郁，表情苦楚，面色晦暗，舌质红，苔白腻，脉象弦数。崔振儒认为头为诸阳之会，颞为少阳，顶为厥阳，枕为太阳，总为肝胆膀胱经之痛，头为至巅，唯风可到，初受风邪治疗不当，遂上入三经之输，经气不利而发头痛。清阳被扰则晕，魂不安舍则梦，肝胆气逆则恶心。久痛不解，郁而化热，故舌脉风邪化热且有挟湿之象。诊断为头痛为风邪上攻型，治则为疏风清热，化湿止痛，佐以安魂宁神，方药为川芎茶调散化裁，即川芎15克、菊花15克、薄荷10克（后下）、荆芥穗10克、防风10克、葛根25克、厚朴10克、焦栀子10克、茯苓10克、柴胡10克、合欢皮20克，三剂，每日一剂水煎分两次温服，茶叶为引。同时嘱咐患者生活规律，起居有时，增强体质，抵御外邪。二诊：患者头痛隐隐，胀已无，恶心头晕大减轻，夜寐仍如故，继用上方加首乌藤20克，四剂服法同前。三诊：诸症皆退，脉沉缓，苔薄白，上方五剂，如无不适，可停药自养。

又如40岁男患梁某因情志抑郁而致头痛三个月余，伴胸胁胀闷，背痛，纳食减少，心悸乏力，大便溏薄，阳事不举，小便不畅，神情抑郁，善太息，面微赤，形体瘦弱，舌质淡红，舌苔薄白，脉弱细。理化检查：前列腺B超：前列腺炎，慢性胆囊炎。X线胃钡餐透视：胃下垂。脑血流图：两侧脑供血轻度不足。西医诊断为血管神经性头痛。辨证分析：体质素弱，复加气郁而成虚实病见之证。其实者为气郁上逆故头痛胸胁胀闷，背痛此为痛在肝胆。其虚为中气不足故乏力、便溏、心悸、少纳，另有肾虚故阳事不举，溺不爽，舌脉以肝胆为重。诊断为头痛之肝胆气上逆。治则以散郁止痛为主。方药为逍遥散加减，即茯苓15克、白芍20克、菊花15克、白芷15克、川芎10克、蔓荆子10克、防风5克、荆芥穗10克、合欢皮20克、甘草5克，四剂水煎服，嘱咐患者调节情志，保持精神愉快，节饮食勿食肥甘不易消化之品。二诊：头痛减轻，鼻塞如故，上方加苍耳子10克，四剂服法同前。三诊：诸症明显好转，上方加厚朴10克，四剂服法同前。四诊：近日被烟熏后头痛如故，心中烦闷胸痛，纳少。辨证分析：燥火内生，故心烦、胸闷、胸痛、纳少，加润燥养阴清热之药，故上方加白芍30克、石菖蒲20克、远志10克，三剂服法同前。五诊：自诉头痛已痊愈，不必再治头痛。

再如32岁女患于某，半年前因月经过多，失血而致头痛隐隐，时轻时重，近日加重，每于月经之后头痛较重，伴有头晕，身倦乏力，肢体麻木，饮食减少，夜寐多梦，形体瘦弱，面色无华，神疲气怯，舌质淡，舌苔薄白，语声低弱，语言短促，呼吸气短，脉沉细无力。理化检查：血常规：血红蛋白90g/L，红细胞计数$3.5\times10^{12}/L$，白细胞$3.5\times10^{9}/L$，白细胞分类正常。西医诊断：血管神经性头痛。辨证分析：证由月经失血过多，气血两伤而致，气虚清阳不升血虚清窍失养故头痛隐隐而眩晕。气不壮胃不开，气不合食不化故纳食减少。阳气虚不能布化故身倦，神疲乏力，因血虚神失所养则夜寐多梦。气血不足筋脉失养则肢体麻木。舌脉亦为气血不足之象。中医诊断为头痛之气血两虚，治疗以补益气血为主，方药为八珍汤加味，即熟地黄15克、当归15克、白芍10克、川芎10克、党参20克、白术15克、茯苓15克、甘草10克、苏梗15克，四剂水煎服。嘱咐患者调节饮食，增加营养，勿用不易消化阻碍肝胃之品，增强体质，加强锻炼，注意月经情况可用调经养血之药。二诊：头痛减轻，余症仍在，继用上方加荆芥穗15克、鸡血藤15克，三剂服法同前。三诊：症好转，头痛消失，但身乏力，上方去苏梗，加炙黄芪20克，四剂服法同前。四诊：近日无任何不适感，面色仍无华，人参归脾丸，1丸日三次，白开水送下。

（四）口疮疾患，补中泻实

《素问》言："膀胱移热小肠，膈肠不便，上为口糜。"这是中医对口疮的最早认识。《外科正宗》言："虚火者，色淡而白斑细点，甚者陷露龟纹，脉虚不满；实火者，色红而满口烂斑，甚者腮舌俱肿，脉实口干。"可见，口疮有虚实之分。现代医学认为，口疮即口腔溃疡，是发生在口腔黏膜上的表浅性溃疡，大小可从米粒至黄豆大小、成圆形或卵圆形，溃疡面为凹、周围充血，可因刺激性食物引发疼痛，一般一至两个星期可以自愈。口疮一般由外感六淫之燥邪和火邪导致，燥邪干涩伤津，火为阳邪，其性炎上，亦能损伤津液。其次，饮食不节可以导致，由于过食辛辣肥厚之品或偏食，致内生火热，循经上攻，熏蒸口舌，并常耗伤心肺肾之阴津。第三，由于情志过极，五志郁而化火，心火亢盛，上炎熏灼口舌，或心火下移于小肠，循经上攻于口。第四，因素体阴亏，虚火内生，灼伤口舌。第五，因劳倦内伤，或久病伤脾，脾气虚损，水湿不运，上渍口舌。或郁久化热，湿热上蒸。更有甚者，脾气虚极，伤及脾阳，脾阳不足，寒湿生热，上渍于口。第六，先天不足，或久用寒凉，伤及脾肾，脾肾阳虚，阴寒内盛，寒湿上渍口舌，寒凝血瘀，久致而成。以上原因均能导致口疮的发生。

可见，火热是口疮共同的病理因素。《圣济总录》云："口疮者，由心脾有热，气冲上焦，熏发口舌，故作疮也。又有肾气弱，谷气少，虚阳上发，而为口疮者，不可执一而论，当求所受之本也。"故其形成与心脾肾有很大关系。《太平惠民和剂局方》言："清心莲子饮，治心中蓄积，时常烦躁，因而思虑劳力，忧愁抑郁……或因酒色过度，上盛下虚，心火炎上，肺金受克，成消渴，睡卧不安，四肢倦怠……及病后气不收敛，心烦热。药性温平，不冷不热，常服清心养神，秘精补虚，滋润肠胃，调顺血。"因此，清心莲子饮治疗口腔疾病有独特的疗效，崔振儒在临床上用此方治疗，颇有效果。

如一位25岁女患，反复口疮，经激素治疗，效果不明显，确诊为口腔扁平苔藓。崔振儒认为，口腔扁平苔藓可看作是口疮的一种，但主要由于免疫力差导致的，故用清心莲子饮加减治疗，该方有增强免疫力的作用。处方为莲子心20克、黄芩20克、地骨皮20克、麦冬20克、茯苓20克、黄芪50克、党参30克、清半夏20克、青黛5克（包煎）、山药20克、半枝莲20克、白花蛇舌草20克、白鲜皮20克、白芷20克、蛇床子20克、赤芍20克，七剂水煎服。二诊：口疮减，上方加土茯苓30克，七剂水煎服。三诊：症减，处方为首诊方子去赤芍加天花粉20克、重楼20克、连翘20克，七剂后证愈。清心莲子饮能清心利水，适用于心火偏旺、气阴两虚、湿热下注证。此方因心火无下热于小肠，无下焦湿热，故去车前子、甘草，而加清半夏、青黛组合为崔振儒自拟方，方中黄芩、莲子心清心火，麦冬养阴，增强清心之力。地骨皮清虚热，滋阴亏。茯苓益脾气，合黄芪、党参增强补气之力。清半夏辛温能燥湿化痰、降逆止呕、消痞散结，尤其能外消痈肿。青黛咸寒归肝经，能清热解毒，凉血消疮。此外，该病患处方中加入山药加强补脾益气的作用，半枝莲、白花蛇舌草加强清热解毒之力，白鲜皮苦寒清热燥湿，祛风解毒，治疗湿疮热毒。白芷、蛇床子均为温药，燥湿祛风疗疮。赤芍助丹皮清热化瘀止痛，亦可用于痈肿疮疡。二诊加入土茯苓，加强清热力度。三诊加入天花粉清热滋阴，重楼、连翘清火。诸药清火益气滋阴，口疮得除。

论文集锦

一、口腔溃疡散治疗白血病患者口腔溃疡的临床观察

口腔溃疡在白血病病程中是最常见的并发症之一，为全身感染的侵入门户，严重威胁患者生命。口腔溃疡不仅给患者带来很大痛苦，且可由于溃疡进一步发展，组织坏死，导致全身严重感染，直至发展为败血症。并且常常影响对白血病的治疗。为此，我们研制一种口腔溃疡散，以期为患者解决疾苦。一年多来，我院血液病研究组在临床实践中应用口腔溃疡散治疗白血病合并口腔溃疡，取得了显著的效果，现将药物的主要成分及典型病例介绍如下。

1. 药物的成分及用法

口腔溃疡散主要成分：珍珠、牛黄、青黛、硼砂、孩儿茶、轻粉、枯矾等共为细面。

用法及用量：将药面直接撒布患处，每日4~6次，药量不限，以涂撒适宜为度（该药为外用药，一般不做内服，偶尔咽下少许对机体亦无损害）。

口腔溃疡散对细菌感染及霉菌感染均有抑制作用，并能促进溃疡愈合。可见此药具有消炎抑菌、清热解毒、化腐生肌、敛疮止痛的作用。口腔溃疡散不仅对白血病合并口腔溃疡疗效满意，对其他疾病合并口腔感染亦有良好效果。

2. 典型病例介绍

一年多来，我们用口腔溃疡散治疗白血病合并口腔溃疡十余例，效果均比较满意，治愈时间2~5天，平均为3天左右。现将三例典型病例介绍如下。

例一：患者郭某，男，36岁，1975年11月21日因急性白血病入院，经中西医结合治疗，病情相对稳定。于1976年3月28日发热（体温37.5℃），头痛，舌左缘红肿疼痛，唾液分泌较多，咀嚼困难，影响进食。8月29日舌左缘出现直径2mm圆形溃疡，表面被有脓样分泌物，周围肿胀极为明显。用口腔溃疡散涂撒患处，每日4~6次。3月31日发热已退，疼痛减轻，溃疡周围肿胀消退，进食增加，于4月2日溃疡愈合。

例二：患者于某，男，50岁，1975年6月28日因急性淋巴细胞性白血病入院，经中西医结合治疗病情曾有过缓解。1975年10月4日舌尖部出现直径3mm圆形溃疡，进食困难，体温38℃，用口腔溃疡散外涂患处，每日4~6次，同时配合抗生素治疗。三日后溃疡面愈合，体温下降，进食如常。

例三：患者滕某，男，31岁，1976年4月8日因患急性单核细胞性白血病入院。虽经化疗、中药等方面治疗，但临床症状不断恶化。4月24日突然发冷发热，体温39.5℃，当时用林可霉素、青霉素、链霉素、红霉素等大量抗生素治疗，但病情仍无好转。5月4日口腔两侧峡部黏膜糜烂，下唇出现黄豆大血泡，血泡又很快破溃形成溃疡，并有少量血液渗出。咽峡部经拭子培养，为霉菌感染，经用口腔溃疡散外撒患处治疗，5月5日口腔糜烂面积缩小，唇部溃疡面结痂，5月6日糜烂面消失，下唇疮痂脱落，尽管此时体温未减，病情还在恶化，但口腔溃疡经二天治疗而痊愈。

（本文为崔振儒整理，刊于《黑龙江中医学院建院二十周年论文选编（1959~1979）》，1979：149~150。）

二、中医辨证施治治愈慢性肾衰竭两例

最近，我们运用中医辨证施治原则，单纯用中药汤剂口服与保留灌肠等方法治愈两例慢性肾衰竭。现报导如下。

病例一：患者刘某，男，50岁，干部，已婚。

该患因水肿，恶心呕吐，头痛不眠，两天尿量只100ml，西医用“利尿合剂”等治疗无效。于1982年3月20日来我院住院治疗。

主证：腰痛如折，遍身水肿，小便短少，身重困倦，胸闷腹胀，纳食呆滞，恶心呕吐，头晕头痛，耳鸣咽干，咳嗽少眠，舌质尖红，舌苔根部稍腻而黄，脉象弦滑。

现病史：患者于3月10日出现发热恶寒，咽痛咳嗽，周身乏力，迁延不愈，22日又腰痛，浮肿，尿少，腹胀，头痛，恶心。曾在某医院住院治疗。当时血压140～160/100～110mmHg，尿常规：尿蛋白（+++），红细胞1～3个/HP，白细胞（++），颗管型粒1～3个/HP。该院诊断慢性肾小球肾炎急性发作。用抗生素及“利尿合剂”治疗无效。

3月25日转来哈市。26日到30日先后在另一医院检查。检查结果是：尿常规：尿蛋白（+++），红细胞2～3个/HP，白细胞5～6个/HP，透明管型0～1个/HP，颗粒管型5～6个/HP，尿素氮37mmol/L，二氧化碳结合力27mmol/L。27日、28日症状加重，两天尿量共100ml，恶心呕吐较甚，头痛失眠。27日做同位素肾图检查结论为双肾功能中度损害，上尿路排泄缓慢。3月30日经我院门诊以慢性肾小球肾炎慢性肾衰竭，尿毒症收入病房。

住院后查体：血压140/110mmHg，贫血面容，额及两下肢指陷性水肿征（+）。

实验室检查：血常规：血红蛋白110g/L，红细胞计数3.8×10^{12}/L，白细胞计数0.4×10^{9}/L（其中中性分叶粒细胞0.6，淋巴细胞0.4）。尿常规：尿蛋白（+++），红细胞2～3个/HP，白细胞0～2个/HP，管型1～2个/HP，尿比重1.010。血浆蛋白总数35g/L，白蛋白占22g/L，球蛋白13g/L，血清钾5.7mmol/L，血清钠135.8mmol/L，血清氯101mmol/L，血清钙3.6mmol/L，血胆固醇8.3mmol/L。

辨证分析：该患既往无浮肿史，此病初为风邪袭表，肺卫被遏，进而肺失宣降，水之上源不能通调水道下输膀胱，水肿起于面，溢于周身三焦决渎失司，小便短少，湿浊困脾，脾失健运证有腹胀纳呆，恶心呕吐。腰为肾府水湿及肾故腰痛如折，湿浊蔽阻清阳而头晕头痛，耳鸣。湿为阴邪其性重浊，所以身重肢倦，口干，舌尖红，苔黄腻，脉弦滑乃为湿邪兼有化热之象。

诊断：水湿浸渍型水肿症。

（西医：慢性肾小球肾炎，混合型，继发慢性肾功能不全，尿毒症）。

治则：利湿清热，化浊降逆。

方药：以五苓散化裁。

猪苓20克，泽泻15克，茅根50克，茯苓20克，败酱50克，双钩50克，坤草50克，大毛15克，车前子15克，槟榔15克，草果15克，佩兰15克，生姜5克。水煎250ml分两次温服。

配合大黄50克，槐花50克，草果25克。水煎200ml，每日一次保留灌肠。

上法连用一周，尿量显著增多，每日约为2500ml，浮肿消退，胸闷腹胀减轻，饮食增加，日进主食500克左右，头晕耳鸣加重，夜寐欠佳，舌质红，苔薄黄，脉沉弦。

查体：血压130/96mmHg（偶达180/130mmHg），左肾区叩痛（+），左肋脊角压痛（+），额及两下肢指陷性水肿征（-）。

实验室检查：尿素氮13mmol/L，二氧化碳结合力11mmol/L。血常规：血红蛋白120g/L，红细胞计数$4.2\times10^{12}/L$，白细胞计数$4.3\times10^{9}/L$（分类：中性与叶粒细胞0.78，淋巴细胞0.29，嗜酸粒细胞0.03），血小板计数$8.4\times10^{9}/L$。尿常规：尿蛋白（++），白细胞4~6个/HP，红细胞0~2个/HP，尿比重1.012。血清钾6.7mmol/L，血清钠132mmol/L，血清氯106mmol/L，血清钙3.55mmol/L。莫氏试验：昼夜尿比重差0.003。

诊断：眩晕证（阴虚阳亢，浊气上逆）。

（西医、前诊断又继发代谢性酸中毒）。

治则：滋阴潜阳降浊。

方药：双钩50克，生白芍25克，元苓15克，生地20克，茯苓50克，草果15克，大黄20克，泽兰根20克，芡实10克，坤草50克，杜仲15克。水煎250ml分两次温服。

配合大黄50克，草果15克，龙骨25克，牡蛎25克，泽兰根15克，槐花50克。

水煎200ml每日一次保留灌肠。

诸症悉退，无明显不适，纳食如常，尿量日近3000ml，血压120/80mmHg，尿素氮7mmol/L，二氧化碳结合力26mmol/L。血常规：血红蛋白120g/L，红细胞计数$4.2\times10^{12}/L$，白细胞计数$7.6\times10^{9}/L$（分类：杆状核细胞0.02，中性分叶粒细胞0.54，淋巴细胞0.44）。尿常规：尿蛋白（+），红细胞0~3个/HP，白细胞2~3个/HP。莫氏试验：昼夜尿比重差0.006。最后判定：水肿，眩晕皆已治愈（西医：慢性肾小球肾炎尿毒症治愈）。

患者共住院50天，于6月28日出院，后经四个月的随防，患者健康状况良好。

病例二：患者赵某，男，40岁，工人，已婚。

因高度浮肿，少尿，腰痛，头痛于1982年5月29日入院。

主证：腰部酸痛，先面目，后阴囊及下肢浮肿，腹胀喘咳，尿少色白，大便干，左侧偏头痛，面色黄暗，舌质淡，苔白滑，脉沉滑。

现病史：于5月16日晚沐浴中顿觉周身不适，恶心欲吐，继而头晕喘咳，面目发胀，次日面目及上肢浮肿，呼吸困难，尿量减少，日尿量约100ml，经厂卫生所及当地县医院检查：尿蛋白（+++）。诊断：急性肾小球肾炎。用抗生素、利尿剂等治疗，病情反加重。5月22日到某院门诊检查：尿常规：尿蛋白（+++），红细胞1~3个/HP，白细胞5~6个/HP，透明管型1~2个/HP，颗粒管型3~4个/HP，上皮细胞1~2个/HP，尿素氮28mmol/L，二氧化碳结合力21mmol/L，经某院会诊，诊断为慢性肾炎，慢性肾功能不全，氮质血症。治疗几日无效，于5月29日经我门诊收入院。

住院后检查：血压156/90mmHg，呼吸28次/分，腹水症（+），两肾区叩痛（+），两肋脊角压痛（+），阴茎，阴囊及两下肢浮肿症（+++）。

辨证分析：水之为病，其标在肺，其本在肾，其制在脾。今肺气壅郁故喘息咳嗽，且水之上源不得通调，湿困脾阳故腹胀便干，水之中源失于治理，阴霾及肾故腰痛头晕，水之下源失其所主，三源失司，水湿泛滥，溢于肌肤而病发水肿，虽为肺脾肾三脏失职，主要责之于肺。究其因不外感受外邪，风袭于表所致。

诊断：风水泛滥型水肿症。

治则：通阳利水，宣肺益肾。

方药：越婢加术汤加减。

麻黄 15 克，桂枝 15 克，白术 15 克，甘草 10 克，杏仁 15 克，坤草 50 克，丹皮 20 克，杜仲 15 克，草果 15 克，双钩 50 克，菟丝子 15 克，泽兰根 15 克。水煎 250ml 分两次温服。

配合大黄 50 克，草果 25 克，槐花 25 克。水煎 100ml，每日一次保留灌肠。

喘咳浮肿均减轻尿量增多，日约 2000ml，脉沉细，舌质淡，舌体胖，舌苔薄白而润。

肺气得宣故减少麻黄用量，改为 5 克。

阴茎阴囊浮肿消失，周身浮肿尽退，咳喘已止，头痛减轻，腰痛如故，脉沉数有力，舌质淡，舌尖红，苔黄而腻。

实验室检查尿常规：尿蛋白（±），白细胞 2～3 个/HP，上皮细胞 10～15 个/HP，尿比重 1.020。尿素氮 5mmol/L，二氧化碳结合力 21mmol/L，血常规：血红蛋白 110g/L，红细胞计数 3.9×10^{12}/L，白细胞计数 6.5×10^{9}/L（分类：中性分叶粒细胞 0.6，淋巴细胞 0.39，单核细胞 0.01）。

诊断：肾虚腰痛，水湿未尽。

（西医：慢性肾炎好转，氮质血症已纠正）。

治则：益肾通经，淡渗利湿。

茯苓 25 克，猪苓 25 克，桂枝 25 克，羌活 25 克，草果 15 克，杜仲 15 克，坤草 50 克，菟丝子 15 克，黄芩 15 克，丹皮 20 克，双钩 50 克，泽兰根 15 克。水煎 250ml，分两次温服。停中药汤剂灌肠。

住院一个月余，痊愈出院，经三个月观察，患者健康状况良好。

现代医学对慢性肾衰竭治疗主要靠透析和肾脏移植，目前疗效也不甚理想。故认为该病预后欠佳。在中医古典著作中，有很多类似慢性肾衰竭临床表现的描述如《华氏中藏经·论肾脏虚实寒热生死逆顺脉证之法第三十》说："病久不已，则腿筋痛，小便闭，而两胁胀支满，目盲者死。"《三因极一病证方论·水肿》说："腰脊痛，身重软弱，足腰不可以按，语言混浊，阳气顿绝。"《沈氏尊生·肾病源流》说："水肿者，寒湿之淫所胜为灾也，其证有跗肿，骨疼、阴痹，时眩，清厥，腹大，胫肿、喘咳、身重、寝汗、头项痛、饥不欲食，寒气自伤，意不乐等类。"《素问》："肾病……小便闭…… 三日不已死。"《伤寒论》："……若不尿，肤满加哕者，不治。"《柳选四家医案·静香楼医案下案·肿胀门》说："腹胀，面浮，跗肿，食不下，欲呕，脾虚受湿，健运失常，非轻证也。"案中"面浮，跗肿"似属肾脏病，"腹胀食不下，欲呕"似属尿毒症引起的消化道症状，非轻证也说明该病预后严重。

根据慢性肾衰竭所表现的症状，中医辨证多属于肾阳虚衰，水湿泛滥，脾虚湿盛，浊气上逆，脾肾两虚，精血不足，肝肾阴虚，肝阳上亢等病机。我们治疗的原则是"谨守病机，各司其属"。主要根据患者的"证"，去辨证施治。如病例一，表现水湿浸渍，兼湿浊化热上逆之象，则用利湿清热，化浊降逆。方用四苓散化裁，治疗一段表现为眩晕证。以阴虚阳元，兼浊气上逆，就滋阴潜阳，降浊。又如病例二，开始表现风水泛滥，以通阳利水，宣肺益肾治之，后期表现腰痛，用温肾通经，佐以淡渗利湿之法治疗，而不是依尿毒症、氮质血症的轻重来考虑或改变我们的治疗方案。

又如病例一，大便秘，小便闭，治疗上系取通利大便之法，大便得通，小便亦趋通利。这是我们吸取古人"勉拟进浚川丸以通水道，得小便频利"的经验而取得的效果。

肠道给药是一种有前途的给药途径。早在汉代张仲景就已采用了这种给药法。我们在治疗中常常用大黄、草果等保留灌肠，加龙骨、牡蛎以潜阳降浊，加附子以温阳降浊。一些慢性肾衰竭尿素氮增高的患者，用这类方法配合治疗，有的尿素氮高达57mmol/L，甚至达81mmol/L，也能降至正常，收到消肿快、症状改善明显和肾功能迅速恢复等效果。其中大黄健胃泻下，它的泻下不影响小肠营养吸收，对于慢性肾衰竭的贫血，出血也有改善，它能降低毛细血管通透性和改善脆性，使血凝时间缩短还可促进骨髓制造血小板，还有降低血压和高胆固醇血症的作用。总之大黄对慢性肾衰竭所致的尿素及其他代谢产物潴留而出现的症候群，诸如恶心呕吐、腹胀纳呆、失血、头晕目眩、搐搦等症均有改善。通过直肠来降湿浊最理想药物我们体会是大黄。其次是草果、槐花、泽兰根。

在病例一治疗中，当尿量日达3000ml，几天后，血清钙3.55mmol/L，灌肠方用龙骨、牡蛎治疗一周左右便恢复到正常水平。

通过中医辨证施治，虽然尿量显著增多尿比重却不断提高，从而使氮质血症和尿毒症很快得到纠正。我们认为中医中药治疗慢性肾衰竭是困难的，也是值得进一步研究和探讨的。

（此文为王殿祥、刘君凤、崔振儒整理，刊于《中医药学报》，1984，2：34～36。）

三、思考病案“咳嗽、咳痰、不易咳出”

杨某，女，14岁，哈尔滨市郊区农民，于1983年8月29日就诊。

问诊：该患者于1983年3月下旬偶然感受风寒，出现咳嗽，咳稀薄白痰，伴有头痛，喉中作痒，鼻塞，流青涕，经当地卫生所诊断为“感冒”，投以银翘解毒丸治疗。连续服药三日，头痛、喉痒、鼻塞等症状消失，唯有咳嗽不止，痰多质稠。自以为咳嗽小病，不再用药，等其自然痊愈。可是，直到五月咳嗽依然存在，于是又去卫生所求治，这次诊断是“痰湿犯肺型咳嗽”，用“二陈汤”加味治疗。服两剂后，症状不减，停药未治。七月下旬，因咳嗽之证去公社医院进一步检查，医生听诊：除两肺偶可闻散在干啰音外，余无著变。胸部X线结果：心肺无阳性改变。诊断“慢性支气管炎”，给予土霉素、甘草片等治疗，效果依然不显著。现在表现为咳嗽，早晚较重，痰少色白，咳痰不爽，甚则头倾胸屈，连咳十余声，始出少量黏痰，时有胸闷，气短，二便正常，纳食尚可。

望诊：该患身强体壮，动作矫健协调，精神正常，意识清楚，面色及口唇红润，目瞳灵活，舌尖红，舌苔黄，舌根部有微厚黄苔。

闻诊：语言清晰，语声洪亮，呼吸匀称，痰液及口鼻无特殊气味。

切诊：胸腹切诊无异常所见，寸口脉象沉数。

四诊摘要：咳嗽、痰白量少，咯不易出，时有胸闷，气短，舌苔黄，舌根苔稍厚，舌尖红，脉象沉数。

思考题：1. 本病案中医诊断为何病（包括三月下旬和八月份的诊断）？

2. 本病应与哪些疾病相鉴别？其鉴别要点是什么？

3. 本病案中医如何辨证？属于哪类证型？

4. 如何治疗？

思考病案答案如下所述。

该病案初期以八月就诊时（以下称“就诊时”）中医诊断均为“咳嗽”。

患病初期因受风寒而致病，虽有表证，而以咳嗽为突出症状，所以诊断应为咳嗽中的风寒咳嗽类型，就诊时表证已无，而有里实热象属于咳嗽中的火郁犯肺型。本病案以外感咳嗽开始，因治疗不彻底，而转为内伤咳嗽，尽管前后症状不尽相同，也均属咳嗽范畴。

与“咳嗽”相鉴别的疾病有感冒、喘证、哮证、饮证（部分）、肺痿、肺痈、肺痨等。

咳嗽与上述疾病的区别要点如下所述。

（1）咳嗽的程度：外感风邪引起的感冒可能有咳嗽，但咳嗽轻微，以头痛、鼻塞流涕等为突出症状。如果咳嗽为突出症状，应以咳嗽论治。

（2）咳嗽的同见症状：咳嗽同时呼吸急促，若见张口抬肩、鼻翼煽动为“喘证”；若见喉间哮鸣为“哮证”；咳嗽同时盗汗、潮热、咳血为“肺痨”；咳嗽同时喘急、胸满、不能平卧、痰多白沫为“支饮”；咳嗽并引起胸胁疼痛、肋间饱满为“悬饮”。

（3）咳出痰涎性质状态：咳嗽口唾涎沫肺痿不用为“肺痿”；咳嗽吐腥臭脓痰或脓血，

为“肺痈”；咳嗽咳吐鲜血或痰中带血为主者，以“血证”论治。

患者初期症见咳嗽，咯稀薄白痰，伴有头痛，喉痒，鼻塞，流涕，此时为风寒袭表，肺气不利，肺气失宣所致。肺主气，内连喉咙，开窍于鼻，外合皮毛。当外邪侵入体表，肺气不能宣通时则出现咳嗽。津液失布则咯稀薄白痰，流涕。因受寒邪故痰稀色白，流清涕。喉鼻为肺系，肺受邪肺系不利故喉痒、鼻塞。风邪上受故兼有头痛。总之此时之证为风寒咳嗽。

就诊时症见咳嗽，痰白量少，咯不易出，时有胸闷，气短，舌苔黄，舌根部苔稍厚，舌尖红，脉沉数。本病案因失治而由外感咳嗽转为内伤咳嗽。痰邪久郁于肺而化火伤阴。肺为娇脏，畏火恶燥，痰热壅肺，肺失清肃故咳嗽。肺津被灼成痰故量少，咯不易出，痰白而稠。肺受邪，宣降失职故胸闷、气短。脉象及舌质舌苔均为痰热内蕴、火邪犯肺之征。

咳嗽辨证首先分外感和内伤两大类。内伤咳嗽一般病程较长，原因或由外感咳嗽失治、误治，邪郁滋变而成，或由脏腑功能失调所致。其中以脾湿生痰，火郁（包括虚火、实火两类）犯肺为多见。肺为五脏六腑之华盖，脏腑之邪，久郁不去，上干于肺，影响肺气升降宣通，而引起咳嗽。此外，内伤咳嗽属于虚者亦常有之。

咳嗽辨证中，还应注意有痰，且痰多易出者多与脾有关，即“脾为生痰之本”。无痰，痰不易出多与肺有关，即“肺主声”咳声故重。痰色白为寒，黄为热；稠黏为热，稀薄为寒；痰易出多湿，不易出多火。本病例虽然痰白，但因咯不易出，故应从火论治。

本病案治疗原则，初期属于风寒咳嗽，应该疏风散寒，宣通肺气。

就诊时属于火郁犯肺，治则应是清肺降火，开郁润燥。切不可因久咳不愈而泛用米壳等收敛药物。

外感咳嗽在年少体壮之人，常有不治自愈；年老体虚之人或有缠绵不愈，或有转成它病。所以，切不可认为咳嗽乃是小病而忽视不治。

一般情况下，外感咳嗽重在祛邪，对体虚邪实者，则应攻补兼顾。内伤咳嗽必须分清虚实，不可执意滋补。

久咳不已，不仅肺脏受损，各脏均可耗伤，故应禁用烟酒，注意饮食，合理安排起居，寒温适宜，忌暴怒，免忧伤，适当加强体育锻炼，扶养正气，再配合药物治疗，自可痊愈。

该病案因发病初期和就诊时已属咳嗽病中的两个完全不同类型，用药自然有区别。

初期可选用杏苏散加减，治疗其风寒咳嗽。

然而，本病案初期只解其表，未治其咳，在就诊时已转为火郁犯肺型咳嗽，可根据清气化痰汤加减。药物如下：陈皮 15 克，杏仁 15 克，枳壳 15 克，黄芩 15 克，瓜蒌 20 克，茯苓 15 克，胆星 15 克，知母 15 克，贝母 15 克，炙桑皮 15 克，甘草 10 克。

方中黄芩、桑皮、知母清肺降火，肺清火降肺气得以宣通；瓜蒌、杏仁、枳壳、陈皮开郁润燥，郁得解则肺气得以清肃，贝母、胆星、茯苓、甘草润肺化痰止咳，以增强降火润燥止咳之功。

（本文为崔振儒整理，刊于《乡村医学》，1984，11：13～14。）

四、饮食与中医内科疾病

“饮”，指饮用水、酒之类的饮料；“食”，指食用谷、肉、果、菜之类的食品。统而言之，叫作饮食。祖国医学中有时以“谷”、“水谷”、“五味”等称代它。饮食是维持身体健康活动的要素。人体的气血津液基本均来自于水谷精微，人体的五脏六腑四肢百骸皆依赖于饮食调养。因此，古人有“安谷则昌，绝谷则亡”之说。

“阴之所生，本在五味，阴之五官，伤在五味”。饮食对人体固然重要，但饮食不当，也可以导致疾病发生。为防止饮食致病，做到“饮食有节”是很关键的。笔者认为“饮食有节”应该包括几个方面：①定时，即按时就餐；②定量，即进食有一定限量；③品种多样化，不要偏食；④不易消化食物，不宜多食、久食；⑤食物不要过凉过热，做到“热无灼灼，寒无沧沧”，以凉热适中为宜。

饮食致病主要原因，一则是饮食失节，包括暴饮暴食，勉劝强食，饮食过少，饮酒过多，过食辛辣，过食肥甘，过食生冷等。二则是饮食不洁。

饮食致病能够直接或间接影响五脏六腑以及气血等各个方面，其中最主要的是脾、胃、大肠、小肠。宋代陈言把饮食导致疾病，列为“三因学说”之一，属于“不内外因”。《内经》曾强调：“凡欲诊者，必问饮食……”将饮食作为问诊的必问内容。可见，饮食致病在祖国医学中占有重要地位。

因饮食而发生疾病的方式有急有缓，发病较急者，常见原因有饮食不洁，暴饮暴食，过食生冷等。发病较缓者，饮食过少等。至于勉劝强食，饮酒过多，过食辛辣等发病可迅速，亦可延迟。

临床实践证明，发病较急者，有的虽然有一定危险，大多数容易治愈。发病较缓者，多数恢复较慢，治疗相对比较困难。

饮食所致内科疾病的病因病机和疾病种类大致如下。

（一）饮食失节

1. 暴饮暴食

“饮食自信，肠胃乃伤”，暴饮暴食可以导致肠胃及脾的损害。诸如脾被损害，运化无权，食滞中焦，阻碍气机，产生腹痛。胃被伤，和降失调，食滞不化，随胃气上逆，而涌出，发为呕吐。若食滞胃脘，气机不利，又可发生胃脘痛。暴饮暴食，损伤脾胃，仓促之间，挥霍变乱，传变失常，见有腹痛、上吐下泻等症，发为霍乱。大肠受累，传导失职，出现大便溏薄，而成泄泻。

暴饮暴食所致疾病，均为实证，以发病较快，所出气味（包括排泄物）有酸腐食臭味为其特征。治疗以消食为主，佐以健脾和胃之法。

2. 勉劝强食

素体脏气虚弱或由其他病证引起饮食减少，而某种原因勉强增加饮食，造成相对饮食过多，从而导致种种疾病。如情志不遂，肝郁克脾，脾气不足，又饮食过多，而致停湿化痰，形成气滞痰郁的郁证。如素有肝阳偏盛，勉劝强食，脾虚生痰，肝阳化风，风挟痰浊，横窜经络，蒙蔽清窍，遂致猝然昏仆、喎僻肢瘫的中风。

如脾胃素虚，饮食过多，宿食停滞，湿聚生痰，而成为痰证。倘若胃气不和，痰浊上扰神明，便成为不寐。如痰浊蒙蔽心窍，又可发为痫证。因饮食内停，又逢恚怒，气逆挟食，阻隔中焦，清窍壅塞，造成厥证。过食伤脾，水湿内停，泛滥横溢，形成水肿。脾虚食滞，清阳不升，浊阴不降，小腹胀满，小便不利，形成癃闭。

勉劝强食一般不能为病，但平素虚弱或原有旧病，勉劝强食可成为诱发疾病因素。临床表现有虚有实，多挟气郁、食滞、停湿、痰浊等，应详查病情，随证治之。

3. 饮食过少

脾胃为后天之本，饮食过少，化源不足，身体虚羸而发生疾病。如化源不足，脏腑虚损，气血亏，而致虚劳。化源不足，肌肉筋脉失于滋养，发为痿证。饮食过少或不食，脾气虚弱，水液停聚不化，泛溢周身，导致水肿。

饮食过少所致疾病，属于虚证，或本虚标实。其虚在脾，治疗当以健脾益气为主，再结合病证，灵活变通治之。

4. 饮酒过多

“酒性有毒，而复大热，饮之过多，故毒热气渗溢经络，浸渍脏腑而生诸病也”。饮酒过多致病，除酒本身之外，酒后大渴引饮，“饮酒既多而食谷常少”，饮酒同时多食肥甘油腻之品，皆属致病之因。过食辛辣，热盛伤脾而致生诸病。如饮酒过多或过食辛辣，实热内盛，真阴被伤，而成消渴。若实热乘于脾胃肠之间，耗损阴液，病变偏于上者，致生噎膈；病变偏于中者，以致腹痛；偏于下者，引起便秘。若毒热壅肺，血瘀阴伤，肉腐血败，化而为脓，则成肺痈。饮酒过多，脾气被伤，湿热内蕴而生痰，上干于肺，气壅不宜，以致喘证、哮证，久而不解，可能发为肺胀。酒食伤脾，湿热成疾，阻滞胸阳，发生胸痹。若湿热成痰，痰浊与气血相搏，有形之物生于腹中，日渐增大，乃成癥积。若湿热成痰，痰热互结，上蒙清窍，神明不用，发为厥证、昏迷。饮酒过多，湿热内蕴，熏蒸于胆，胆汁不循常道，浸淫肌肤，发生黄疸。若湿热熏蒸，汗出不止，胆汁随汗多泄，成为汗证（黄汗）。湿热流注于下焦，扰动精室，出现遗精。湿热注于下焦，煎炼尿液，久而成石，产生淋证（石淋）。

饮酒过多或过食辛辣而发病，初期多为实证，久则虚实夹杂。饮酒嗜辛皆能导致热盛伤阴。而“酒为湿热之水”，伤于酒者，总以湿热为著，湿热又易成痰。因此，酒与辛辣所生病，应在热、湿热、痰（或痰热）三者间辨证施治。

5. 过食肥甘

“肥者令人内热，甘者令人中满”，过食肥甘则伤脾，脾伤则湿热生痰，痰浊内生，而致诸病。如过食肥甘，中焦积热，化燥伤津，而致消渴。肥甘伤脾，食积停滞，气机不利，发为腹痛。食积停滞，伤胃滞脾，胃失和降，上逆而为呕吐。若胃失和降，气机失调，还可形成胃脘痛。如伤胃滞脾，升降失调，传导失职，产生泄泻。过食肥甘，湿热生痰，痰浊中阻，清阳不升，清窍不利，发为眩晕。痰浊干肺，宣降失调，肺失清肃，致成咳嗽、哮证以及喘证。痰浊阻滞胸阳，宗气不利，血行不畅，致成胸痹。痰浊内阻，气机不利，痰气交阻于胃脘，发为噎膈。过食肥甘，湿邪停滞中焦，脾阳被困，而成湿阻。若湿郁化热，浸淫筋脉，致使筋脉肌肉驰纵不收，发生痿证。湿郁化热，流注下焦，炼尿成石，成为淋证（石淋）。

肥甘食品不易消化，损伤脾胃，故令内热中满，此则多为虚实并见，本虚标实。治疗中应注意，过补则助邪，过祛邪则伤正，两者之间，认真权衡。

6. 过食生冷

“形寒饮冷则伤肺”，过食生冷则伤脾，寒为阴邪，易伤阳气，导致疾病形成。如恣饮冷水或进食生冷，中阳被遏，脾失健运，或上干于肺，停而为饮证。过食生冷，脾阳被伤，运化失调，气滞不行，形成腹痛。脾阳不振，运化无权，传导失常，形成泄泻。脾阳不足，寒湿内蕴，湿邪困脾，而为湿阻。过食生冷，寒积于中，胃阳被伤，以致胃脘痛。寒积于中，伤胃滞脾，食停不化，上逆作呕，而成呕吐。寒邪蕴胃，胃失和降，上膈袭肺，膈间不利，发为呃逆。过食生冷，寒湿停蓄中焦，损伤脾胃，清浊混淆，吐泻腹痛，成为霍乱。

过食生冷为病，多为寒湿之证，且常兼阳虚。临床以伤及脾胃之阳为主。治疗当以温阳健脾，佐以祛湿之法。

（二）饮食不洁

“凡人往往因饮食忽然困闷，少时致甚，乃至死者，名曰饮食中毒”。饮食中毒除食中掺杂有毒药物者外，多为饮食被污物毒秽所染，此即饮食不洁。饮食不洁最易损伤脾胃，若损伤胃气，和降失司，上逆作呕。损伤脾气，运化失调，气滞作痛，而成腹痛。脾胃被伤，升降无权，传导失职，成为泄泻。不洁之物，滞留大肠，气滞血瘀，化为脓血，则成痢疾。若脾胃受伤，清浊相干，水谷不化，腹痛吐利，以致霍乱。饮食带虫卵不洁之物，虫卵遇有肠胃湿热，便会引起虫证。

饮食不洁损伤脾胃，多为实证，以夏秋之季多发。临床以吐、泄、痛、痢为主，发病迅速。早期可用涌吐，泻下等法。病情缓解后，投解毒健脾之剂。

综上，饮食所致内科疾病，不外乎饮食失节与饮食不洁两个方面。以饮食失节为常见，在饮食失节各项中，可以每项单独致病，也可以几项合而为病。根据实际情况，不必拘泥硬搬。把握病因病机，结合辨证，必然会做出正确诊断，拟以合理治疗。

然而，最重要者，应做到“饮食有节”，饮食清洁，防病于未然。

（本文为崔振儒整理，刊于《黑龙江中医药》，1986，2：11～12。）

五、《伤寒论》有关饮食失常的病机探讨

由于感邪种类及轻重不同、正邪强弱盛衰差异、治疗正确与否诸因素的互相作用，决定着病理机制及其改变。《伤寒论》中有关饮食失常（包括不欲饮水，口渴欲饮，消谷善饥，不欲进食等），都是一定病机所产生的临床表现。通过对饮食失常等症状归纳分析，每每把握发病的机制，从而找出正确治疗原则，使疾病得以彻底痊愈。由此可见，对饮食失常病机的探讨，是有实际应用价值的。

（一）不欲饮水

不欲饮水有口不渴，意欲饮水反不渴，水浆不下，水药不得入口等轻重不同之分。主要病机为汗伤胃阳，受纳失调；脾虚寒盛，运化失司；邪郁于表，热被水劫；邪水互结，升降受遏。

1. 汗伤胃阳

表证发汗后，胃阳被伤，受纳失调，产生水药不得入口症状，这是逆证。若再发汗，脾胃进一步被伤，胃失和降则吐，脾失升清则下利不止（77 条）。

2. 升降受阻

太阳与少阳并病，误下伤正，三焦水道不畅，邪水相搏，结于心下，脾胃升降受阻，以致出现下利不止，水浆不下，其人心烦（155 条）。

3. 热被水劫

在表之阳证，应发汗解表，却以冷水潠灌，表热被冷水所劫。邪郁于表，故肉上粟起。热不解而烦甚，且意欲饮水。但胃中无热，则无口渴（145 条）。

4. 脾脏虚寒

病在太阴，脾脏虚寒。虚则运化无权而自利，寒则津液无伤故不渴。此为太阴病之本证（277 条）。

（二）口渴引饮

口渴病机较为复杂，正如舒驰远说：“口渴一证有实热，亦有虚寒”。口渴饮水大体可分为热邪致渴，水湿及饮邪作渴，阴液未复之渴，肾阳不足之渴。

1. 热邪致渴

《伤寒明理论》说：“渴者，里有热也……邪之初传入里，热气散漫，未收敛成，热熏蒸焦膈，搏耗津液，遂成渴也”。此渴因于热伤津液，邪热越盛，伤津越甚，口渴亦越重。故

尔有大渴与一般口渴之分。热邪致渴有热盛津伤（包括阳明经热，木火刑金）、少阳里热、热利伤津、热烁阴竭等不同病理机制。

（1）热甚津伤

1）阳明经热：燥热之邪，充斥阳明之经，身大热，热迫津出又作大汗，此伤津最甚，故大渴引饮，可欲饮水数升，且喜冷饮（26条，173条，174条，175条，226条）。大渴者，以此最为多见。

2）木火刑金：大渴亦见于肝热乘肺，木火刑金。火邪偏盛，消烁津液，因之有大渴欲饮水。此证尚有肺被伤，毛窍闭塞，而发热恶寒。水道不能通调，而腹满小便不利（112条）。

（2）少阳里热：邪入少阳，病在半表半里，若病偏于里，热灼津液者，可见口渴，但一般伤津不甚，口渴不是少阳病主证，仅为或然之见（98条）。三阳合病，虽有热邪伤津之口渴，而病偏少阳者，其渴不重，治从少阳（101条）。少阳病服柴胡汤后，若口渴成为突出症状，是邪热已盛，津液更伤，转属阳明之征（99条）。

（3）热利伤津：湿热熏灼肠中气血，以致下利脓血，里急后重。热盛于里，津液耗伤，利下伤阴，故有口渴欲饮水之证（372条）。

（4）热烁阴竭：少阴病伏热在里，消烁肾阴，亦可见口燥咽干、热结旁流等证。此为热烁阴竭，以急下存阴法救之（320条，321条）。

2. 水湿及饮邪作渴

水湿及饮邪皆属于阴，本无口渴。其致渴之因，乃水湿及饮邪与热相搏，耗伤津液，或饮邪内停，阻碍津液上承。此渴可分为饮热相搏，少阳兼饮，膀胱蓄水以及中焦停饮。

（1）饮热相搏：有结胸兼津伤者，水热互结于内，气机不畅，从心下至少腹硬满痛，日晡潮热。本证为汗后误下，热盛于里，津液被伤，且热水相搏，阻滞津液上承，故而舌上干燥而渴（141条）。

湿热相搏亦可致渴。湿热内蕴，不得泄越，瘀热在里，腑燥津伤，以致渴饮水浆，然而饮水其湿益增，湿热交蒸，可出现黄疸（238条）。

（2）少阳兼饮：病在少阳，有渴而不呕者，系小便不利，水饮内停，蓄于胸胁，水结津不上承而渴，胃气失于和降则呕，此为少阳兼水饮证，用和解少阳兼治水饮之法治之（152条）。

（3）膀胱蓄水：太阳表邪不解，入太阳之府，膀胱气化不利，小便不行，水停下焦，津不上达而口渴。但饮水，而不化为津，甚则渴不止，反复饮水，若水被格拒，可致水入则吐，形成水逆证（71条，72条，74条，161条）。若停饮，兼有津伤者，症见渴饮水，小便不利。热水相搏，熏蒸于上，尚出现咳、呕、心烦不寐之证，用猪苓汤治疗（226，319条）。然而汗多口渴，小便不利者，此非饮邪内停，乃津伤过甚所致，不可用猪苓汤再伐其液（227条）。

（4）中焦停饮：100条说："本渴欲饮水而呕者，柴胡不中与也"。此因脾阳不足，转输失职，水湿停滞，聚而成饮，饮邪犯胃，而致饮水而呕。饮邪中阻，津不上承，故口渴。此呕渴与少阳病类同，但属中焦停饮，故曰："柴胡不中与也"。

3. 阴津未复之渴

其多见于病邪初解，或汗吐下后津液被耗，病已除，但有津伤而不甚，为渴之轻证。

太阳病汗后邪解，因汗伤及胃阴，或厥阴病阳气初转，津液未复，出现口渴欲饮水等证，可少少饮水则愈（71 条，246 条，329 条）。表病误汗，阴阳两伤，津不上承，而咽中干燥，津液不足，筋脉失养，而脚挛急。可先挟其阳，再救其阴（29 条，30 条）。阳明病燥屎未成，误用峻下，伤耗津液，胃阴不足，故喜饮水。胃失和降，上逆成哕。若热证仍在，可与小承气汤微和之（214 条）。

4. 肾阳不足之渴

少阴病有自利而渴者，此为肾阳不足，不能蒸化津液以上承，又下利伤阴，故口渴。欲借饮入之水，补充不足之津液，即“虚故引水自救”。此渴，进水不多，喜热饮，且有小便清白之证（282 条）。

（三）能食

能食常为胃气和，正气旺盛。而消谷善饥常见于热邪在胃，或下焦蓄血，瘀热上蒸于胃。若中阳虚衰，运化失司，反能食者，属于胃气将绝之恶兆。

1. 胃实热盛

第 126 条“病人脉数，数为热，当消谷引食”。脉数有力，属实热之征，实热居于胃者，则能杀谷，故而善饥引食。阳明瘀热在里，胃实热盛，消谷善食为其当有之证状（195 条），若不恶寒，反恶热而能食者，亦为阳明燥热，其邪不解，上蒸于肺，可出现咳嗽及咽痛（203 条）。阳明邪热在经，未伤胃气，因而能食，其邪循经上扰，可见口干鼻燥，经脉热甚，伤及血络，可致衄血（230 条）。

2. 邪热犯胃

它经邪热影响于胃，亦有消谷善饥之证。如下焦血分瘀热，其热上合于胃，以致消谷善食。此消谷善食为病之标，下焦蓄血为病之本，其治从下焦瘀血（259 条）。

3. 胃气衰败

胃气将绝者，胃中垂绝之虚阳复焰，胃纳虽暂开，而必将复闭，这种能食属恶候。此见于阴盛阳微，胃气衰败，久不能食，忽而转为能食，为回光返照之象（332 条，333 条）。

（四）不食

不食病理机制亦较复杂，有寒热虚实之分。属虚属寒居多，属实属热较少，虚者常夹寒，实者常兼热，亦有寒热错杂者。

1. 属热者

其可见于表邪初入阳明；或阳明实热，浊气逆攻于胃；或少阳郁热，邪在表半里；或热少厥微，病在厥阴。

（1）转属阳明：病邪由表入里，太阳表证尚且未罢，而里热将盛，热阻于胃，可致汗出濈濈然，呕不能食（190 条）。

（2）浊气犯胃，阳明燥热，伤及胃阴，邪浊逆攻于胃，胃失受纳，神明又被热邪所扰，出现谵语、潮热、不能食等症（220 条）。

(3) 少阳郁热：邪正相争于半表半里，热邪郁阻胸胁，气机不宣，影响于里，胃中不和，以致默默不欲饮食，这是少阳病主证之一（98 条，267 条）。

(4) 热少厥微：病在厥阴，热轻厥少，厥者仅见于指头寒，热者只有默默不欲食，此为热厥之轻证。若再出现烦燥为内热转盛，继而小便清白，为热邪已去。其饮食渐增加，为病转愈（339 条）。

2. 属寒者

有阳明中寒，胃中虚冷；有胃阳不足，寒水相搏；有太阴虚寒，脾失健运。

(1) 胃中寒冷：阳明病不能食，多为胃中寒冷，且不可强食过饱，否则脾胃气机不畅，清阳不升则头眩，浊阴不降则便难，食郁中焦，可发谷疸（200 条）。胃中寒冷，不能蒸化水谷，故不能食，再误用泄热攻下法，可致胃气逆败而作哕（199 条）。胃中寒冷不能食，饮水亦不化，若水寒相搏，胃失和降，亦可逆上作哕（229 条）。

(2) 上湿下燥：阳明病中焦虚寒，脾胃不和，上湿下燥之不能食，因脾失转输水湿不运，而小便不利。阳虚不密，手足汗出，中阳不足，运化失司，则大便初硬后溏，成为固瘕证（196 条）。

(3) 太阴虚寒：食不下而吐，为太阴之主证。太阴虚寒，脾胃之气不相贯通，脾失健运则腹满而下利，胃气不降则不食而吐（273 条）。

3. 属实者

其主要为痰郁阻滞上焦，气机不畅。

痰浊内阻：痰邪蕴于胸膈，胸中满实，胃气被阻，出现饮食入口即吐，或饥不欲食。还可见胸阳被扰之胸满而烦，胸阳不布之手足厥冷等证（384 条，354 条），当用吐法。

4. 属虚者

误吐误下，损伤脾胃，脾胃虚弱，受纳无权，运化失司，故不欲进食。

(1) 吐伤脾胃：太阳病误用吐法，脾胃被伤，胃被伤不能纳谷，脾被伤健运失调，出现腹中饥、口不能食、不喜糜粥、欲食冷食、朝食暮吐等症，这只是一时之伤，故而称作“小逆”（124 条）。

(2) 下伤脾胃：阳明腑病，燥屎未成，误用大承气汤攻下，病轻药重，伤及脾胃，运化失司，可出现腹胀满、不能食之症（214 条）。

5. 属寒热错杂者

寒热错杂所致不欲食者，可见上焦有热，中焦有寒；或胃有热，脾有寒。

(1) 上热中寒：厥阴病膈间有热，故而消渴，热邪攻冲而致气上撞心，心中疼热。胃中有寒，则饥不欲食，强食之亦不受纳而反吐之（326 条）。

(2) 脾寒胃热：脾有寒而内格，胃有热则气逆，逆则食入即吐，格则利下较重。治以温脾清胃（358 条）。

（本文为崔振儒整理，刊于《中医药学报》，1987，6：15～17）

六、论述痹证补法

痹证是风、寒、湿、热等外邪侵入人体而发生的疾病，治法当以驱邪为主。然而，用补法治疗，也不可忽视。痹证之始，受病之躯，常先有所不足，而后外邪侵袭，疾病发生。有因营卫气血不足，邪气侵入而发病者，如《类证治裁·痹论》所说："良由营卫先虚，腠理不密，风寒湿乘虚内袭，正气为邪所阻，不能宣行，因而留滞，久而成痹。"痹证有因阴阳两虚而受之发病者。如《罗氏会约医镜·论痹证》说："大抵由真阴真阳亏损，故三气得以乘之而为痹。"《金匮要略方论》还曾提到由肝肾不足而复感外邪所致者。因虚致痹，表现为本虚标实，应宜详审，兼而顾之，方中肯綮。

痹有暂久轻重之别，《素问·痹论》说："痹入脏者死，其留连筋骨间者疼久，其留皮肤间者易已。"《景岳全书·风痹》说："若欲辨其轻重则在皮肤者轻，在筋骨者甚，在脏腑者更甚。"暂而轻者易于治愈，久而甚者治疗较难。临床以时发时止，经年不愈者为多见。此类痹证病情较重，常为正衰邪盛或痹久入脏，"治脏者养正为先"，且不可只攻其邪。

《张氏医通·痹证》说："凡治痹证，不明其理，以风门诸通套药施之者，医之过也。"过用疏风发汗药物，可致伤阴伤阳之变，过用辛热香燥药物，又可致阴血暗耗。

此外，古人治疗痹证范畴中的鹤膝风、痢后风、痛风、血痹、历节风等，大都不以单纯祛风、散寒、除湿、清热之法治疗，而是主张在益气养血、补阴扶阳等法基础上，配合通络治标之品。有的甚至强调只用补法治疗。

痹证的补法与其他疾病的补法不同，它是在补的基础上配合疏通经络药物或酌加驱邪药物，单纯应用补剂较少。《医宗必读·痹》说："治行痹者，散风为主，御寒利湿仍不可废，大抵参以补血之剂，盖治风先治血，血行风自灭也；治痛痹者，散寒为主，疏风燥湿仍不可缺，大抵参以补火之剂，非大辛大温，不能释其凝寒之害也；治着痹者，利湿为主，祛风解寒亦不可缺，大抵参以补脾补气之剂，盖土强可以胜湿，而气足自无顽麻也。"痹证的补法，笔者认为大体可以分补阳、补气、补血、补阴四个方面。

补阳法主要适应脉证：肢体关节酸痛，重着，屈伸不利，畏寒肢冷，面色㿠白，动则汗出，头晕耳鸣，舌体胖淡，舌边有齿痕，脉沉弦无力。常用药物：杜仲，狗脊，骨碎补，续断，淫羊藿，补骨脂，葫芦巴，巴戟天，肉苁蓉，附子，肉桂等。其中杜仲、狗脊、骨碎补补而不滞，且能壮筋骨，通经络，为痹证阳虚者最常选用。至于附子、肉桂因其性燥热，阴虚有热者不宜。

病例一：患者李某，男，64岁。

主证：该患关节疼痛已二十余年，每遇风寒而发病。近日复作：腰酸膝痛，肩背臂痛，畏寒肢冷，得热痛减，得寒痛增，昼轻夜甚，乏力，不能持重，劳则痛剧，头晕耳鸣，面色淡白，舌淡苔薄，脉沉弦无力。实验室检查无阳性所见。证系痹久不愈，肾阳不足之故。治以温阳止痛，蠲痹通络。处方：杜仲 15 克，狗脊 15 克，申姜 15 克，豨莶草 15 克，羌活 10 克，肉桂 5 克，附子 5 克，淫羊藿 15 克，木瓜 15 克，没药 15 克，威灵仙 20 克。连用二十剂，痛止证解肢力得复，至今未再发作。

补气法主要适应脉证：肢体关节疼痛，屈伸不利，动则痛甚，短气懒言，四肢乏力，自汗，或纳食减少，大便溏薄，舌淡苔薄，脉沉缓无力。

常用药物：人参，党参，黄芪，白术，甘草等。其中黄芪有益气固表升阳之功，白术有益气健脾燥湿之效，为痹证有气虚者应用较多之药。

病例二：患者张某，男，28岁。

该患者患类风湿关节炎5年，近一周发作，手足关节红肿疼痛，清晨动则痛甚，畏风自汗，纳食减少，大便溏薄，形体消瘦，身倦乏力，舌质淡红，苔薄，脉沉数无力。实验室检查：血沉80mm/小时，类风湿因子（++）。手指关节X线检查：关节骨质疏松，关节间隙减少，骨质侵蚀。证系痹久不愈，正气不足，脾气被伤。治以益气健脾，除痹通络。方药：黄芪30克，白术20克，防风15克，羌活15克，红花10克，没药10克，威灵仙15克，甘草10克，薏米20克，伸筋草15克，贯金15克。连服12剂，自汗疼痛缓解，肿胀减轻，纳食增加，大便转常。

补血法主要适应脉证：肌肉、关节、筋骨疼痛、麻木，或兼筋脉拘急，面色苍白或萎黄，口唇爪甲淡白，头晕眼花，心悸气短，舌质淡，脉象弦细。

常用药物：当归，鸡血藤，何首乌，白芍药，阿胶，桑椹等。其中当归、鸡血藤补而不滞，养血活血，有止痛通络之效，为痹证有血虚者首选。

病例三：患者姚某，女，26岁。

主证：该患于一个月前正常分娩一男孩。产后一周左右汗出感受风寒湿邪，至今仍周身关节疼痛，游窜不定，得热痛减，手指遇冷水有麻木感。头晕，心悸，夜寐欠佳，面色不华，舌质淡红，苔薄，脉弦细。实验室检查，除轻度贫血外，余无阳性所见。证为产后血虚，复感风寒湿邪，留着经络而致。治以养血通络，宣痹止痛。方药：当归15克，白芍15克，鸡血藤20克，桑寄生15克，羌活15克，防风15克，秦艽15克，荆芥穗15克，豨莶草20克，木瓜15克，何首乌15克，炒枣仁15克。连服一周，诸症悉除。

补阴法主要适应脉证：肢体关节疼痛、麻木，手足心热，入夜尤甚，形体消瘦，咽干口燥，盗汗，舌红而干，少苔，甚而光亮无苔，脉细数。

常用药物：桑寄生，生地黄，女贞子，麦门冬，玄参，旱莲草等。其中桑寄生能通络止痛，强筋壮骨，生地黄能滋阴清热除痹，为痹证有阴虚者常用。

病例四：患者张某，女，45岁。

主证：该患有类风湿病史十余年，就诊时患者卧床，不能自理，肢体关节疼痛，手足关节肿胀变形，五心烦热，口燥咽干，两目干涩，纳食减少，舌光亮无苔，脉细数。实验室检查：类风湿因子（++）。证为痹久不解，过服辛热药物，阴液被伤。治以滋阴润燥，除痹止痛。方药：生地黄15克，白芍15克，知母15克，玄参15克，黄柏10克，桑寄生15克，桂枝15克，防己15克，威灵仙15克，木瓜15克，桃仁15克，赤芍15克。连服两周，口干烦热症减，又服两周，诸症悉退。

痹证之阳虚者以肾阳虚为多见，气虚者以脾气虚为多见，而阴虚者常见肝肾阴虚，血虚者常为肝血不足。痹证之虚，单一出现者少，往往有气血两虚、阴阳两虚、气阴两虚等互相并见，或由阳及阴，由气及血等先后影响。痹证补法尚应注意阴阳互根，欲补有形之血，必益无形之气等原则，对于上述补阴、补阳、补气、补血诸法，应根据具体情况，灵活运用。

（本文为崔振儒整理，刊于《黑龙江中医药》，1989，8：54~55。）

七、秦艽鳖甲散加减退热降温治验

我的导师王德光主任教授，对体温居高不下，发热久治不退的患者，每投以秦艽鳖甲散加减，常常取得桴鼓之效。我本人在临床中，运用导师之经验，亦取得良好效果。故尔，认为秦艽鳖甲散加减，是治疗某些发热疾病，迅速降温退热的有效方剂。兹举王老治疗两例病案予以说明。

病例一：患者王某，女，25岁，就诊时间：1992年8月25日。

连续发热已两周余。因产后受凉出现发热微恶寒，周身酸楚，肢倦乏力，大便干结，乳房胀痛，曾用青霉素等多种抗生素治疗均无效。遂请王老治疗，就诊时体温仍在38℃左右，除恶寒消失，热势如壮热骨蒸外，余症如故。且形体较瘦，面色红赤，时头汗出，神志疲惫，语声低弱，呼吸短促，舌质红，舌苔薄黄，脉沉细数，两乳均有包块，按之痛，皮色不变，扪之无热感。血常规：均在正常范围，体温37.6℃。辨证分析：产后受凉，邪从热化入里，伤及气血，故发热不退，且渐至壮热骨蒸。又产后气血不足，乳汁不畅，故作乳癖胀痛。诊断：①产后发热。②乳癖。西医诊断：产后继发感染。治则：补虚清热，通乳消胀。方药：秦艽鳖甲散加减。秦艽20g、柴胡25g、鳖甲40g（先煎）、地骨皮25g、黄芩10g、青蒿30g、花粉30g、夏枯草25g、王不留行20g、路路通20g、穿山甲15g（先煎）、鱼腥草15g、甘草15g、当归15g、黄芪20g、皂刺40g、大黄10g（后下）、白花蛇舌草50g。2剂，每日一剂，每剂水煎三次，共取药汁600ml，分早午晚三次温服。

1992年8月27日复诊：患者爱人代述，服药后体温降至36.5℃，发热已退，乳房胀痛减轻，大便通畅，日两次。投前方两剂，去大黄，每剂水煎100ml，分早晚两次温服。

共服四剂即停药，追踪观察半月余，未再发热，纳食增加，乳汁通畅，乳房包块及胀痛消失，身体康复。

病例二：李某，女，28岁，就诊时间：1992年8月23日。

发热，腹痛已月余。一个月前行剖宫产手术，术后即发热，腹痛，体温39℃左右，用抗生素治疗无效。一周后又手术切开窦道，静脉滴注先锋Ⅵ号等药，体温仍居高不下，已服清热解毒中药汤剂，热势不减。于是邀请王老会诊。当时症为骨蒸壮热，头晕，身酸痛，四肢无力，纳食减少，腹部瘀痛。形体消瘦，面色不华，精神倦怠，语声低弱，呼吸短促，舌质红，舌体瘦，舌苔薄白，脉细数。腹部手术缝合处微赤较硬。体温38.6℃。辨证分析：剖腹产后感受外邪，更伤气血，故壮热不已。腹部手术缝合处赤硬疼痛为气滞血瘀之故。诊断：产后发热（外邪内犯，气血虚弱，兼有瘀滞）。西医诊断：剖宫产后继发感染。治则：益气养阴，清热解毒，兼化瘀软坚。方药：秦艽鳖甲散加减。鱼腥草10g、金银花10g、花粉30g、皂刺10g、鳖甲10g（先煎）、秦艽20g、地骨皮20g、青蒿30g、柴胡20g、浙贝母20g、甘草15g、黄芪50g、牡蛎50g、白芍40g、丹皮20g、瓜蒌仁20g。一剂，水煎三次，共取药汁600ml，分早午晚三次温服。

服一剂后，热大减，体温37.8℃。又投前方一剂，热除，体温36.5℃，余症亦好转。前方继服三剂，诸症悉退。追踪观察两周，身体恢复健康。

元代罗谦甫设立秦艽鳖甲散是为了治疗虚劳发热。因此在此方主治开头即明确写出“骨蒸壮热”四字。明代吴崑在注释本方主治时又提出来“风劳”。直到现在大多数著作中，仍然认为本方是治疗风劳的，尽管古今含义有所不同。王老认为秦艽鳖甲散旨在治疗骨蒸壮热，而骨蒸壮热的痛因多数为六淫之邪所致。王老用此方治疗成人及小儿外感发热不退，体温升高者数十人，均有良好效果。据王老经验，此方加减适应范围是：①外感而至发热，体温升高，经西药抗生素、激素、中药的清热解毒类治疗不效者；②外感热病日久不解，体温高于正常，形体瘦弱者；③发热，热势呈壮热骨蒸者。在辨证指导下，抓住阴血不足病机，用秦艽鳖甲散加减施治，多数收效较快，常投一二剂可使体温下降至正常，发热减退。

（本文为崔振儒整理，刊于《黑龙江中医药》，1993，1：2~3。）

八、宁心汤治疗冠心病心绞痛55例临床观察

近年来我们用师传宁心汤治疗冠心病心绞痛55例，在改善临床症状和纠正心肌缺血等方面均取得了良好效果，现报告如下。

1. 资料与方法

本组45～60岁41例，占74.55%，61～82岁13例，占23.64%，44岁1例，占1.81%。男23例，女22例。病例10年以上8例，5年以上17例，1年以上20例，2个月以上10例。临床表现以胸痛或胸痛彻背、胸闷、气短，伴有头晕、少寐、心悸、乏力为主。

凡符合以下四点，即为师传宁心汤治疗的冠心病心绞痛的观察指标：① 膻中或心前区憋闷，时有疼痛，其疼痛可有胸痛彻背，或向左肩臂放散，或痛及咽喉。疼痛呈发作性。可因劳累，暴怒，过度喜笑而引发。甚则可在睡眠中因胸痛而醒。②疼痛一般几秒钟至几十分钟不等，含服硝酸甘油制剂等可以缓解。亦有自行缓解者。若疼痛严重，持续不止，面色青白，口唇紫绀，汗出肢厥，欲暴脱者，不在本观察之内。③多为中年人，常有高血脂症，血流变学检查也多数有明显异常。④心电图、动态心电图、心脏多普勒等检查，有明显心肌缺血征象。

方剂组成：丹参20g、川芎20g、葛根20g、桑寄生50g、枳实10g、青皮10g、郁金20g、菖蒲20g、酸枣仁20g、珍珠母50g。每剂加水600ml，浸泡15分钟，用武火稍至沸腾，再改文火煎15分钟，取药汁130ml。药渣再加冷水500ml，武火烧开，文火煎15分钟，再取药汁130ml，两次药汁合一起，分两次早晚温服。每日一剂，两周为一个疗程。一般服一至两个疗程。

加减法：若气虚重，周身无力，劳则发作者，加生晒参20g，黄芪20g，去青皮。若浊阴上逆，痰邪阻络而痛者，加瓜蒌30g、半夏15g、薤白20g。若气滞，胸脘痞闷者，加厚朴20g、檀香5g、沉香5g。若寒邪凝滞作痛者，加川乌5g、细辛5g、桂枝15g。若血瘀刺痛者，加桃仁20g、赤芍20g、红花10g。

疗效标准：①痊愈：胸痛胸闷等症状消失，心电图以及有关实验室检查恢复正常。②好转：胸痛胸闷等症状减轻，或缓解时间延长，心电图等实验室检查改善。③未愈：胸痛胸闷等症状无变化，心电图等实验室检查无改善或加重。

2. 结果

临床治愈42例，占76.36%；好转9例，占16.36%；总有效率为92.72%；未愈4例，占7.27%。一个疗程治愈者33例，占78.57%；二个疗程治愈者7例，占16.67%；三个疗程治愈者2例，占4.76%。治愈快慢与病程无明显差异。

3. 讨论

冠心病心绞痛是中老年人常见病，也是人类死亡率最高原因之一。对于冠心病的研究，

无论中医、西医均有许多成就，但因其发病率较高，为进一步提高疗效，以致彻底治愈，依然是值得重视的问题。

宁心汤是作者在继承前辈治疗冠心病心绞痛及病毒性心肌炎方剂基础上，经临床实践中不断总结和提高，又进一步发展而来的。前辈认为冠心病心绞痛是由于脉道不畅，血行瘀滞而造成心血不足的，是由瘀致虚。故拟以活血行气、安神止痛治疗大法。根据这个观点，作者制定此方。近代药理研究证明，丹参、川芎、葛根均能扩张冠状动脉，增加冠脉血流量，改善心肌缺血。对于桑寄生，清代徐大椿《神农本草经百种录》中说："能滋养血脉于空虚之地，而取效更神也。"此药既养阴养血，又通络止痛，对于既有瘀血，又心血不足用桑寄生是有其独道之处的。枳实、青皮、郁金，有行气化瘀止痛之功。近年来对前两者研究证明有改善冠脉循环作用。三者尚有去除胸中滞气，以促进血脉通畅。方中用菖蒲以开心窍，有助于酸枣仁、珍珠母安神止悸。

临床观察证明此方改善临床症状较快，同时也改善心肌缺血，是治疗冠心病心绞痛的有效良方。

（本文为贺燕、崔振儒、崔忠文、张云峰整理，刊于《中国实用心电杂志》，1998，6（1）：17～18。）

九、止悸稳心丸治疗部分心律失常60例疗效观察

自从1996年5月至1997年5月，我们对具有“脉止歇，惊悸怔忡”两证为主的心律失常患者，运用止悸稳心丸进行治疗观察，现将60例疗效观察介绍如下。

1. 资料与方法

60例中，男21例，女39例。年龄最小12岁，最大72岁，平均年龄35岁。病程3个月以内18例，半年以内17例，一年以内10例，二年以内9例，二年以上6例。功能性心律失常19例，器质性心律失常41例，其中冠心病15例，病毒性心肌炎24例，风湿性心脏病2例，室性期前收缩（简称室早）31例，心房颤动（简称房颤）16例，心房期前收缩（简称房早）7例，多源性期前收缩3例，房室传导阻滞2例，心房扑动1例。

药物组成：琥珀100g、降香80g、桑寄生80g、苦参20g。上药共为细面、水泛为丸，如绿豆大，干燥装袋备用。每日口服3次，每次3.5g，儿童酌减。一周为一个疗程。

如果同时存在其他证候，在辨证施治原则指导下，本丸药可以与其他药物同用。但必须以服止悸稳心丸为主，否则不在观察之内。

效疗标准：治愈：症状及心律失常消失，心电图等检查恢复正常。好转：惊悸怔忡等症状减轻，脉止歇时间缩短，心电图等检查改善。未愈：症状及心律失常无变化，心电图等检查无改善，或加重。

2. 结果

痊愈43例，占71.7%，好转10例，占16.6%；无效7例，占11.7%；总有效率为88.3%。在治愈的43例中一个疗程治愈33例，占76.7%；两个疗程治愈8例，占18.6%；三个疗程治愈者2例，占4.7%。

3. 讨论

《伤寒论》中有“脉结代，心动悸，炙甘草汤主之”的记载。由于炙甘草汤及煎煮法，有许多问题尚未清楚，诸如清酒问题、麻仁问题、古代药物炮炙方法问题等，以致在临床应用时其疗效受到一定影响。在此条文启发下，我们拟定以“脉止歇，惊悸怔忡”两证为主，作为治疗观察对象。这样拟定一是“两证”皆备，将本病证限定在心律失常范围内，便于运用心电图等现代科学仪器检测。二是若“两证”中只有“脉止歇，无惊悸怔忡”，虽然也是心律失常，但多数病史久远，无明显不适感，也就不愿找医生治疗。该观察不包括这种病例。三是只有“惊悸怔忡”，无“脉止歇”，未必都是心律失常，因而不能全部用心律失常检查方法去观察。这也不在该观察之内。四是心律失常范围很广，不是都有止歇脉和心悸怔忡，两证皆有可见于室性期前收缩、房性期前收缩、心房颤动等，这部分心律失常是该治疗观察着眼点。五是室早、房早、房颤是在临床中最为多见的心律失常，将这部分心律失常作为研究重点是有实际意义的。六是“脉止歇，惊悸怔忡”两证即见于功能性心律失常，也见于器质

性心律失常。用止悸稳心丸不仅治疗器质性，也治疗功能性。

用“脉止歇”来概括脉的停跳现象，比脉结代更宽一些，更加合理。脉象的停跳除结脉、代脉，还有促脉。用“惊悸怔忡”来概括心脏自觉症状，因自觉症状有轻有重，有一般认为惊悸较轻，怔忡较重，也有人认为不必强分，均属一类。我们认为用惊悸怔忡较心悸更为确切一些。清代张登说：“设（脉）中虚无碍，必无止歇之脉也”。脉道不畅是脉止歇的原因。脉道不畅多是由痰浊、气滞、血瘀、气虚而致。金代朱丹溪说：“心血一虚，神气不守，此惊悸之所肇端也”。惊悸的主要病机是心血不足，心血不足可以引起神气不守，进而发生惊悸。心血不足又是脉道不畅而导致的。因此脉止歇和惊悸怔忡可以并存，可以同时出现。脉为血之府，无论痰浊、气滞、气虚等何种原因，均可导致血脉瘀阻，又由心脉瘀阻，而导致心血不足，神气不守。这是我们对“脉止歇，惊悸怔忡”两证的心律失常认识的理论根据。并由此而提出“活血通络，复脉止悸”治疗原则。自拟一方名曰止悸稳心丸。方中琥珀安神止悸为君，降香入血化瘀为臣，桑寄生有滋阴养血通经络作用，苦参“心腹结气”为使。本方无任何毒副作用。我们之所以没有主张长期服用，一是出于该药见效多数较快，两三周即达到治愈目的。二是若是药不能符合辨证施治原则，多服久服无何益处。

（本文为崔振儒、贺燕、张凤春整理，刊于《中国实用心电杂志》，1998，6（1）：59～60。）

十、2型糖尿病的中医辨证与治疗

2型糖尿病根据其临床症状相当于中医的“消渴病”。“消渴”早在《内经》中已有较深入阐述。《内经》中的“消渴”、“消瘅”、“消”等皆指该病而言，至于“肺消”、“膈消”、“消中”以及“脾瘅”等实属消渴早期分型。在病因方面，《内经》有过食肥甘、情志失调、五脏柔弱、用药不当等因素。在症状方面《内经》已明确提出多饮、多食、多尿、形体消瘦。这些有关“消渴病”的论述，是后世消渴理论发展的渊源，至今仍有重要指导意义。

消渴的分型多是以口渴引饮为上消，多食易饥为中消，饮一溲一为下消。治疗多用润肺、清胃、滋肾三法为主。笔者在临床实践中体会到，当前的三消分类方法尚不能概括常见的糖尿病患者的中医诊断和治疗，因为约半数以上糖尿病初起或经过一段中西药物治疗，“三多一少”症状不明显或者消失，但血糖仍然高于正常，并且“三多一少”症状还可以短时间的经常出现，而再经过适当治疗后又可缓解。换句话说，“三多一少”的出现或加重，可能是疾病进展或加重，而无“三多一少”不能说明疾病痊愈或减轻，在2型糖尿病中尤其如此。

《灵枢·五变》：“五脏皆柔弱者，善病消瘅”，张隐庵注说：“五脏皆柔弱则津液竭而病消瘅矣”。说明消渴病病机以津液不足为主。张景岳又说：“凡阴阳血气之属，日见消败者，皆谓之消。”这里又补充阴阳气血不足的消渴病病机。笔者认为2型糖尿病中医病机多以虚为本，其标有虚有实，标实者以燥热为常见。所谓标虚，确切地说是标本一致。具体可见阴虚、阳虚、气虚，属血虚者罕见。诸虚中又以气阴两虚和气虚为多见。久病之人其标本皆可有改变，如阴虚日久，损及于阳而致阴阳两虚；气虚日久兼见阳虚，或转为阳虚之证亦是有的。现将我们的临床体会整理如下。

1. 一般资料

本组90例，男51例，女39例；32～40岁11例，41～50岁27例，51～60岁21例，61～70岁18例，71～80岁13例；病程1～5年43例，6～10年31例，11～15年12例，15年以上4例。按1985年WHO诊断标准均为2型糖尿病。

临床分型：基本上分为有三多一少证和无三多一少证两型。有三多一少证型又分为两个亚型（燥热伤肺亚型33例、胃热津伤亚型4例）。无三多一少证型90例，分五个亚型（阴虚亚型22例、气虚亚型11例、气阴两虚亚型31例、阳虚亚型9例、阴阳两虚亚型17例）。

2. 治疗方法

（1）有三多一少证型

1）燥热伤肺（上消）亚型：症见烦渴多饮，口干咽燥，小便量多或大便干结，形体渐瘦，舌质红，脉数。治则：滋阴润燥，养肺止咳。方药：增液汤合消渴方加减：天花粉、生地黄、麦冬、玄参、知母、黄芩、黄连、人参等。

2）胃燥津伤（中消）亚型：消谷善饥，口干欲饮，大便秘结，形体消瘦，舌红苔黄，脉滑有力。治则：清胃泻火，生津润燥。方药：玉女煎合增液承气汤加减：生地黄、石膏、麦冬、牛膝、大黄、白芍、栀子、玉竹等。

每日 1 剂，水煎，早晚分服。3 周为 1 个疗程。

（2）无三多一少证型：血糖在 12mmol/L 以汤剂为主，每日 1 剂，1 个月后，如血糖降至 12mmol/L 以下（或就诊时血糖不高于 12mmol/L），服散剂为主，每日 3 次，每次 5g，白开水送下，共计（包括服汤药）3 个月为 1 个疗程。

阴虚亚型：口干舌燥，腰膝酸软，五心烦热，或小便频数，或小便浑浊有甜味，舌红，脉沉细数。治则：滋阴补肾，益精固本。方药：自拟育阴固本汤加减：黄精、玉竹、女贞子、玄参、桑螵蛸、山茱萸、天花粉、五味子等。

气虚亚型：周身乏力，神疲肢倦，自汗出，易外感，舌质淡红，苔薄或薄白，脉沉弱。治则：大补元气，益肾固本。方药：自拟益气固肾汤加减：西洋参、生晒参、党参、太子参、白术、枸杞子、黄精、菟丝子等。

气阴两虚亚型：症状、治则、方药即是阴虚亚型症状、治则、方药加气虚亚型症状、治则、方药。

阳虚亚型：手足不温，畏寒喜热，腰背酸痛，头晕肢麻，夜尿频，舌质淡，舌边有齿痕，苔白或薄白，脉沉细。治则：温阳补肾，益气固本。方药：八味地黄丸化裁：肉桂、炮附子、熟地黄、山药、山茱萸、茯苓、泽泻、牡丹皮、黄芪、生晒参、益智仁、桑螵蛸等。

阴阳两虚亚型证治即阴虚亚型症状、治则、方药加阳虚亚型症状、治则、方药。

3. 疗效判定标准

显效：自觉症状消失，尿糖复检 3 次以上均为阴性，空腹及餐后 2 小时血糖正常。有效：自觉症状减轻，尿糖弱阳性或阳性，空腹血糖较治疗前下降 2mmol/L 以上。无效：自觉症状无变化，空腹血糖下降在 2mmol/L 以内或无变化。

评价疗效时应排除：①正患感冒，尤其伴有发热者。②过度疲劳，连续不得休息者。③饮食失控，进糖量较多者。④情绪不调，恰逢愤怒忧伤者。凡此皆可导致症状加重，血糖、尿糖增高，因此须待进入正常状态时再行复查。

4. 治疗效果

有三多一少证型治疗 1 个疗程后，显著 1 例，有效 29 例，无效 7 例，有效率为 81%。其中燥热伤肺亚型显效 1 例，有效 26 例，无效 6 例；胃燥津伤亚型显效 0 例，有效 3 例，无效 1 例。此型自觉症状消失较快，血糖及尿糖下降较少，所以大部分因三多一少症状消失转入无三多一少型。无三多一少证型治疗 1 个疗程后，显效 68 例，有效 13 例，无效 9 例，有效率为 90%。

5. 讨论

本文是作者运用中医中药治疗 2 型糖尿病经验总结。这里明确提出了无三多一少证 2 型糖尿病中医辨证治疗规律；提出了有三多一少证经治疗后，三多一少症状虽然消失，但血糖尿糖等仍高于正常，这部分疾病应按无三多一少证型治疗；提出了在复查血糖尿糖应该排除外感过劳饮食情绪等有关不利因素，否则可能影响疗效评定。从上述可见中医辨证治疗有三多一少证和无三多一少证效果都是肯定的，无三多一少证较有三多一少证疗效更佳。

（本文为崔贤、崔振儒整理，刊于《河南中医》，2000，20（2）：51～52。）

医案汇编

一、内科疾病

（一）心系病证

1. 心痛

（1）心脉痹阻

辨证为心气亏虚、痰瘀痹阻，治以补益心气、活血化痰，方用师传宁心汤加减治疗。师传宁心汤药物组成如下：黄芪20克、生晒参20克、丹参20克、川芎20克、葛根20克、桑寄生50克、青皮10克、瓜蒌30克、降香10克、酸枣仁20克、石菖蒲20克、珍珠母50克。在实践中多有发展加减变化，运用时常加砂仁10克、檀香10克、郁金20克、细辛5克等为基础方剂。

1）心气亏虚、痰瘀痹阻

临床表现以心胸憋闷、体胖痰多、身重困倦等为主要特点，治以补益心气、活血化痰，方用师传宁心汤加减治疗。

【病例一】

马某，女，58岁。

2001年1月11日一诊：心胸憋闷，近日发作频繁，多于情志不遂或劳累后发作，时心悸，身重困倦乏力，舌淡，苔薄，脉沉弱。既往曾下壁心肌梗死发作。

处方：师传宁心汤加减。

黄芪20克，生晒参20克（另煎），丹参20克，川芎20克，葛根20克，桑寄生50克，青皮10克，瓜蒌30克，细辛5克，郁金20克，降香10克（后下），砂仁10克（后下），酸枣仁20克，石菖蒲20克，珍珠母50克（先煎），鹿衔草50克。

水煎取汁，一日分二次温服。四剂。

2001年1月15日二诊：胸痛、心悸症减，乏力。

处方：上方不变。

水煎取汁，一日分二次温服。四剂。

2001年2月5日三诊：胸痛、心悸症减。

处方：上方加檀香10克（后下）。

水煎取汁，一日分二次温服。四剂。

2001年2月12日四诊：偶胸痛，时心悸，手足有力，食欲增加。

处方：师传宁心汤加减。

黄芪50克，生晒参50克，丹参30克，川芎30克，葛根30克，桑寄生50克，青皮30克，瓜蒌40克，砂仁30克，郁金30克，细辛30克，降香30克，酸枣仁30克，三七50克，珍珠粉50克，琥珀30克。

一剂配水丸，一日二次，6 克/次。

【病例二】

宋某，女，58 岁。

2008 年 3 月 11 日一诊：心胸憋闷，气短懒言，心悸，时心烦，身重困倦乏力，舌淡，苔薄，脉沉弱。心电图示：ST 段下移。

处方：师传宁心汤加减。

黄芪 20 克，生晒参 20 克（另煎），丹参 20 克，川芎 20 克，葛根 20 克，桑寄生 50 克，瓜蒌 20 克，降香 10 克（后下），酸枣仁 20 克，石菖蒲 20 克，珍珠母 50 克（先煎），砂仁 10 克（后下），檀香 10 克（后下），合欢花 20 克，首乌藤 20 克，龙眼肉 20 克，麦冬 20 克，五味子 10 克。

水煎取汁，一日分二次温服。七剂。

2008 年 3 月 28 日二诊：近日因事情绪低落，心悸，烦躁，易惊恐。

处方：上方加鹿衔草 25 克、龙齿 25 克（先煎）、远志 20 克。

水煎取汁，一日分二次温服。七剂。

2008 年 4 月 8 日三诊：症状好转。

处方：师传宁心汤加减。

黄芪 20 克，生晒参 20 克，丹参 20 克，川芎 20 克，葛根 20 克，桑寄生 50 克，瓜蒌 15 克，细辛 15 克，砂仁 10 克，降香 10 克，檀香 10 克，酸枣仁 20 克，石菖蒲 20 克，珍珠粉 30 克，三七 30 克，琥珀 15 克，鹿衔草 20 克，合欢花 15 克，首乌藤 15 克，龙齿 20 克，远志 20 克，党参 30 克。

一剂配水丸，一日二次，6 克/次。

2008 年 5 月 16 日四诊：近日胸闷不适，易惊恐。西医诊断为焦虑症。

处方：师传宁心汤加减。

茯神 20 克，龙眼肉 20 克，三七 20 克，琥珀 15 克（研末冲服），珍珠母 20 克（先煎），砂仁 10 克（后下），檀香 10 克（后下），瓜蒌 20 克，细辛 5 克，鹿衔草 20 克，合欢花 20 克，首乌藤 20 克，龙齿 20 克（先煎），远志 20 克。

水煎取汁，一日分二次温服。七剂。

2）兼寒凝痹阻

临床表现以胸痛剧烈、遇寒加剧、或见刺痛等为主要特点，治以温阳散寒、活血化瘀，方用师传宁心汤去瓜蒌加制川乌、甘松、重楼等加减治疗。

【病例一】

魏某，男，65 岁。

2001 年 2 月 19 日一诊：心胸憋闷作痛，痛引肩背，时作时止，心悸，乏力身倦，舌红，苔薄，脉结代。心电图示：ST 段下移。

处方：师传宁心汤去瓜蒌加制川乌、细辛等。

黄芪 20 克，生晒参 20 克（另煎），丹参 20 克，川芎 20 克，葛根 20 克，桑寄生 50 克，青皮 10 克，制川乌 10 克（先煎），细辛 5 克，郁金 20 克，降香 10 克（后下），砂仁 10 克（后下），酸枣仁 20 克，石菖蒲 20 克，珍珠母 50 克（先煎）。

水煎取汁，一日分二次温服。四剂。

2001 年 2 月 23 日二诊：偶发早搏，胸背疼痛症状好转。

处方：上方加鹿衔草 25 克、龙齿 25 克（先煎）。

水煎取汁，一日分二次温服。四剂。

2001 年 2 月 28 日三诊：胸前闷痛减，后背仍痛。

处方：师传宁心汤去瓜蒌加制川乌、细辛等。

黄芪 50 克，生晒参 50 克，三七 50 克，珍珠粉 50 克，琥珀 30 克，丹参 30 克，川芎 30 克，葛根 30 克，桑寄生 50 克，降香 30 克，青皮 30 克，制川乌 30 克，砂仁 30 克，檀香 30 克，酸枣仁 30 克，细辛 30 克，石菖蒲 30 克。

二剂配蜜丸，每丸 6 克，每次一丸，一日二次。

【病例二】

赵某，女，62 岁。

2007 年 1 月 15 日一诊：心胸憋闷作痛，痛引肩背，时作时止，心悸，烦乱，于劳累、激动后加重，舌暗，苔薄，脉沉。心电图示：$V_1 \sim V_5$ 导联 T 波倒置，多次入院治疗。

处方：师传宁心汤去瓜蒌加制川乌、细辛等。

黄芪 20 克，生晒参 20 克（另煎），丹参 20 克，川芎 20 克，葛根 20 克，桑寄生 50 克，青皮 10 克，制川乌 10 克，细辛 5 克，降香 10 克（后下），砂仁 10 克（后下），檀香 10 克（先煎），酸枣仁 20 克，石菖蒲 20 克，珍珠母 50 克（先煎），鹿衔草 20 克，合欢花 20 克，龙眼肉 20 克，党参 30 克。

水煎取汁，一日分二次温服。七剂。

2007 年 1 月 23 日二诊：心动悸，余同前。

处方：上方改鹿衔草 30 克，减党参、龙眼肉，加甘松 20 克、苦参 10 克、麦冬 20 克、五味子 10 克。

水煎取汁，一日分二次温服。七剂。

2007 年 1 月 29 日三诊：上症好转。

处方：原方加甘松 20 克、苦参 10 克、莲子心 20 克、麦冬 20 克、五味子 10 克。

水煎取汁，一日分二次温服。七剂。

【病例三】

李某，女，50 岁。

2008 年 2 月 4 日一诊：心胸憋闷作痛，痛引肩背，时作时止，乏力身倦，气短懒言，失眠多梦，面色苍白，近日外感，时咳，有痰，色黄质粘，舌淡，苔白，脉沉。

处方：师传宁心汤去瓜蒌加制川乌、细辛等。

黄芪 20 克，生晒参 20 克（另煎），丹参 20 克，川芎 20 克，葛根 20 克，桑寄生 50 克，青皮 10 克，降香 10 克（后下），砂仁 10 克（后下），檀香 10 克（后下），制川乌 10 克（先煎），细辛 5 克，酸枣仁 20 克，石菖蒲 20 克，珍珠母 50 克（先煎），合欢花 20 克，首乌藤 20 克，龙眼肉 20 克，鹿衔草 25 克，白花蛇舌草 20 克，鱼腥草 50 克。

水煎取汁，一日分二次温服。七剂。

2008 年 2 月 12 日二诊：服药后心痛减轻，乏力，眠差。

处方：上方加党参 30 克。

水煎取汁，一日分二次温服。七剂。

2008 年 2 月 26 日三诊：近日感冒，头痛，后背掣痛，咽痛，咳嗽，痰白。

处方：师传鱼腥草止咳方加减。

鱼腥草50克，桑白皮20克，麦冬20克，前胡20克，半夏20克，苦杏仁20克，桔梗15克，黄芩20克，浙贝母20克，莱菔子20克，白花蛇舌草20克，白前20克，连翘20克，重楼15克，牛蒡子20克，丹参20克，降香10克（后下）。

水煎取汁，一日分二次温服。七剂。

2008年3月12日四诊：近日胸闷气短，心悸，眠差，眩晕，乏力，偶咳。

处方：师传宁心汤去瓜蒌加制川乌、细辛等。

黄芪20克，生晒参20克（另煎），丹参20克，川芎20克，葛根20克，桑寄生50克，青皮10克，降香10克（后下），砂仁10克（后下），檀香10克（后下），制川乌10克（先煎），细辛5克，酸枣仁20克，石菖蒲20克，珍珠母50克（先煎），合欢花20克，首乌藤20克，鹿衔草20克，莲子心20克，连翘20克。

水煎取汁，一日分二次温服。七剂。

2008年3月28日五诊：胸闷痛症状好转，眠佳，仍头痛。

处方：师传宁心汤去瓜蒌加制川乌、细辛等。

黄芪20克，生晒参20克（另煎），丹参20克，川芎20克，葛根20克，桑寄生50克，青皮10克，降香10克（后下），砂仁10克（后下），檀香10克（后下），制川乌10克（先煎），细辛5克，酸枣仁20克，石菖蒲20克，珍珠母50克（先煎），合欢花20克，首乌藤20克，鹿衔草20克，莲子心20克，天麻20克，蔓荆子20克，补骨脂20克。

水煎取汁，一日分二次温服。七剂。

2008年4月5日六诊：口苦，心烦，腰膝酸软疼痛，余症悉减。

处方：师传宁心汤去瓜蒌加制川乌、细辛等。

黄芪20克，生晒参20克，丹参20克，川芎20克，葛根20克，桑寄生50克，青皮10克，降香10克，砂仁10克，檀香10克，制川乌15克，细辛15克，石菖蒲20克，酸枣仁20克，三七30克，珍珠粉30克，琥珀15克，合欢花15克，鹿衔草15克，首乌藤15克，天麻15克，蔓荆子15克，莲子心15克，补骨脂15克。

二剂配蜜丸，每丸6克，每次一丸，一日二次。

3）兼瘀久化热伤阴

临床表现以胸痛、心烦热、口干等为主要特点，治以益气养阴清热、温阳散寒、活血化瘀，方用师传宁心汤去瓜蒌加制川乌、玄参、麦冬等加减治疗。

【病例一】

代某，男，80岁。

2008年2月27日一诊：心胸憋闷作痛，痛引肩背，时作时止，心烦，口干，便秘，乏力，舌红，苔少津，脉弦细。

处方：师传宁心汤去瓜蒌加制川乌、细辛、玄参、麦冬等。

黄芪20克，生晒参20克（另煎），丹参20克，川芎20克，葛根20克，桑寄生50克，制川乌10克（先煎），细辛5克，降香10克（后下），砂仁10克（后下），檀香10克（后下），酸枣仁20克，石菖蒲20克，珍珠母50克（先煎），鹿衔草20克，玄参30克，麦冬20克，大黄10克（后下）。

水煎取汁，一日分二次温服。七剂。

2008年3月7日二诊：时胸闷痛，心悸怔忡，口干，便秘。

处方：师传宁心汤去瓜蒌加制川乌、细辛、玄参、麦冬等。

黄芪20克，生晒参20克（另煎），丹参20克，川芎20克，葛根20克，桑寄生50克，制川乌10克（先煎），细辛5克，降香10克（后下），砂仁10克（后下），檀香10克（后下），酸枣仁20克，石菖蒲20克，珍珠母50克（先煎），鹿衔草20克，玄参30克，麦冬20克，大黄10克（后下），苦参10克。

水煎取汁，一日分二次温服。七剂。

2008年3月13日三诊：诸症悉减，时心悸。

处方：师传宁心汤去瓜蒌加制川乌、细辛、玄参、麦冬等。

黄芪20克，生晒参20克，丹参20克，川芎20克，葛根20克，桑寄生50克，制川乌15克，细辛15克，降香10克，檀香10克，酸枣仁20克，石菖蒲20克，珍珠粉50克，鹿衔草20克，玄参20克，麦冬20克，大黄15克，皂角刺15克，苦参10克，甘松15克。

一剂配水丸，一日二次，6克/次。

【病例二】

王某，女，60岁。

2006年12月4日一诊：心胸憋闷作痛，痛引肩背，时作时止，乏力，心烦，口干，舌红，苔少，脉沉细稍数。自诉陈旧性心肌梗死、肝硬化病史多年。

处方：师传宁心汤去瓜蒌加制川乌、细辛、麦冬、五味子等。

黄芪20克，生晒参20克（另煎），丹参20克，川芎20克，葛根20克，桑寄生50克，制川乌10克（先煎），细辛5克，降香10克（后下），砂仁10克（后下），檀香10克（后下），酸枣仁20克，石菖蒲20克，珍珠母50克（先煎），合欢花20克，麦冬20克，五味子10克。

水煎取汁，一日分二次温服。七剂。

2006年12月12日二诊：胸闷痛减轻，余症好转。

处方：师传宁心汤去瓜蒌加制川乌、细辛等。

黄芪20克，生晒参20克（另煎），丹参20克，川芎20克，葛根20克，桑寄生50克，制川乌10克（先煎），细辛5克，降香10克（后下），砂仁10克（后下），檀香10克（后下），酸枣仁20克，石菖蒲20克，珍珠母50克（先煎），合欢花20克，鹿衔草25克。

水煎取汁，一日分二次温服。七剂。

2006年12月20日三诊：上症好转。

处方：师传宁心汤去瓜蒌加制川乌、细辛等。

黄芪20克，生晒参20克，丹参20克，川芎20克，葛根20克，桑寄生50克，降香10克，制川乌15克，细辛15克，砂仁10克，檀香10克，酸枣仁20克，石菖蒲20克，珍珠粉30克，三七30克，琥珀30克，合欢花25克，鹿衔草20克，首乌藤20克，龙眼肉15克，党参20克。

二剂配水丸，一日二次，6克/次。

4）兼瘀久化热

临床表现以胸痛、心烦热、易怒、口苦等为主要特点，治以温阳益气、活血化瘀、养阴清热，方用师传宁心汤去瓜蒌加制川乌、莲子心、牡丹皮等加减治疗。

【病例一】

孙某，女，59岁。

2008年9月9日一诊：心胸憋闷作痛，痛引肩背，时作时止，心悸，口苦、干涩，气短，乏力，舌暗红，苔黄，脉弦稍数。

处方：师传宁心汤去瓜蒌加制川乌、细辛、莲子心、牡丹皮等。

黄芪20克，生晒参20克（另煎），丹参20克，川芎20克，葛根20克，桑寄生50克，制川乌10克（先煎），细辛5克，降香10克（后下），砂仁10克（后下），酸枣仁20克，石菖蒲20克，珍珠母50克（先煎），鹿衔草20克，重楼15克，檀香10克（后下），苦参10克，甘松20克，莲子心20克，牡丹皮10克。

水煎取汁，一日分二次温服。七剂。

2008年9月18日二诊：上症好转。

处方：师传宁心汤去瓜蒌加制川乌、细辛、莲子心等。

黄芪20克，生晒参20克（另煎），丹参20克，川芎20克，葛根20克，桑寄生50克，制川乌10克（先煎），细辛5克，降香10克（后下），砂仁10克（后下），酸枣仁20克，石菖蒲20克，珍珠母50克（先煎），鹿衔草20克，重楼15克，檀香10克（后下），苦参10克，甘松20克，功劳叶20克，莲子心20克，麦冬20克，五味子10克。

水煎取汁，一日分二次温服。七剂。

2008年10月7日三诊：诸症悉减，现口干，便秘。

处方：黄芪20克，生晒参20克，丹参20克，川芎20克，葛根20克，桑寄生50克，制川乌15克，细辛15克，郁金15克，降香10克，砂仁10克，石菖蒲20克，珍珠粉30克，三七30克，琥珀15克，玄参30克，麦冬15克，五味子10克，甘松20克，苦参10克，重楼15克，檀香10克，功劳叶20克，首乌藤15克，合欢花15克。

二剂配水丸，一日二次，6克/次。

【病例二】

周某，女，52岁。

2007年9月19日一诊：心胸憋闷作痛，时作时止，气短，心悸失眠，口干，两目干涩，舌红，苔少津，脉沉细。某医院诊断为视网膜炎。

处方：师传宁心汤去瓜蒌加制川乌、细辛、莲子心、牡丹皮等。

黄芪20克，生晒参20克（另煎），丹参20克，降香10克（后下），川芎20克，葛根20克，桑寄生50克，制川乌10克（先煎），细辛5克，砂仁10克（后下），檀香10克（后下），酸枣仁20克，石菖蒲20克，珍珠母50克（先煎），莲子心20克，牡丹皮10克，石决明30克（先煎），决明子20克。

水煎取汁，一日分二次温服。七剂。

2007年9月28日二诊：服药后胸闷轻，胸痛减，两目干涩症减。

处方：师传宁心汤去瓜蒌加莲子心、牡丹皮等。

黄芪20克，生晒参20克（另煎），丹参20克，川芎20克，葛根20克，桑寄生50克，瓜蒌20克，降香10克（后下），檀香10克（后下），酸枣仁20克，石菖蒲20克，珍珠母50克（先煎），牡丹皮20克，莲子心20克，栀子10克，龙胆10克，石决明30克（先煎），决明子20克，茺蔚子20克。

水煎取汁，一日分二次温服。七剂。

2007年10月8日三诊：诸症悉减。

处方：师传宁心汤去瓜蒌加莲子心、牡丹皮等。

黄芪20克，生晒参20克（另煎），丹参20克，川芎20克，葛根20克，桑寄生50克，瓜蒌20克，降香10克（后下），檀香10克（后下），酸枣仁20克，石菖蒲20克，珍珠母50克（先煎），牡丹皮20克，莲子心20克，栀子10克，石决明30克（先煎），决明子20克，茺蔚子20克。

水煎取汁，一日分二次温服。七剂。

5）兼清阳不能上达

临床表现以胸闷痛、眩晕等为主要特点，治以益气活血、祛痰通络，方用师传宁心汤加天麻、蔓荆子等加减治疗。

【病例】

马某，女，72岁。

2013年4月24日一诊：心前区憋闷疼痛，时作时止，心悸不安，头晕目眩，失眠多梦，舌淡，苔薄黄，脉沉弦。

处方：师传宁心汤加天麻、蔓荆子等。

黄芪20克，生晒参20克（另煎），丹参20克，降香10克（后下），川芎20克，葛根20克，桑寄生50克，瓜蒌20克，砂仁10克（后下），石菖蒲20克，酸枣仁20克，珍珠母50克（先煎），檀香10克（后下），首乌藤20克，茯神20克，龙齿20克（先煎），天麻20克，蔓荆子20克。

水煎取汁，一日分二次温服。五剂。

2013年4月29日二诊：仍失眠，余症好转。

处方：师传宁心汤加天麻、蔓荆子等。

黄芪20克，生晒参20克（另煎），丹参20克，瓜蒌20克，降香10克（后下），桑寄生50克，石菖蒲20克，珍珠母50克（先煎），甘松20克，苦参10克，重楼15克，功劳叶20克，首乌藤20克，茯神20克，龙齿20克（先煎），天麻20克，蔓荆子20克，薤白20克，柏子仁20克。

水煎取汁，一日分二次温服。七剂。

2013年5月7日三诊：近日便秘，余症同前。

处方：上方减薤白，加远志20克、黑芝麻20克。

水煎取汁，一日分二次温服。七剂。

2013年5月15日四诊：上症好转。

处方：师传宁心汤加天麻、蔓荆子等。

黄芪20克，生晒参20克，丹参20克，桑寄生50克，瓜蒌20克，降香10克，砂仁10克，石菖蒲20克，珍珠粉50克，甘松20克，苦参10克，重楼15克，功劳叶20克，檀香10克，薤白20克，首乌藤20克，柏子仁20克，远志20克，茯神20克，龙齿20克，三七20克，琥珀20克，黑芝麻20克，天麻20克，蔓荆子20克。

二剂配蜜丸，每丸6克，每次一丸，一日二次。

2013年6月4日五诊：心悸、头晕减轻，手颤，少寐。

处方：师传宁心汤加天麻、蔓荆子等。

黄芪20克，生晒参20克，丹参20克，桑寄生50克，降香10克，石菖蒲20克，珍珠粉50克，甘松20克，苦参10克，重楼15克，功劳叶20克，首乌藤20克，柏子仁20克，远志20克，茯神20克，龙齿20克，三七20克，琥珀20克，天麻20克，蔓荆子20克，薤白20克，僵蚕20克。

二剂配蜜丸，每丸 6 克，每次一丸，一日二次。

2014 年 2 月 26 日六诊：上症好转。

处方：师传宁心汤加减。

黄芪 20 克，生晒参 20 克（另煎），丹参 20 克，桑寄生 50 克，郁金 20 克，降香 10 克（后下），砂仁 10 克（后下），石菖蒲 20 克，珍珠母 50 克（先煎），甘松 20 克，苦参 10 克，重楼 15 克，功劳叶 20 克，首乌藤 20 克，柏子仁 20 克，远志 20 克，茯神 20 克，龙齿 20 克（先煎），檀香 10 克（后下），白豆蔻 10 克（后下）。

水煎取汁，一日分二次温服。七剂。

2014 年 3 月 7 日七诊：上症悉减。

处方：师传宁心汤加天麻、蔓荆子等。

黄芪 20 克，生晒参 20 克，丹参 20 克，桑寄生 50 克，降香 10 克，石菖蒲 20 克，珍珠粉 50 克，甘松 20 克，苦参 10 克，重楼 15 克，功劳叶 20 克，首乌藤 20 克，柏子仁 20 克，远志 20 克，茯神 20 克，龙齿 20 克，三七 20 克，琥珀 20 克，天麻 20 克，蔓荆子 20 克，薤白 20 克，檀香 10 克。

二剂配蜜丸，每丸 6 克，每次一丸，一日二次。

6）兼痰瘀阻络

临床表现以胸闷痛、肢体麻木等为主要特点，治以益气活血、化痰通络，方用师传宁心汤加豨莶草、地龙、鸡血藤等加减治疗。

【病例一】

唐某，女，67 岁。

2008 年 3 月 14 日一诊：心前区疼痛，痛引肩背，时心悸怔忡，右手指尖麻，气短懒言，乏力身倦，失眠多梦，舌淡，苔薄，脉沉弱。

处方：师传宁心汤加豨莶草、地龙、鸡血藤等。

黄芪 20 克，生晒参 20 克（另煎），丹参 20 克，川芎 20 克，葛根 20 克，桑寄生 50 克，青皮 10 克，制川乌 10 克（先煎），细辛 5 克，郁金 20 克，降香 10 克（后下），砂仁 10 克（后下），石菖蒲 20 克，酸枣仁 20 克，珍珠母 50 克（先煎），鹿衔草 25 克，豨莶草 30 克，地龙 20 克，鸡血藤 20 克，檀香 10 克（后下）。

水煎取汁，一日分二次温服。七剂。

2008 年 3 月 24 日二诊：上症好转。

处方：师传宁心汤加豨莶草、地龙、鸡血藤等。

黄芪 20 克，生晒参 20 克（另煎），丹参 20 克，川芎 20 克，葛根 20 克，桑寄生 50 克，青皮 10 克，制川乌 10 克（先煎），细辛 5 克，郁金 20 克，降香 10 克（后下），砂仁 10 克（后下），石菖蒲 20 克，酸枣仁 20 克，珍珠母 50 克（先煎），鹿衔草 25 克，豨莶草 30 克，地龙 20 克，鸡血藤 20 克，赤芍 20 克，檀香 10 克（后下）。

水煎取汁，一日分二次温服。七剂。

2008 年 3 月 30 日三诊：诸症悉减。

处方：师传宁心汤加豨莶草、地龙、鸡血藤等。

黄芪 20 克，生晒参 20 克（另煎），丹参 20 克，川芎 20 克，葛根 20 克，桑寄生 50 克，青皮 10 克，制川乌 10 克（先煎），细辛 5 克，郁金 20 克，降香 10 克（后下），砂仁 10 克（后下），石菖蒲 20 克，酸枣仁 20 克，珍珠母 50 克（先煎），鹿衔草 25 克，豨莶草 30 克，地龙20克，鸡血藤20克，檀香10克（后下）。

水煎取汁，一日分二次温服。七剂。

【病例二】

谭某，女，56岁。

2014年2月17日一诊：心前区憋闷疼痛，头晕，时头痛如针刺，左侧上下肢麻木，气短懒言，乏力身倦，失眠多梦，舌红，苔薄黄，脉沉弱。

处方：师传宁心汤加豨莶草、地龙等。

黄芪20克，生晒参20克（另煎），丹参20克，川芎20克，降香10克（后下），葛根20克，桑寄生50克，石菖蒲20克，酸枣仁20克，珍珠母50克（先煎），豨莶草50克，地龙20克，僵蚕20克，天麻20克，蔓荆子20克，瓜蒌20克。

水煎取汁，一日分二次温服。七剂。

2014年2月24日二诊：仍肢麻，余症好转。

处方：上方加赤芍20克、桃仁20克。

水煎取汁，一日分二次温服。七剂。

2014年2月30日三诊：诸症好转。

处方：师传宁心汤加豨莶草、地龙等。

黄芪20克，生晒参20克（另煎），丹参20克，川芎20克，降香10克（后下），葛根20克，桑寄生50克，石菖蒲20克，酸枣仁20克，珍珠母50克（先煎），豨莶草50克，地龙20克，僵蚕20克，天麻20克，蔓荆子20克，瓜蒌20克，赤芍20克。

水煎取汁，一日分二次温服。七剂。

7）兼水湿外溢

临床表现以胸闷痛、心悸、肢体浮肿等为主要特点，治以补益心气、活血化瘀、温阳利水，方用师传宁心汤加茯苓、泽泻、虎杖等加减治疗。

【病例一】

张某，女，25岁。

2008年2月13日一诊：心前区憋闷疼痛，气短懒言，乏力身倦，肢体浮肿，口干，自汗，易感冒，失眠多梦，舌淡，苔少，脉沉。

处方：师传宁心汤加茯苓、泽泻、虎杖等。

黄芪20克，生晒参20克（另煎），丹参20克，川芎20克，葛根20克，桑寄生50克，青皮10克，瓜蒌30克，细辛5克，郁金20克，降香10克（后下），砂仁10克（后下），石菖蒲20克，酸枣仁20克，珍珠母50克（先煎），檀香10克（后下），茯苓30克，泽泻30克，虎杖20克，煅牡蛎50克（先煎），麦冬20克，五味子5克。

水煎取汁，一日分二次温服。七剂。

2008年2月20日二诊：心前区憋闷疼痛，肢体浮肿症减，仍眠差。

处方：上方减泽泻，加合欢花20克、党参20克。

水煎取汁，一日分二次温服。七剂。

2008年2月27日三诊：诸症悉减。

处方：师传宁心汤加茯苓、泽泻、虎杖等。

黄芪20克，生晒参20克，丹参20克，川芎20克，葛根20克，桑寄生50克，青皮10克，瓜蒌20克，细辛15克，郁金20克，降香10克，砂仁10克，石菖蒲20克，酸枣仁20

克，珍珠粉50克，檀香20克，琥珀20克，麦冬20克，五味子20克，煅牡蛎50克，鹿衔草25克，合欢花20克，龙眼肉20克，茯苓30克，虎杖25克。

一剂配蜜丸，每丸6克，每次一丸，一日二次。

【病例二】

霍某，女，40岁。

2008年9月9日一诊：心前区憋闷疼痛，痛引背痛，心悸，肢体浮肿，气短懒言，乏力身倦，腰酸，舌淡，苔薄，脉沉弱。自诉行心脏支架术多年，高血压病史多年。

处方：师传宁心汤加茯苓、泽泻、虎杖等。

黄芪20克，生晒参20克（另煎），丹参20克，川芎20克，葛根20克，桑寄生50克，青皮10克，瓜蒌30克，细辛5克，郁金20克，降香10克（后下），砂仁10克（后下），石菖蒲20克，酸枣仁20克，珍珠母50克（先煎），檀香10克（后下），茯苓30克，泽泻30克，虎杖20克，鹿角胶20克（烊化）。

水煎取汁，一日分二次温服。七剂。

2008年9月16日二诊：时胸痛，浮肿减，时心悸，后背痛，腰酸。

处方：上方减瓜蒌、泽泻，加制川乌5克（先煎）、细辛5克。

水煎取汁，一日分二次温服。七剂。

2008年9月24日三诊：心前区憋闷疼痛，肢体浮肿症减。

处方：师传宁心汤去瓜蒌加制川乌、茯苓等。

黄芪20克，生晒参20克（另煎），丹参20克，川芎20克，葛根20克，桑寄生50克，青皮10克，制川乌10克（先煎），细辛5克，郁金20克，降香10克（后下），砂仁10克（后下），石菖蒲20克，酸枣仁20克，珍珠母50克（先煎），鹿衔草30克，檀香10克（后下），茯苓20克，合欢花20克，首乌藤20克，太子参20克。

水煎取汁，一日分二次温服。七剂。

2008年10月7日四诊：上症好转。

处方：师传宁心汤去瓜蒌加制川乌、茯苓等。

黄芪20克，生晒参20克（另煎），丹参20克，川芎20克，葛根20克，桑寄生50克，青皮10克，制川乌10克（先煎），细辛5克，郁金20克，降香10克（后下），砂仁10克（后下），石菖蒲20克，酸枣仁20克，珍珠母50克（先煎），鹿衔草30克，檀香10克（后下），茯苓20克，合欢花20克，首乌藤20克，党参30克，龙眼肉20克。

水煎取汁，一日分二次温服。七剂。

8）兼脾不健运、胃失和降

临床表现以胸闷痛、胃脘胀满等为主要特点，治以补益心气、活血化瘀、行气止痛，方用师传宁心汤合丹参饮加减治疗。

【病例一】

张某，女，51岁。

2008年11月10日一诊：心胸憋闷疼痛，时作时止，胸闷气短，头晕，时胃胀，纳少，恶心，舌淡，苔薄，脉沉弱。自诉高血压病史多年。

处方：师传宁心汤合丹参饮加减。

黄芪20克，生晒参20克（另煎），丹参20克，川芎20克，葛根20克，桑寄生50克，青皮10克，瓜蒌30克，细辛5克，郁金20克，降香10克（后下），砂仁10克（后下），石菖蒲20克，酸枣仁20克，珍珠母50克（先煎），鹿衔草20克，檀香10克（后下），厚朴20克，半夏20克，鸡内金20克。

水煎取汁，一日分二次温服。七剂。

2008年11月17日二诊：胃胀，肠鸣音增加，余症好转。

处方：香砂六君子汤合丹参饮加减。

党参30克，白术20克，茯苓20克，陈皮20克，半夏20克，砂仁10克（后下），佛手20克，厚朴20克，檀香10克（后下），青皮20克，木香10克（后下），槟榔10克，丹参20克，鸡内金20克，珍珠母50克（先煎），枳实20克。

水煎取汁，一日分二次温服。七剂。

2008年11月25日三诊：诸症好转。

处方：香砂六君子汤合丹参饮加减。

党参30克，白术20克，茯苓20克，陈皮20克，半夏20克，砂仁10克（后下），佛手20克，厚朴20克，檀香10克（后下），青皮20克，木香10克（后下），槟榔10克，丹参20克，珍珠母50克（先煎），枳实20克，焦三仙各15克。

水煎取汁，一日分二次温服。七剂。

【病例二】

高某，女，45岁。

2008年2月26日一诊：心胸憋闷疼痛，时作时止，胸闷气短，心悸，食后腹胀，纳少，消瘦，舌淡，苔薄，脉弱。心电图示：ST-T段改变。

处方：香砂六君子汤合丹参饮加减。

党参20克，白术20克，茯苓20克，陈皮20克，半夏20克，砂仁10克（后下），木香10克（后下），厚朴20克，青皮20克，枳壳20克，莱菔子20克，槟榔10克，黄芩20克，白芍20克。

水煎取汁，一日分二次温服。七剂。

2008年3月7日二诊：食少、胃胀症减，胸闷气短，心悸。

处方：师传宁心汤合丹参饮加减。

黄芪20克，生晒参20克（另煎），丹参20克，川芎20克，葛根20克，桑寄生50克，青皮10克，瓜蒌30克，细辛5克，郁金20克，降香10克（后下），砂仁10克（后下），石菖蒲20克，酸枣仁20克，珍珠母50克（先煎），檀香10克（后下），厚朴20克，合欢花20克，首乌藤20克，龙眼肉20克。

水煎取汁，一日分二次温服。七剂。

2008年3月14日三诊：心胸憋闷疼痛、心悸症减，食后腹胀。

处方：师传宁心汤合丹参饮加减。

黄芪20克，生晒参20克（另煎），丹参20克，川芎20克，葛根20克，桑寄生50克，青皮10克，瓜蒌30克，细辛5克，郁金20克，降香10克（后下），砂仁10克（后下），石菖蒲20克，酸枣仁20克，珍珠母50克（先煎），檀香10克（后下），鹿衔草20克，首乌藤20克。

水煎取汁，一日分二次温服。七剂

2008年4月8日四诊：诸症悉减。

处方：师传宁心汤合丹参饮加减。

黄芪20克，生晒参20克，丹参20克，川芎20克，葛根20克，桑寄生50克，青皮10克，瓜蒌30克，细辛15克，郁金20克，降香10克，砂仁10克，石菖蒲20克，酸枣仁20克，珍珠粉30克，鹿衔草20克，三七30克，琥珀15克，檀香10克，厚朴20克，合欢花15克，首乌藤20克，赤芍15克。

一剂配蜜丸，每丸6克，每次一丸，一日二次。

9）兼肾精亏虚

临床表现以胸闷痛、腰膝酸软疼痛等为主要特点，治以补益心气、活血化瘀、补肾填精，方用师传宁心汤加淫羊藿、黄精、杜仲等加减治疗。

【病例一】

付某，女，46岁。

2000年11月17日一诊：心前区憋闷疼痛，气短懒言，失眠多梦，嗜睡，乏力，腰膝酸软疼痛，舌淡，苔薄，脉沉弱，尺脉尤甚。

处方：师传宁心汤加淫羊藿、杜仲等。

黄芪20克，太子参20克，丹参20克，川芎20克，葛根20克，桑寄生50克，青皮10克，瓜蒌30克，郁金20克，降香10克（后下），酸枣仁20克，石菖蒲20克，珍珠母50克（先煎），淫羊藿20克，续断20克，杜仲20克。

水煎取汁，一日分二次温服。七剂。

2000年11月23日二诊：上症好转。

处方：师传宁心汤加淫羊藿、黄精、杜仲等。

黄芪20克，生晒参20克（另煎），丹参20克，川芎20克，葛根20克，桑寄生50克，青皮10克，瓜蒌30克，郁金20克，降香10克（后下），酸枣仁20克，石菖蒲20克，珍珠母50克（先煎），黄精20克，淫羊藿20克，杜仲20克。

水煎取汁，一日分二次温服。七剂。

2000年11月30日三诊：上症好转。

处方：师传宁心汤加淫羊藿、黄精等。

黄芪20克，生晒参20克（另煎），丹参20克，川芎20克，葛根20克，桑寄生50克，青皮20克，瓜蒌30克，郁金20克，降香10克（后下），酸枣仁20克，石菖蒲20克，珍珠母50克（先煎），黄精20克，淫羊藿20克。

水煎取汁，一日分二次温服。七剂。

【病例二】

赵某，女，40岁。

2000年11月24日一诊：心前区憋闷疼痛，时作时止，气短，心悸，劳累后加重，身倦，乏力，腰膝酸软疼痛，近日头窜痛，头重如裹，舌淡，苔白，脉沉弱。

处方：师传宁心汤加天麻等。

黄芪20克，生晒参20克（另煎），丹参20克，川芎20克，葛根20克，桑寄生50克，青皮10克，瓜蒌30克，细辛5克，郁金20克，降香10克（后下），砂仁10克（后下），酸枣仁20克，石菖蒲20克，珍珠母50克（先煎），天麻10克，合欢花20克。

水煎取汁，一日分二次温服。七剂。

2000年11月30日二诊：胸闷、心悸好转，头晕，失眠，尿频。

处方：师传宁心汤加天麻等。

黄芪20克，生晒参20克（另煎），丹参20克，川芎20克，葛根20克，桑寄生50克，青皮10克，瓜蒌30克，郁金20克，降香10克（后下），砂仁10克（后下），酸枣仁20克，石菖蒲20克，珍珠母50克（先煎），乌药20克，桑螵蛸20克，益智仁20克。

水煎取汁，一日分二次温服。七剂。

2000年12月6日三诊：诸症悉减。

处方：师传宁心汤加淫羊藿、杜仲等。

黄芪20克，生晒参20克（另煎），丹参20克，川芎20克，葛根20克，桑寄生50克，青皮20克，瓜蒌30克，郁金20克，降香10克（后下），砂仁10克（后下），酸枣仁20克，石菖蒲20克，珍珠母50克（先煎），桑螵蛸20克，益智仁20克，淫羊藿20克，杜仲20克。

水煎取汁，一日分二次温服。七剂。

10）兼肺失滋养，清肃失调

临床表现以胸闷痛、咳嗽等为主要特点，治以补益心气、活血化瘀、滋补肺阴或宣肺化痰，方用师传宁心汤加麦冬、五味子或苦杏仁、茯苓等加减治疗。

【病例一】

王某，女，64岁。

2008年3月14日一诊：心前区憋闷疼痛，痛引肩背，气短懒言，眠差，身倦乏力，近日感冒后干咳，无痰，舌淡，苔薄，脉沉弱无力。自诉四个月前因冠心病入院治疗。

处方：师传宁心汤去瓜蒌加制川乌、麦冬、五味子等。

黄芪20克，生晒参20克（另煎），丹参20克，川芎20克，葛根20克，桑寄生50克，制川乌10克（先煎），细辛5克，降香10克（后下），砂仁10克（后下），石菖蒲20克，酸枣仁20克，珍珠母50克（先煎），檀香10克（后下），麦冬20克，五味子10克，沙参20克，枳壳20克。

水煎取汁，一日分二次温服。七剂。

2008年3月24日二诊：胸痛、咳嗽症减。

处方：师传宁心汤加麦冬、五味子等。

黄芪20克，生晒参20克（另煎），丹参20克，川芎20克，葛根20克，桑寄生50克，瓜蒌20克，细辛5克，降香10克（后下），砂仁10克（后下），石菖蒲20克，酸枣仁20克，珍珠母50克（先煎），檀香10克（后下），麦冬20克，五味子10克，沙参20克，厚朴20克。

水煎取汁，一日分二次温服。七剂。

2008年3月30日三诊：诸症悉减。

处方：师传宁心汤加麦冬、五味子等。

黄芪20克，生晒参20克（另煎），丹参20克，川芎20克，葛根20克，桑寄生50克，瓜蒌20克，细辛5克，降香10克（后下），砂仁10克（后下），石菖蒲20克，酸枣仁20克，珍珠母50克（先煎），檀香10克（后下），麦冬20克，五味子5克，沙参20克。

水煎取汁，一日分二次温服。七剂。

【病例二】

孙某，男，57岁。

2008年6月6日一诊：心前区憋闷疼痛，气短，眠差，身倦乏力，自汗，盗汗，腰膝酸软疼痛，得温则舒，口干，舌淡边有齿痕，脉沉弱。自诉扩张性心肌病病史一年。

处方：师传宁心汤加减等。

黄芪20克，生晒参20克（另煎），丹参20克，川芎20克，葛根20克，桑寄生50克，瓜蒌20克，降香10克（后下），砂仁10克（后下），石菖蒲20克，酸枣仁20克，珍珠母50克（先煎），鹿衔草20克，檀香10克（后下），煅牡蛎50克（先煎），淫羊藿20克，黄精20克，莲子心20克。

水煎取汁，一日分二次温服。七剂。

2008年6月13日二诊：心痛、腰痛减，时胸闷气短，近日感冒，咳嗽，有痰。

处方：师传宁心汤加茯苓、苦杏仁等。

黄芪20克，生晒参20克（另煎），丹参20克，川芎20克，葛根20克，桑寄生50克，瓜蒌20克，降香10克（后下），砂仁10克（后下），石菖蒲20克，酸枣仁20克，珍珠母50克（先煎），檀香10克（后下），煅牡蛎50克（先煎），鹿衔草20克，淫羊藿20克，莲子心20克，半夏20克，茯苓20克，苦杏仁20克。

水煎取汁，一日分二次温服。七剂。

（2）心血瘀阻

辨证为心血瘀阻，治以活血化瘀、行气止痛，方用血府逐瘀汤加减治疗。

【病例】

许某，女，56岁。

1996年12月23日一诊：心前区憋闷疼痛，时心悸，入睡困难，时彻夜不眠，舌质紫，苔薄，脉沉弦。

处方：血府逐瘀汤加减。

当归20克，生地黄20克，桃仁20克，红花10克，甘草10克，枳壳20克，赤芍20克，柴胡20克，川芎20克，桔梗15克，牛膝15克，丹参20克，砂仁10克（后下），檀香10克（后下）。

水煎取汁，一日分二次温服。三剂。

1996年12月27日二诊：失眠症减，时胸痛。

处方：师传宁心汤加减。

丹参20克，川芎20克，葛根20克，桑寄生50克，降香10克（后下），枳实10克，青皮10克，酸枣仁15克，远志15克，石菖蒲20克，砂仁10克（后下），檀香10克（后下），珍珠母50克（先煎）。

水煎取汁，一日分二次温服。七剂。

1997年1月4日三诊：时胸痛。

处方：师传宁心汤加减。

丹参20克，川芎20克，葛根20克，桑寄生50克，降香10克（后下），枳实10克，青皮10克，酸枣仁15克，远志15克，石菖蒲20克，砂仁10克（后下），檀香10克（后下），珍珠母50克（先煎），酸枣仁20克，柏子仁20克。

水煎取汁，一日分二次温服。七剂。

（3）痰瘀痹阻

辨证为痰瘀痹阻，治以活血祛瘀、豁痰宣痹，方用枳实薤白桂枝汤加减治疗。

【病例】

陈某，女，47岁。

1996年10月25日一诊：胸憋闷疼痛，时作时止，痛引肩背，失眠多梦，胃脘不适，手足麻木，时肢体浮肿，头晕，舌质暗，苔白腻，脉沉。

处方：枳实薤白桂枝汤加减。

枳实20克，瓜蒌20克，薤白20克，葛根20克，降香10克（后下），土鳖虫15克，地龙15克，青皮20克，郁金15克，天麻10克，鸡血藤20克，丹参20克，珍珠母50克（先煎），五加皮20克。

水煎取汁，一日分二次温服。三剂。

1996年10月28日二诊：手足仍麻，余症好转。

处方：师传宁心汤加减。

地龙20克，土鳖虫20克，豨莶草50克，降香10克（后下），川芎10克，丹参20克，鸡血藤30克，赤芍20克，桃仁15克，珍珠母50克（先煎），五加皮20克，枳实20克。

水煎取汁，一日分二次温服。四剂。

1996年11月4日三诊：手足麻减轻，手足发热，胸闷，乏力，舌淡，苔白，脉沉。

处方：师传宁心汤加减。

地龙20克，土鳖虫20克，豨莶草50克，降香10克（后下），川芎10克，丹参20克，鸡血藤30克，赤芍20克，桃仁15克，珍珠母50克（先煎），五加皮20克，枳实20克，黄芪50克，青皮10克，枳实10克。

水煎取汁，一日分二次温服。四剂。

2. 心悸

（1）气虚血瘀

辨证为气虚血瘀，治以补气活血、安神定悸，方用自拟稳心汤加减治疗。自拟稳心汤药物组成如下：黄芪20克、生晒参20克、丹参20克、桑寄生50克、降香10克、石菖蒲20克、珍珠母50克、甘松20克、苦参10克、重楼15克、功劳叶20克。

1）兼痰浊痹阻

临床表现以心悸、胸闷痛等为主要特点，治以补益心气、活血化痰、安神定悸，方用自拟稳心汤加瓜蒌加减治疗。

【病例】

孙某，女，37岁。

2014年2月18日一诊：心悸，失眠多梦，胸闷，气短，乏力，身倦，腰痛，时腹胀满，舌淡，苔薄，脉沉弱时结。

处方：自拟稳心汤加瓜蒌等。

黄芪20克，生晒参20克（另煎），丹参20克，桑寄生50克，降香10克（后下），石菖蒲20克，珍珠母50克（先煎），甘松20克，苦参10克，重楼15克，功劳叶20克，瓜蒌20克，首乌藤20克，柏子仁20克，远志20克，茯神20克，龙齿20克（先煎），白豆蔻10克（后下），厚朴20克，淫羊藿20克。

水煎取汁，一日分二次温服。七剂。

2014年2月27日二诊：心悸，失眠多梦，胸闷，气短。

处方：自拟稳心汤加瓜蒌等。

黄芪20克，生晒参20克（另煎），丹参20克，桑寄生50克，降香10克（后下），石菖蒲20克，珍珠母50克（先煎），甘松20克，苦参10克，重楼15克，功劳叶20克，瓜蒌20克，首乌藤20克，柏子仁20克，远志20克，茯神20克，龙齿20克（先煎），白豆蔻10克（后下），半夏20克。

水煎取汁，一日分二次温服。七剂。

2014年3月3日三诊：诸症悉减。

处方：自拟稳心汤加瓜蒌等。

黄芪20克，生晒参20克（另煎），丹参20克，桑寄生50克，降香10克（后下），石菖蒲20克，珍珠母50克（先煎），甘松20克，苦参10克，重楼15克，功劳叶20克，瓜蒌20克，首乌藤20克，柏子仁20克，远志20克，茯神20克，龙齿20克（先煎），半夏20克。

水煎取汁，一日分二次温服。七剂。

2）兼寒凝痹阻

临床表现以心悸、胸痛剧烈、遇寒加重等为主要特点，治以温阳散寒、活血化瘀、安神定悸，方用自拟稳心汤加制川乌等加减治疗。

【病例一】

于某，女，45岁。

2008年9月22日一诊：心悸，胸痛，眠差多梦，呃逆，乏力，舌淡，苔白，脉结代。

处方：自拟稳心汤加制川乌等。

黄芪20克，生晒参20克（另煎），丹参20克，桑寄生50克，降香15克（后下），石菖蒲20克，珍珠母50克（先煎），甘松20克，苦参10克，重楼15克，功劳叶20克，制川乌10克（先煎），砂仁10克（后下），檀香10克（后下），合欢花20克，首乌藤20克。

水煎取汁，一日分二次温服。七剂。

2008年9月30日二诊：心悸减轻，眠尚可，呃逆减。

处方：自拟稳心汤加减。

黄芪20克，生晒参20克（另煎），丹参20克，桑寄生50克，降香10克（后下），石菖蒲20克，珍珠母50克（先煎），甘松20克，苦参10克，重楼15克，功劳叶20克，厚朴20克。

水煎取汁，一日分二次温服。七剂。

2008年10月9日三诊：上症好转。

处方：自拟稳心汤加减。

黄芪20克，生晒参20克（另煎），丹参20克，桑寄生50克，降香10克（后下），石菖蒲20克，珍珠母50克（先煎），甘松20克，苦参10克，重楼15克，功劳叶20克，龙眼肉20克，白豆蔻10克（后下）。

水煎取汁，一日分二次温服。七剂。

2008年10月17日四诊：仍呃逆，余症好转。

处方：自拟稳心汤加减。

黄芪20克，生晒参20克（另煎），丹参20克，桑寄生50克，降香10克（后下），石菖蒲20克，珍珠母50克（先煎），甘松20克，苦参10克，重楼15克，功劳叶20克，柿蒂20克，丁香5克。

水煎取汁，一日分二次温服。七剂。

【病例二】

周某，女，50岁。

2007年9月3日一诊：心悸不安，胸闷不适，心痛时作，发作前舌痛，眠差，乏力，耳鸣，口干，时心烦乱，舌淡，苔薄，脉促无力。

处方：自拟稳心汤加制川乌等。

黄芪20克，生晒参20克（另煎），丹参20克，桑寄生50克，降香10克（后下），石菖蒲20克，珍珠母50克（先煎），甘松20克，苦参10克，重楼15克，功劳叶20克，砂仁10克（后下），檀香10克（后下），制川乌5克（先煎），合欢花20克，龙眼肉20克，麦冬15克，五味子10克。

水煎取汁，一日分二次温服。七剂。

2007年9月26日二诊：心悸、胸痛减轻，时心烦，胸闷。

处方：自拟稳心汤加制川乌等。

黄芪20克，生晒参20克（另煎），丹参20克，川芎20克，葛根20克，桑寄生50克，制川乌10克（先煎），降香10克（后下），砂仁10克（后下），石菖蒲20克，酸枣仁20克，珍珠母50克（先煎），檀香10克（后下），鹿衔草25克，甘松20克，苦参10克，功劳叶20克，合欢花20克，龙眼肉20克。

水煎取汁，一日分二次温服。七剂。

2007年10月3日三诊：诸症悉减。

处方：自拟稳心汤加制川乌等。

黄芪20克，生晒参20克（另煎），丹参20克，川芎20克，葛根20克，桑寄生50克，制川乌10克（先煎），降香10克（后下），砂仁10克（后下），石菖蒲20克，酸枣仁20克，珍珠母50克（先煎），檀香10克（后下），鹿衔草25克，甘松20克，苦参10克，功劳叶20克，柏子仁20克。

水煎取汁，一日分二次温服。七剂。

3）兼心血不足、心神失养

临床表现以心悸、胸闷痛、失眠多梦等为主要特点，治以补气活血、养心安神，方用自拟稳心汤加酸枣仁、首乌藤、合欢花、龙眼肉等加减治疗。

【病例一】

刘某，女，50岁。

2009年3月13日一诊：心悸不安，失眠多梦，神倦乏力，劳则尤甚，舌淡，苔薄，脉沉。

处方：自拟稳心汤加酸枣仁、首乌藤等。

黄芪20克，生晒参20克（另煎），丹参20克，桑寄生50克，降香10克（后下），石菖蒲20克，珍珠母50克（先煎），甘松20克，苦参10克，重楼15克，功劳叶20克，酸枣仁20克，首乌藤20克，合欢花20克。

水煎取汁，一日分二次温服。七剂。

2009年3月23日二诊：时心悸不安。

处方：自拟稳心汤加酸枣仁、首乌藤等。

黄芪20克，生晒参20克（另煎），丹参20克，桑寄生50克，降香10克（后下），石菖蒲20克，珍珠母50克（先煎），甘松20克，苦参10克，重楼15克，功劳叶20克，酸枣仁20克，首乌藤20克，郁金20克。

水煎取汁，一日分二次温服。七剂。

2009年3月29日三诊：上症好转。

处方：自拟稳心汤加酸枣仁、首乌藤等。

黄芪20克，生晒参20克（另煎），丹参20克，桑寄生50克，降香10克（后下），石菖蒲20克，珍珠母50克（先煎），甘松20克，苦参10克，重楼15克，功劳叶20克，酸枣仁20克，首乌藤20克，合欢花20克，龙眼肉20克。

水煎取汁，一日分二次温服。七剂。

【病例二】

张某，女，30岁。

2006年11月30日一诊：心悸不安，失眠多梦，易醒，神倦乏力，劳则尤甚，舌淡，苔薄，脉沉细。

处方：自拟稳心汤加合欢花、龙眼肉等。

黄芪20克，生晒参20克（另煎），丹参20克，桑寄生50克，降香10克（后下），石菖蒲20克，珍珠母50克（先煎），甘松20克，苦参10克，重楼15克，功劳叶20克，郁金20克，合欢花20克，龙眼肉20克。

水煎取汁，一日分二次温服。七剂。

2006年12月18日二诊：眠差好转，烦躁，畏寒，关节痛。

处方：归脾汤加减。

黄芪20克，党参30克，白术20克，肉桂10克（后下），茯苓20克，茯神20克，柏子仁20克，远志20克，酸枣仁20克，当归15克，五味子10克，木瓜20克，珍珠母50克（先煎），合欢花20克，羌活10克。

水煎取汁，一日分二次温服。七剂。

2006年12月25日三诊：眠差好转，时烦躁，余症悉减。

处方：归脾汤加减。

黄芪20克，党参30克，白术20克，肉桂10克（后下），茯苓20克，茯神20克，柏子仁20克，远志20克，酸枣仁20克，当归15克，五味子10克，木瓜20克，珍珠母50克（先煎），合欢花20克，龙眼肉20克。

水煎取汁，一日分二次温服。七剂。

4）兼瘀久化热

临床表现以心悸、心烦热、口干等为主要特点，治以益气活血、清热养阴、安神定悸，方用自拟稳心汤加莲子心、牡丹皮、麦冬、五味子等加减治疗。

【病例一】

王某，女，55岁。

2009年2月18日一诊：心悸不安，失眠多梦，神倦乏力，劳则尤甚，心烦易怒，口干，时口苦，头晕，舌红，苔少，脉弦稍数。

处方：自拟稳心汤加麦冬、五味子、莲子心、牡丹皮等。

黄芪20克，生晒参20克（另煎），丹参20克，桑寄生50克，降香10克（后下），石菖蒲20克，珍珠母50克（先煎），甘松20克，苦参10克，重楼15克，功劳叶20克，首乌藤20克，合欢花20克，麦冬20克，五味子10克，莲子心20克，牡丹皮20克。

水煎取汁，一日分二次温服。七剂。

2009年2月27日二诊：心悸不安，失眠多梦，神倦乏力，口干。

处方：自拟稳心汤加麦冬、五味子、莲子心等。

黄芪20克，生晒参20克（另煎），丹参20克，桑寄生50克，降香10克（后下），石菖蒲20克，珍珠母50克（先煎），甘松20克，苦参10克，重楼15克，功劳叶20克，合欢花20克，郁金20克，麦冬20克，五味子10克，莲子心20克。

水煎取汁，一日分二次温服。七剂。

2009年3月3日三诊：上症好转。

处方：自拟稳心汤加麦冬、五味子等。

黄芪20克，生晒参20克（另煎），丹参20克，桑寄生50克，降香10克（后下），石菖蒲20克，珍珠母50克（先煎），甘松20克，苦参10克，重楼15克，功劳叶20克，合欢花20克，郁金20克，麦冬20克，五味子10克。

水煎取汁，一日分二次温服。七剂。

【病例二】

吴某，男，60岁。

2008年3月4日一诊：心悸不安，失眠多梦，腰膝酸痛，神倦乏力，劳则尤甚，口干，两目干涩，舌红，苔少，脉弦细无力。

处方：自拟稳心汤加麦冬、五味子等。

黄芪20克，生晒参20克（另煎），丹参20克，桑寄生50克，降香10克（后下），石菖蒲20克，珍珠母50克（先煎），甘松20克，苦参10克，重楼15克，功劳叶20克，麦冬20克，五味子10克，酸枣仁20克，淫羊藿20克，黄精20克。

水煎取汁，一日分二次温服。七剂。

2008年3月14日二诊：心悸减轻，近日眠差，心烦。

处方：自拟稳心汤加麦冬、五味子等。

黄芪20克，生晒参20克（另煎），丹参20克，桑寄生50克，降香10克（后下），石菖蒲20克，珍珠母50克（先煎），甘松20克，苦参10克，重楼15克，功劳叶20克，鹿衔草25克，淫羊藿20克，黄精20克，麦冬20克，五味子10克，酸枣仁20克，郁金20克。

水煎取汁，一日分二次温服。七剂。

2008年3月20日三诊：诸症悉减。

处方：自拟稳心汤加麦冬、五味子等。

黄芪20克，生晒参20克（另煎），丹参20克，桑寄生50克，降香10克（后下），石菖蒲20克，珍珠母50克（先煎），甘松20克，苦参10克，重楼15克，功劳叶20克，鹿衔草25克，淫羊藿20克，黄精20克，麦冬20克，五味子10克，酸枣仁20克。

水煎取汁，一日分二次温服。七剂。

5）兼痰瘀阻络

临床表现以心悸、肢体麻木等为主要特点，治以益气活血、化痰通络、安神定悸，方用自拟稳心汤加豨莶草、地龙、鸡血藤等加减治疗。

【病例一】

孔某，女，74岁。

2008年10月9日一诊：心悸不安，失眠多梦，神倦乏力，劳则尤甚，头晕，左侧头身麻木，运动不利，双肩沉重，纳可，舌淡，苔白，脉沉弱细。

处方：自拟稳心汤加豨莶草、地龙、鸡血藤等。

黄芪20克，生晒参20克（另煎），丹参20克，桑寄生50克，降香10克（后下），石菖蒲20克，珍珠母50克（先煎），甘松20克，苦参10克，重楼15克，功劳叶20克，豨莶草50克，地龙20克，鸡血藤20克，僵蚕20克。

水煎取汁，一日分二次温服。七剂。

2008年10月20日二诊：时头晕，心悸减轻，心烦，易惊悸，发作时半身不利加重，余症好转。

处方：自拟稳心汤加豨莶草、地龙、鸡血藤等。

黄芪20克，生晒参20克（另煎），丹参20克，川芎20克，葛根20克，桑寄生50克，降香10克（后下），石菖蒲20克，酸枣仁20克，珍珠母50克（先煎），鹿衔草20克，豨莶草50克，地龙20克，鸡血藤20克，合欢花20克，首乌藤20克，天麻20克。

水煎取汁，一日分二次温服。七剂。

2008年10月27日三诊：心悸减轻，心烦，余症好转。

处方：自拟稳心汤加豨莶草、地龙、鸡血藤等。

黄芪20克，生晒参20克（另煎），丹参20克，川芎20克，葛根20克，桑寄生50克，降香10克（后下），石菖蒲20克，酸枣仁20克，珍珠母50克（先煎），鹿衔草20克，豨莶草50克，地龙20克，鸡血藤20克，合欢花20克，首乌藤20克。

水煎取汁，一日分二次温服。七剂。

【病例二】

马某，女，50岁。

2008年4月21日一诊：心悸不安，失眠多梦，神倦乏力，劳则尤甚，肢体麻木，时手颤，心烦易怒，舌淡，苔薄，脉弦。

处方：自拟稳心汤加豨莶草、地龙、鸡血藤等。

黄芪20克，生晒参20克（另煎），丹参20克，桑寄生50克，降香10克（后下），石菖蒲20克，珍珠母50克（先煎），甘松20克，苦参10克，重楼15克，功劳叶20克，首乌藤20克，豨莶草50克，地龙20克，鸡血藤20克。

水煎取汁，一日分二次温服。七剂。

2008年4月29日二诊：心悸不安，时手颤，心烦易怒。

处方：自拟稳心汤加豨莶草、地龙、鸡血藤等。

黄芪20克，生晒参20克（另煎），丹参20克，桑寄生50克，降香10克（后下），石菖蒲20克，珍珠母50克（先煎），甘松20克，苦参10克，重楼15克，功劳叶20克，首乌藤20克，豨莶草50克，地龙20克，鸡血藤20克，首乌藤20克。

水煎取汁，一日分二次温服。七剂。

2008年7月2日三诊：心悸好转，手仍时颤抖，目干涩。

处方：自拟稳心汤加瓜蒌、豨莶草、地龙、鸡血藤等。

黄芪20克，生晒参20克，丹参20克，桑寄生50克，降香10克，石菖蒲20克，珍珠粉50克，甘松20克，苦参10克，重楼15克，功劳叶20克，琥珀15克，砂仁10克，瓜蒌15克，豨莶草50克，鸡血藤15克，地龙15克，首乌藤15克，合欢花15克。

一剂配蜜丸，每丸6克，每次一丸，一日二次。

6）兼水湿外溢

临床表现以心悸、胸闷痛、肢体浮肿等为主要特点，治以补益心气、活血利水，方用自拟稳心汤加茯苓、泽泻、虎杖等加减治疗。

【病例】

王某，女，70岁。

2007年11月23日一诊：心悸不安，胸闷，气短，失眠多梦，神倦乏力，劳则尤甚，头面浮肿，胃胀，口苦，舌红，苔薄黄，脉沉涩。泌尿系统彩超示：双肾结石。

处方：自拟稳心汤加茯苓、泽泻、虎杖等。

黄芪20克，生晒参20克（另煎），丹参20克，桑寄生50克，降香10克（后下），石菖蒲20克，珍珠母50克（先煎），甘松20克，苦参10克，重楼15克，功劳叶20克，茯苓30克，虎杖20克，木香15克（后下），合欢花20克，瓜蒌30克，龙眼肉20克，泽泻30克，厚朴20克。

水煎取汁，一日分二次温服。七剂。

2007年11月30日二诊：心悸减，胸闷，多梦，晨起目肿，足跟无力，下肢沉重，呃逆，乏力，汗出，舌淡，苔薄白，脉沉涩。

处方：自拟稳心汤加茯苓、泽泻、虎杖等。

黄芪20克，生晒参20克（另煎），丹参20克，桑寄生50克，降香10克（后下），石菖蒲20克，珍珠母50克（先煎），甘松20克，苦参10克，重楼15克，功劳叶20克，茯苓30克，泽泻30克，虎杖20克，木香15克（后下），瓜蒌30克，龙眼肉20克，厚朴20克，煅牡蛎50克（先煎）。

水煎取汁，一日分二次温服。七剂。

2007年12月6日三诊：诸症悉减。

处方：自拟稳心汤加茯苓、泽泻、虎杖等。

黄芪20克，生晒参20克（另煎），丹参20克，桑寄生50克，降香10克（后下），石菖蒲20克，珍珠母50克（先煎），甘松20克，苦参10克，重楼15克，功劳叶20克，茯苓30克，泽泻30克，虎杖20克，木香15克（后下），瓜蒌30克，龙眼肉20克，厚朴20克。

水煎取汁，一日分二次温服。七剂。

7）兼心阳亏虚

临床表现以心悸、心动过缓、脉迟无力等为主要特点，治以振奋心阳、活血化瘀、安神定悸，方用自拟稳心汤合桂枝甘草龙骨牡蛎汤等加减治疗。

【病例一】

赵某，女，53岁。

2009年10月24日一诊：心悸不安，胸闷短，失眠多梦，神倦乏力，劳则尤甚，手足逆冷，舌淡，苔薄，脉沉迟无力。心电图示：心动过缓。

处方：自拟稳心汤合桂枝甘草汤加减。

黄芪20克，生晒参20克（另煎），丹参20克，桑寄生50克，降香10克（后下），石菖蒲20克，珍珠母50克（先煎），甘松20克，苦参10克，重楼15克，功劳叶20克，桂枝20克，炙甘草10克。

水煎取汁，一日分二次温服。七剂。

2009年11月3日二诊：上症好转，近日感冒，时咳嗽，有痰。

处方：自拟稳心汤加减。

黄芪20克，生晒参20克（另煎），丹参20克，桑寄生50克，降香10克（后下），石菖蒲20克，珍珠母50克（先煎），甘松20克，苦参10克，重楼15克，功劳叶20克，白花蛇舌草20克，瓜蒌20克。

水煎取汁，一日分二次温服。七剂。

2009年11月10日三诊：时心悸，余症悉减。

处方：自拟稳心汤加减。

黄芪20克，生晒参20克（另煎），丹参20克，桑寄生50克，降香10克（后下），石菖蒲20克，珍珠母50克（先煎），甘松20克，苦参10克，重楼15克，功劳叶20克，瓜蒌20克。

水煎取汁，一日分二次温服。七剂。

【病例二】

刘某，女，39岁。

2007年2月10日一诊：心悸不安，胸闷短，失眠多梦，神倦乏力，劳则尤甚，腹胀，时腹痛，纳差，平素手足厥逆，舌淡，苔薄边有齿痕，脉沉缓无力。自诉心肌炎后遗症，心动过缓病史多年，一个月前因胸闷气短、心悸入院治疗。

处方：自拟稳心汤合桂枝甘草龙骨牡蛎汤、黄芪健中汤加减。

黄芪20克，生晒参20克（另煎），丹参20克，降香10克（后下），白芍40克，白术20克，桂枝20克，炙甘草10克，生牡蛎50克（先煎），生龙骨30克（先煎），鹿衔草25克，甘松20克，砂仁10克（后下），檀香10克（后下），瓜蒌20克。

水煎取汁，一日分二次温服。七剂。

2007年2月9日二诊：劳累后胸闷心慌，余症好转。

处方：自拟稳心汤合桂枝甘草龙骨牡蛎汤加减。

黄芪20克，生晒参20克（另煎），丹参20克，降香10克（后下），白芍40克，桂枝20克，炙甘草10克，生牡蛎50克（先煎），生龙骨30克（先煎），鹿衔草25克，甘松20克，砂仁10克（后下），檀香10克（后下），瓜蒌20克，青皮10克，细辛5克。

水煎取汁，一日分二次温服。七剂。

2007年2月17日三诊：诸症好转。

处方：自拟稳心汤合桂枝甘草龙骨牡蛎汤加减。

黄芪20克，生晒参20克（另煎），丹参20克，降香10克（后下），白芍40克，桂枝20克，炙甘草10克，生牡蛎50克（先煎），生龙骨30克（先煎），鹿衔草25克，甘松20克，砂仁10克（后下），檀香10克（后下），细辛5克。

水煎取汁，一日分二次温服。七剂。

（2）心气不足

辨证为心气不足，治以补益心气、安神定悸，方用养心汤加减治疗。

【病例】

李某，女，39岁。

2008年2月20日一诊：心悸不安，胸闷气短，手震颤，右眼角跳动，失眠多梦，舌淡，苔白，脉细。

处方：养心汤加减。

黄芪50克，生晒参20克（另煎），茯神20克，茯苓20克，柏子仁20克，酸枣仁20克，远志20克，合欢花20克，珍珠母50克（先煎），龙齿25克（先煎），当归15克，白术20克，石决明30克（先煎），丹参20克，降香10克（后下），石菖蒲20克。

水煎取汁，一日分二次温服。七剂。

2008年2月26日二诊：心悸减轻，手麻稍减，眠差，余症好转。

处方：养心汤加减。

黄芪50克，生晒参20克（另煎），茯神20克，茯苓20克，柏子仁20克，酸枣仁20克，远志20克，合欢花20克，珍珠母50克（先煎），龙齿25克（先煎），石决明30克（先煎），丹参20克，降香10克（后下），石菖蒲20克，豨莶草50克，地龙20克。

水煎取汁，一日分二次温服。七剂。

2008年3月3日三诊：诸症好转。

处方：养心汤加减。

黄芪50克，生晒参20克（另煎），茯神20克，茯苓20克，柏子仁20克，酸枣仁20克，远志20克，合欢花20克，珍珠母50克（先煎），龙齿25克（先煎），丹参20克，降香10克（后下），石菖蒲20克，豨莶草50克，地龙20克。

水煎取汁，一日分二次温服。七剂。

（3）气血亏虚

辨证为气血亏虚、心神所养、心动失常，治以益气养血、宁心安神，方用天王补心丹加减治疗。

【病例】

关某，女，52岁。

2000年12月25日一诊：心悸不安，胸闷气短，失眠多梦，易受惊，乏力身倦，心烦，舌淡，苔薄，脉细涩。

处方：天王补心丹加减。

柏子仁20克，五味子10克，当归15克，生地黄20克，桔梗15克，丹参20克，党参20克，天冬20克，麦冬20克，远志15克，酸枣仁20克，合欢花20克，珍珠母50克（先煎），首乌藤20克，龙齿25克（先煎），太子参20克。

水煎取汁，一日分二次温服。四剂。

2000年12月29日二诊：心悸减轻，仍怕惊，烦乱。

处方：天王补心丹加减。

柏子仁20克，五味子10克，当归15克，生地黄20克，桔梗15克，丹参20克，党参20克，天冬20克，麦冬20克，远志15克，酸枣仁20克，合欢花20克，珍珠母50克（先煎），首乌藤20克，龙齿25克（先煎）。

水煎取汁，一日分二次温服。七剂。

2001年1月5日三诊：心慌，烦乱，恐惧。

处方：柏子仁20克，五味子10克，茯苓20克，当归15克，生地黄20克，丹参20克，党参20克，麦冬20克，远志15克，酸枣仁20克，鹿衔草20克，珍珠母50克（先煎），首乌藤20克，龙齿25克（先煎），枳壳15克，合欢花20克。

水煎取汁，一日分二次温服。七剂。

2001年1月12日四诊：心悸减轻，恐惧，善太息，余症好转。

处方：天王补心丹加减。

柏子仁20克，五味子10克，茯苓20克，当归15克，生地黄20克，丹参20克，党参20克，麦冬20克，远志15克，酸枣仁20克，鹿衔草20克，珍珠母50克（先煎），首乌藤

20克，龙齿25克（先煎），太子参20克，合欢花20克。

水煎取汁，一日分二次温服。七剂。

2001年1月19日五诊：上症好转。

处方：天王补心丹加减。

柏子仁20克，五味子10克，茯苓20克，当归15克，生地黄20克，丹参20克，党参20克，麦冬20克，远志15克，酸枣仁20克，珍珠母50克（先煎），首乌藤20克，龙齿25克（先煎），合欢花20克，葛根20克，川芎20克，桑寄生50克。

水煎取汁，一日分二次温服。七剂。

（4）肝郁脾虚

辨证为肝郁脾虚，治以疏肝理脾、养血安神，方用逍遥散加减治疗。

【病例】

单某，女，48岁。

2001年2月5日一诊：心悸不安，胸闷不适，失眠，五心烦热，盗汗，头部跳痛，下肢外侧麻木，纳少，腹胀，月经数月未至，舌红，苔薄，脉弦。

处方：逍遥散加减。

牡丹皮10克，栀子10克，当归15克，白芍15克，白术15克，茯苓10克，木瓜30克，珍珠母30克（先煎），丹参20克，煅牡蛎30克（先煎），地龙20克，豨莶草50克，鸡血藤20克。

水煎取汁，一日分二次温服。七剂。

2001年2月12日二诊：心悸不安，胸闷不适，失眠，纳少，腹胀。

处方：逍遥散加减。

牡丹皮10克，栀子10克，当归15克，白芍15克，白术15克，茯苓10克，木瓜30克，珍珠母30克（先煎），丹参20克，煅牡蛎30克（先煎），地龙20克，豨莶草50克，鸡血藤20克，柏子仁20克。

水煎取汁，一日分二次温服。七剂。

2001年2月19日三诊：心悸减轻，汗出，乏力，肢体麻木，余症好转。

处方：当归六黄汤合玉屏风散、牡蛎散加减。

黄芪50克，白术30克，防风5克，熟地黄30克，生地黄20克，黄芩10克，黄连5克，黄柏5克，山茱萸20克，五味子5克，煅牡蛎50克（先煎），浮小麦20克，麻黄根10克，木瓜30克，续断20克。

水煎取汁，一日分二次温服。七剂。

（5）心脾两虚

辨证为心脾两虚，治以益气养血、健脾养心，方用归脾汤加减治疗。

【病例】

刘某，女，15岁。

2008年2月20日一诊：心悸不安，胸闷气短，乏力，多梦，腰酸痛，纳少，食后腹胀满，舌淡胖，有齿痕，苔薄，脉沉。

处方：归脾汤加减。

党参15克，白术15克，茯苓15克，陈皮15克，半夏15克，砂仁10克（后下），佛手15克，厚朴15克，黄芪20克，当归15克，远志15克，酸枣仁15克，延胡索15克，红豆蔻5克（后下），青皮10克，槟榔10克。

水煎取汁，一日分二次温服。七剂。

2008年2月26日二诊：症好转。

处方：归脾汤加减。

黄芪20克，党参15克，白术15克，茯苓15克，远志15克，酸枣仁15克，延胡索15克，高良姜10克，砂仁10克（后下），木香5克（后下），槟榔10克，青皮10克，陈皮15克，厚朴15克，合欢皮15克，龙眼肉15克。

水煎取汁，一日分二次温服。七剂。

2008年3月5日三诊：时心悸，多梦，余症悉减。

处方：归脾汤加减。

黄芪20克，党参15克，白术15克，茯苓15克，远志15克，酸枣仁15克，延胡索15克，高良姜10克，砂仁10克（后下），木香5克（后下），槟榔10克，青皮10克，陈皮15克，厚朴15克，龙眼肉15克。

水煎取汁，一日分二次温服。七剂。

3. 不寐

（1）心血瘀阻

辨证为心血瘀阻，临床表现以不寐日久不愈、彻夜不眠或服用睡眠药无效者，治以活血化瘀、镇心安神，方用血府逐瘀汤加减治疗，之后再辨证治疗。

【病例一】

刘某，女，36岁。

2008年3月4日一诊：失眠半年余，每日可睡2～3小时，甚则彻夜不眠，多梦，头痛，手足凉，舌淡，苔白，脉沉。

处方：血府逐瘀汤加减。

生地黄20克，当归15克，桃仁20克，红花15克，甘草10克，枳壳20克，赤芍20克，柴胡15克，川芎20克，桔梗15克，牛膝20克，龙齿25克（先煎），珍珠母50克（先煎）。

水煎取汁，一日分二次温服。七剂。

2000年3月11日二诊：失眠减轻，近日咽中不适，有痰，余症好转。

处方：天王补心丹加减。

柏子仁20克，五味子10克，当归15克，生地黄20克，茯苓30克，桔梗15克，丹参20克，党参30克，麦冬20克，酸枣仁20克，远志20克，合欢花20克，首乌藤20克，珍珠母50克（先煎），甘草10克，玄参20克。

水煎取汁，一日分二次温服。七剂。

2000年3月19日三诊：失眠减轻，余症好转。

处方：天王补心丹加减。

柏子仁20克，五味子10克，当归15克，生地黄20克，茯苓30克，桔梗15克，丹参20克，党参30克，麦冬20克，酸枣仁20克，远志20克，合欢花20克，首乌藤20克，珍珠母50克（先煎）。

水煎取汁，一日分二次温服。七剂。

【病例二】

张某，女，50岁。

2001年2月26日一诊：失眠，头晕，心前区不适，心烦，烘热汗出，恶心，口干，月经不调，舌暗，苔薄边有齿痕，脉细。既往脑出血病史。

处方：血府逐瘀汤加减。

生地黄30克，当归20克，桃仁20克，红花10克，甘草10克，枳壳20克，赤芍15克，柴胡10克，川芎20克，桔梗15克，牛膝15克，珍珠母50克（先煎），生龙骨30克（先煎），生牡蛎30克（先煎）。

水煎取汁，一日分二次温服。二剂。

2001年2月28日二诊：失眠稍减，口干，有痰难咯，头晕，头束紧感，舌暗，苔薄有齿痕，脉沉细。

处方：半夏白术天麻汤加减。

半夏20克，白术20克，天麻15克，茯苓20克，泽泻30克，僵蚕15克，胆南星10克，远志10克，酸枣仁20克，丹参20克，麦冬20克，五味子10克，柏子仁20克，珍珠母50克（先煎），天冬15克。

水煎取汁，一日分二次温服。五剂。

2001年3月5日三诊：失眠减轻，头晕、口干症减，仍有痰，难咯，余症好转。

处方：上方减天冬，加太子参30克，前胡20克，瓜蒌20克。

水煎取汁，一日分二次温服。五剂。

（2）心气不足

辨证为心气不足，治以补益心气、养心安神，方用养心汤加减治疗，不寐日久不愈者尚可累及他脏当辨证施治。

【病例一】

顾某，女，43岁。

2008年3月25日一诊：失眠多梦，心悸不安，胸闷气短，腰酸痛不适，面色萎黄，乏力身倦，手足厥冷，少腹喜热畏寒，舌淡，苔白，脉沉。

处方：养心汤加减。

黄芪50克，生晒参20克（另煎），茯苓20克，茯神20克，柏子仁20克，酸枣仁20克，远志20克，白术20克，枸杞子20克，肉桂20克（后下），淫羊藿20克，黄精20克，珍珠母50克（先煎），杜仲20克，巴戟天20克，石菖蒲20克。

水煎取汁，一日分二次温服。七剂。

2008年4月9日二诊：服药后眠可，腰酸痛减，乏力，余症好转。

处方：养心汤加减。

黄芪50克，生晒参20克（另煎），茯苓20克，茯神20克，柏子仁20克，酸枣仁20克，远志20克，白术20克，枸杞子20克，淫羊藿20克，珍珠母50克（先煎），杜仲20克，巴戟天20克，石菖蒲20克，合欢花20克，首乌藤20克。

水煎取汁，一日分二次温服。七剂。

2008年4月17日三诊：诸症好转。

处方：养心汤加减。

黄芪50克，生晒参20克（另煎），茯苓20克，茯神20克，柏子仁20克，酸枣仁20克，远志20克，白术20克，枸杞子20克，淫羊藿20克，珍珠母50克（先煎），杜仲20克，巴戟天20克，石菖蒲20克，首乌藤20克，黄精20克。

水煎取汁，一日分二次温服。七剂。

【病例二】

许某，女，26 岁。

2008 年 10 月 7 日一诊：眠差，心悸，近日因生气胸闷气短，痛引肩背，劳累加重，头晕，时头痛，舌淡，苔白，脉沉。

处方：养心汤加减。

黄芪 50 克，党参 30 克，茯苓 20 克，白术 20 克，茯神 20 克，柏子仁 20 克，酸枣仁 20 克，远志 20 克，肉桂 5 克（后下），首乌藤 20 克，合欢花 20 克，枳壳 20 克，珍珠母 50 克（先煎），砂仁 10 克（后下），檀香 10 克（后下），陈皮 20 克。

水煎取汁，一日分二次温服。七剂。

2008 年 10 月 24 日二诊：心悸失眠减轻，畏寒，余症好转。

处方：上方加附子 5 克（先煎）。

水煎取汁，一日分二次温服。七剂。

2008 年 10 月 30 日三诊：诸症好转。

处方：养心汤加减。

黄芪 50 克，党参 30 克，茯苓 20 克，白术 20 克，茯神 20 克，柏子仁 20 克，酸枣仁 20 克，远志 20 克，肉桂 5 克（后下），首乌藤 20 克，合欢花 20 克，枳壳 20 克，珍珠母 50 克（先煎），砂仁 10 克（后下），檀香 10 克（后下）。

水煎取汁，一日分二次温服。七剂。

（3）心脾两虚

辨证为心脾两虚，治以益气养血、健脾养心，方用归脾汤加减治疗。

【病例一】

郭某，女，49 岁。

2008 年 5 月 8 日一诊：失眠多梦，健忘，时晨起浮肿，手心出汗，左肩部时痛，舌淡，苔白，脉沉弱。

处方：归脾汤加减。

黄芪 50 克，党参 30 克，白术 20 克，当归 10 克，茯苓 20 克，远志 20 克，酸枣仁 20 克，龙眼肉 20 克，陈皮 20 克，半夏 20 克，砂仁 10 克（后下），佛手 20 克，厚朴 20 克，煅牡蛎 50 克（先煎），合欢花 20 克，首乌藤 20 克。

水煎取汁，一日分二次温服。七剂。

2008 年 5 月 23 日二诊：眠差减轻，余症同前。

处方：上方减合欢花，加合欢皮 20 克。

水煎取汁，一日分二次温服。七剂。

2008 年 5 月 29 日三诊：眠差减轻，近日头晕，项不利，余症好转。

处方：上方加蔓荆子 20 克，葛根 20 克。

水煎取汁，一日分二次温服。七剂。

2008 年 6 月 6 日四诊：失眠好转，近日腹胀，余症均好转。

处方：归脾汤加减。

黄芪 50 克，党参 30 克，白术 20 克，当归 10 克，茯苓 20 克，远志 20 克，酸枣仁 20 克，龙眼肉 20 克，陈皮 20 克，半夏 20 克，砂仁 10 克（后下），佛手 20 克，厚朴 20 克，珍珠母

50 克（先煎），首乌藤 20 克，合欢花 20 克，蔓荆子 20 克，葛根 20 克，桂枝 10 克。

水煎取汁，一日分二次温服。七剂。

【病例二】

郜某，男，40 岁。

2000 年 11 月 14 日一诊：失眠多梦，多思，焦虑，纳食尚可，时腹胀满，腰膝酸软不适，喜热畏寒，舌淡，苔白，脉沉。

处方：归脾汤加减。

黄芪 50 克，党参 30 克，白术 20 克，茯苓 20 克，当归 15 克，川芎 20 克，白芍 15 克，酸枣仁 20 克，远志 20 克，木香 10 克（后下），珍珠母 50 克（先煎），杜仲 20 克，桑寄生 20 克，黑芝麻 15 克，肉桂 15 克（后下）。

水煎取汁，一日分二次温服。五剂。

2000 年 11 月 20 日二诊：上症均减轻。

处方：上方加琥珀 5 克（研末冲服）。

水煎取汁，一日分二次温服。七剂。

2000 年 11 月 29 日三诊：诸症悉减。

处方：归脾汤加减。

黄芪 50 克，党参 30 克，白术 20 克，茯苓 20 克，当归 15 克，川芎 20 克，白芍 15 克，酸枣仁 20 克，远志 20 克，木香 10 克（后下），珍珠母 50 克（先煎），杜仲 20 克，桑寄生 20 克，肉桂 15 克（后下），琥珀 5 克（研末冲服）。

水煎取汁，一日分二次温服。七剂。

（4）心肾不交

辨证为心肾不交，治以滋阴降火、养心安神，方用天王补心丹加减。

【病例一】

孙某，女，40 岁。

2008 年 10 月 15 日一诊：眠差，凌晨三点则醒，难以入睡，面部生斑，大便干，口干，舌红，少苔，脉沉弱。

处方：天王补心丹加减。

柏子仁 20 克，五味子 10 克，茯苓 20 克，当归 15 克，生地黄 20 克，丹参 20 克，党参 30 克，麦冬 20 克，酸枣仁 20 克，远志 20 克，黄精 20 克，薏苡仁 50 克，珍珠母 50 克（先煎），首乌藤 20 克，合欢花 20 克，灵芝 15 克。

水煎取汁，一日分二次温服。七剂。

2008 年 10 月 22 日二诊：失眠好转，余症同前。

处方：柏子仁 20 克，五味子 5 克，生地黄 20 克，当归 20 克，天冬 20 克，麦冬 20 克，远志 20 克，茯神 20 克，砂仁 10 克（后下），桔梗 20 克，生晒参 20 克（另煎），丹参 20 克，酸枣仁 20 克，远志 20 克，珍珠母 20 克（先煎），黄精 20 克，薏苡仁 50 克，首乌藤 20 克，合欢花 20 克，灵芝 20 克。

水煎取汁，一日分二次温服。七剂。

2008 年 10 月 31 日三诊：睡眠尚可，仍觉口干，余症好转。

处方：上方加玄参 20 克。

水煎取汁，一日分二次温服。七剂。

2008 年 11 月 17 日四诊：失眠好转，心烦，余症好转。

处方：上方加百合 20 克。

水煎取汁，一日分二次温服。七剂。

【病例二】

姜某，女，26 岁。

2008 年 10 月 23 日一诊：眠差，易惊醒，心悸，胸闷，背痛，恶心呕吐，自觉发热，乏力，纳少，腰膝酸软无力，舌红，苔薄，脉细。

处方：天王补心丹加减。

柏子仁 20 克，五味子 10 克，茯苓 20 克，当归 15 克，生地黄 20 克，丹参 20 克，党参 30 克，麦冬 20 克，酸枣仁 20 克，远志 20 克，珍珠母 50 克（先煎），首乌藤 20 克，合欢花 20 克，枸杞子 20 克，黄精 20 克。

水煎取汁，一日分二次温服。七剂。

2008 年 10 月 30 日二诊：失眠好转，仍便溏，余症减轻。

处方：上方加赤石脂 20 克（先煎），干姜 3 克。

水煎取汁，一日分二次温服。七剂。

2008 年 11 月 6 日三诊：失眠好转，时有耳鸣，心悸，心烦，发热，便溏，尿赤，舌红，苔薄，脉细。

处方：丹栀逍遥散加减。

牡丹皮 10 克，栀子 10 克，当归 15 克，生地黄 20 克，柴胡 10 克，白术 20 克，茯苓 20 克，远志 20 克，酸枣仁 20 克，珍珠母 50 克（先煎），白芍 20 克，首乌藤 20 克，木香 10 克（后下），枳壳 20 克，合欢花 20 克，郁金 20 克。

水煎取汁，一日分二次温服。七剂。

2008 年 11 月 13 日四诊：失眠好转，平素月经量少，纳可，经前乳房胀满疼痛，余症好转。近日检查提示：乳腺小叶增生。

处方：上方加丝瓜络 20 克，瓜蒌 20 克。

水煎取汁，一日分二次温服。七剂。

（5）心肝血虚

辨证为心肝血虚，治以滋补精血、养心安神，方用自拟方治疗。

【病例】

赵某，女，48 岁。

1996 年 11 月 14 日一诊：寐差，头痛，时有麻木感，胸闷气短，身倦，面色无华，纳食尚可，舌淡，苔白，脉沉。西医检查提示：轻度贫血。

处方：旱莲草 30 克，枸杞子 20 克，仙茅 15 克，淫羊藿 20 克，黄芪 50 克，当归 10 克，白芍 15 克，川芎 20 克，白芷 20 克，五味子 5 克，党参 15 克，珍珠母 50 克（先煎），荆芥穗 15 克。

水煎取汁，一日分二次温服。四剂。

1996 年 12 月 17 日二诊：失眠好转，仍有头痛，余症好转。

处方：旱莲草 50 克，枸杞子 20 克，仙茅 15 克，淫羊藿 20 克，党参 20 克，黄芪 50 克，白芍 15 克，川芎 20 克，白芷 20 克，五味子 10 克，当归 10 克，荆芥穗 15 克，珍珠母 50 克（先煎）。

水煎取汁，一日分二次温服。七剂。

4. 多寐

(1) 心气不足

辨证为心气不足，治以补益心气、养心安神，方用养心汤加减治疗。

【病例】

李某，男，52岁。

2006年4月12日一诊：嗜睡，头晕，乏力，腹胀满，腰痛不适，舌淡，苔白，脉沉。

处方：养心汤加减。

黄芪50克，党参30克，白术20克，茯神20克，茯苓20克，酸枣仁20克，柏子仁20克，远志20克，枳壳20克，珍珠母50克（先煎），合欢花20克，五味子10克，佛手20克，砂仁10克（后下），枸杞子20克，陈皮20克。

水煎取汁，一日分二次温服。七剂。

2006年4月19日二诊：头晕减轻，发作性眩晕，余症好转。

处方：半夏白术天麻汤合宁心汤加减。

黄芪50克，生晒参50克，天麻40克，白术40克，茯神40克，茯苓40克，泽泻50克，茺蔚子30克，荆芥穗30克，陈皮30克，半夏30克，鹿角胶30克，珍珠粉50克，琥珀30克，丹参30克，川芎30克，葛根30克，三七50克，砂仁30克，檀香30克。

二剂配蜜丸，每丸6克，每次一丸，一日二次。

(2) 心脾两虚

辨证为心脾两虚，治以益气养血、健脾养心，方用人参归脾汤加减治疗。

【病例】

李某，男，18岁。

2008年5月8日一诊：嗜睡，健忘，腹胀满，食后尤甚，纳少，舌淡白，苔白，脉沉细。

处方：人参归脾汤加减。

生晒参20克（另煎），白术20克，茯苓20克，甘草20克，半夏20克，陈皮20克，黄芪50克，当归15克，酸枣仁20克，远志20克，合欢花20克，首乌藤20克，益智仁10克，赤芍20克。

水煎取汁，一日分二次温服。七剂。

2008年5月15日二诊：嗜睡减轻，眠差，余症同前。

处方：人参归脾汤加减。

生晒参20克（另煎），白术20克，茯苓20克，甘草20克，半夏20克，陈皮20克，黄芪50克，当归15克，酸枣仁20克，远志20克，合欢花20克，首乌藤20克，益智仁10克，赤芍20克，珍珠母50克（先煎），磁石20克（先煎），枸杞子20克。

水煎取汁，一日分二次温服。七剂。

2008年5月29日三诊：上症好转。

处方：人参归脾汤加减。

生晒参20克（另煎），白术20克，茯苓20克，甘草20克，半夏20克，陈皮20克，黄芪50克，当归15克，酸枣仁20克，远志20克，合欢花20克，首乌藤20克，益智仁10克，赤芍 20 克，珍珠母 50 克（先煎），鸡内金 20 克，磁石 20 克（先煎），枸杞子 20 克。

水煎取汁，一日分二次温服。七剂。

5. 百合病

气阴两虚：辨证为气阴两虚，治以清心润肺、益气安神，方用百合地黄汤和甘麦大枣汤、栀子豉汤加减。

【病例】

宋某，男，48 岁。

2001 年 2 月 12 日一诊：心悸不安，失眠多梦，烦躁易怒，头晕、时有胀木感，肢体麻木感，小便频，大便不调，舌红，苔薄，脉沉弦。西医检查示：颈椎轻度增生，心电图、心脏彩超、脑 CT、脑电图检查均未见异常。

处方：百合地黄汤和甘麦大枣汤加减。

百合 20 克，生地黄 30 克，小麦 20 克，大枣 20 克，甘草 15 克，夏枯草 20 克，枳实 10 克，牡丹皮 10 克，栀子 10 克，丹参 20 克，鹿衔草 25 克，龙齿 25 克（先煎），酸枣仁 20 克，珍珠母 50 克（先煎）。

水煎取汁，一日分二次温服。四剂。

2001 年 2 月 16 日二诊：眠差，烦躁减轻，小便频，余症好转。

处方：百合地黄汤和甘麦大枣汤、栀子豉汤加减。

百合 20 克，生地黄 30 克，小麦 20 克，大枣 20 克，甘草 15 克，夏枯草 20 克，枳实 10 克，牡丹皮 10 克，栀子 10 克，淡豆豉 20 克，丹参 20 克，鹿衔草 20 克，桑螵蛸 20 克，莲须 20 克，远志 20 克。

水煎取汁，一日分二次温服。四剂。

2001 年 2 月 20 日三诊：失眠好转，仍心悸烦乱，头昏沉，手足汗出，肢体麻木感，尿频。

处方：栀子豉汤加减。

桑螵蛸 20 克，莲须 20 克，淡豆豉 15 克，五味子 10 克，百合 10 克，夏枯草 20 克，枳实 15 克，牡丹皮 10 克，栀子 10 克，龙齿 25 克（先煎），酸枣仁 20 克，珍珠母 50 克（先煎）。

水煎取汁，一日分二次温服。四剂。

2001 年 2 月 27 日四诊：胸闷，心烦，眠差，多梦，头晕，后背酸痛，小便频，余症好转。

处方：栀子豉汤和百合地黄汤、交泰丸加减。

枳实 10 克，栀子 10 克，淡豆豉 15 克，百合 20 克，生地黄 20 克，酸枣仁 20 克，远志 20 克，珍珠母 50 克（先煎），龙齿 25 克（先煎），肉桂 5 克（后下），黄连 5 克，麦冬 20 克，五味子 10 克，太子参 20 克。

水煎取汁，一日分二次温服。四剂。

2001 年 3 月 12 日五诊：上症好转。

处方：栀子豉汤和百合地黄汤、交泰丸加减。

枳实 10 克，栀子 10 克，淡豆豉 15 克，百合 20 克，生地黄 20 克，酸枣仁 20 克，远志 20 克，珍珠母 50 克（先煎），龙齿 25 克（先煎），肉桂 5 克（后下），黄连 5 克，麦冬 20 克，五味子 20 克，太子参 20 克，鸡血藤 20 克。

水煎取汁，一日分二次温服。四剂。

2001年3月16日六诊：诸症悉减。

处方：栀子豉汤和百合地黄汤、交泰丸加减。

枳实10克，栀子10克，淡豆豉15克，百合20克，生地黄20克，酸枣仁20克，远志20克，珍珠母50克（先煎），龙齿25克（先煎），肉桂5克（后下），黄连5克，麦冬20克，五味子10克，太子参20克，豨莶草30克，鸡血藤20克。

水煎取汁，一日分二次温服。四剂。

6. 健忘

心脾两虚：辨证为心脾两虚，治以益气养血、健脾养心，方用人参归脾汤加磁石、益智仁等加减治疗。

【病例】

郑某，女，17岁。

2008年2月13日一诊：健忘，多梦两年余，乏力，醒后仍觉疲劳，神倦乏力，心悸，纳差，月经不调，舌淡，苔薄，边有齿痕，脉沉弱无力。

处方：归脾汤加磁石、益智仁等。

磁石30克（先煎），益智仁10克，远志15克，黄芪20克，党参20克，白术20克，茯苓20克，当归10克，酸枣仁20克，龙眼肉20克，木香10克（后下），珍珠母50克（先煎），柏子仁20克，茯神20克，半夏20克。

水煎取汁，一日分二次温服。七剂。

2008年2月20日二诊：眠差减轻，心悸，心烦，余症好转。

处方：归脾汤加磁石、益智仁等。

磁石30克（先煎），益智仁10克，远志20克，黄芪20克，党参20克，白术20克，茯苓20克，酸枣仁20克，龙眼肉20克，珍珠母50克（先煎），柏子仁20克，茯神20克，半夏20克，合欢花20克，丹参20克，降香10克（后下）。

水煎取汁，一日分二次温服。七剂。

2008年2月28日三诊：诸症好转。

处方：归脾汤加磁石、益智仁等。

磁石30克（先煎），益智仁10克，远志15克，黄芪20克，党参20克，白术20克，茯苓20克，酸枣仁20克，龙眼肉10克，珍珠母30克（先煎），柏子仁20克，茯神20克，半夏20克，合欢花20克，丹参20克，降香10克（后下），首乌藤20克。

水煎取汁，一日分二次温服。七剂。

（二）脾胃病证

1. 腹胀

（1）脾胃气滞

辨证为脾胃气滞，由肝气乘脾、肝气犯胃、或脾虚不运、中焦虚寒等均可致脾胃气滞，以本虚标实、虚实兼见居多，以标实为主、腹胀甚者，治疗以急则治标，先治以行气除满，方用自拟行气汤；若虚实并存，胀满不甚者，可标本同治，治以健脾行气，方用自拟行气汤和香砂六君子汤加减。自拟行气汤药物组成如下：青皮20克，陈皮20克，枳实20克，厚朴20克，木香10克，郁金20克，莱菔子30克，槟榔10克，砂仁10克，白豆蔻10克，红豆蔻10克。

【病例一】

朱某，男，62岁。

2001年2月9日一诊：食后腹胀甚，但欲食，食后腹泻十几年，乏力，舌淡，苔薄白，脉弦。

处方：自拟行气汤加减。

青皮20克，陈皮20克，枳实20克，厚朴20克，木香10克（后下），郁金20克，莱菔子30克，槟榔10克，砂仁10克（后下），白豆蔻10克（后下），红豆蔻10克（后下），酒大黄5克。

水煎取汁，一日分二次温服。七剂。

2001年2月16日二诊：腹胀减，现饮食正常，小便频。

处方：香砂六君子汤加减。

党参30克，白术20克，陈皮20克，茯苓20克，半夏20克，沉香5克（后下），莱菔子30克，枸杞子20克，山茱萸20克，芡实20克，莲须20克，木香10克（后下），肉桂5克（后下）。

水煎取汁，一日分二次温服。四剂。

2001年2月20日三诊：食后腹胀，乏力，尿频。

处方：山楂15克，神曲15克，麦芽15克，鸡内金20克，厚朴20克，白豆蔻20克（后下），青皮20克，陈皮15克，槟榔10克，木香10克（后下），枳壳20克，楮实子20克，白术15克，白芍20克，莱菔子30克。

水煎取汁，一日分二次温服。四剂。

2001年2月26日四诊：腹胀减，纳食可。

处方：上方减白芍，加茯苓20克，党参30克。

水煎取汁，一日分二次温服。四剂。

2001年3月2日五诊：稍好转，矢气多便溏。

处方：三诊方减楮实子、白芍，加党参30克，茯苓20克，太子参30克。

水煎取汁，一日分二次温服。四剂。

2001年3月6日六诊：胃脘时胀，食可，大便正常。

处方：山楂15克，神曲15克，麦芽15克，鸡内金20克，厚朴20克，白豆蔻10克（后下），青皮20克，陈皮20克，木香15克（后下），枳壳20克，白术20克，莱菔子30克，党参30克，太子参20克，沉香5克（后下）。

水煎取汁，一日分二次温服。四剂。

【病例二】

张某，女，20岁。

2000年11月17日一诊：脘腹胀满，不思饮食，身倦，舌淡，苔薄白，脉弦。

处方：自拟行气汤加减。

青皮20克，陈皮20克，枳实20克，厚朴20克，木香15克（后下），郁金15克，槟榔10克，莱菔子30克，砂仁10克（后下），白豆蔻10克（后下），红豆蔻10克（后下），瓜蒌30克。

水煎取汁，一日分二次温服。七剂。

2000年11月28日二诊：胸闷，气短，胸骨后痞闷不适，呃逆微舒，时腰膝酸软疼痛。

处方：香砂六君子汤加减。

香橼20克，佛手20克，党参30克，白术20克，茯苓20克，陈皮15克，半夏15克，莱菔子30克，厚朴20克，枳实20克，鸡内金15克，槟榔10克，木香10克（后下），续断20克，杜仲20克，砂仁10克（后下），白豆蔻10克（后下）。

水煎取汁，一日分二次温服。七剂。

2000年12月4日三诊：胸闷，胸骨后痞闷不适。

处方：香砂六君子汤加减。

香橼20克，佛手20克，党参30克，白术20克，茯苓20克，陈皮15克，半夏15克，莱菔子30克，厚朴20克，枳实20克，鸡内金15克，槟榔10克，木香10克（后下），砂仁10克（后下），白豆蔻10克（后下）。

水煎取汁，一日分二次温服。四剂。

（2）脾气虚弱

辨证为脾气虚弱，治以健脾益气，方用香砂六君子汤加减治疗。香砂六君子汤方药组成如下：党参30克，白术20克，茯苓20克，陈皮20克，半夏20克，砂仁10克，佛手20克，厚朴20克。

【病例一】

徐某，男，32岁。

2008年3月19日一诊：脘腹胀满，口臭，不思饮食，倦怠乏力，舌淡，苔腻，脉滑。自诉胃溃疡病史。

处方：香砂六君子汤加减。

党参30克，白术20克，茯苓20克，陈皮20克，半夏20克，砂仁10克（后下），佛手20克，厚朴20克，白豆蔻10克（后下），佩兰20克，薏苡仁50克，藿香15克，郁金20克，草豆蔻15克（后下），青皮20克，槟榔10克，黄芩10克。

水煎取汁，一日分二次温服。七剂。

2008年3月26日二诊：大便时溏，口臭，苔腻，脉滑。

处方：保和丸加减。

山楂20克，麦芽20克，神曲20克，茯苓20克，半夏20克，陈皮20克，连翘20克，莱菔子20克，厚朴20克，槟榔10克，枳壳20克，木香10克（后下），佛手20克，香橼20克，郁金20克，佩兰20克，香薷15克（后下）。

水煎取汁，一日分二次温服。七剂。

2008年4月6日三诊：腹胀症减，口臭，纳少，苔腻，脉滑。

处方：保和丸加减。

山楂20克，麦芽20克，神曲20克，茯苓20克，半夏20克，陈皮20克，连翘20克，莱菔子20克，厚朴20克，槟榔10克，枳壳20克，木香10克（后下），佛手20克，香橼20克，郁金20克，佩兰20克。

水煎取汁，一日分二次温服。七剂。

【病例二】

杨某，男，40岁。

2007年11月7日一诊：因急性胰腺炎入院治疗，现腹胀，纳少，倦怠乏力，舌淡，苔薄白，脉沉弱。

处方：香砂六君子汤加减。

党参30克，白术20克，茯苓20克，陈皮20克，半夏20克，砂仁10克（后下），佛手20克，厚朴20克，延胡索20克，青皮20克，木香15克（后下），白豆蔻10克（后下），槟榔10克，鸡内金20克，枳壳20克，郁金20克。

水煎取汁，一日分二次温服。七剂。

2007年11月15日二诊：腹胀、纳少症状缓解，舌淡，苔薄白，脉沉弱。

处方：香砂六君子汤加减。

党参30克，白术20克，茯苓20克，陈皮20克，半夏20克，砂仁10克（后下），佛手20克，厚朴20克，延胡索20克，青皮20克，木香15克（后下），白豆蔻10克（后下），槟榔10克，鸡内金20克，枳壳20克，郁金20克，黄芪30克。

水煎取汁，一日分二次温服。七剂。

2007年11月21日三诊：诸症悉减。

处方：香砂六君子汤加减。

党参30克，白术20克，茯苓20克，陈皮20克，半夏20克，砂仁10克（后下），佛手20克，厚朴20克，延胡索20克，青皮20克，木香15克（后下），白豆蔻10克（后下），槟榔10克，鸡内金20克，枳壳20克，郁金20克，黄芪30克，山楂20克，麦芽20克，神曲20克。

水煎取汁，一日分二次温服。七剂。

（3）脾虚停食

辨证为脾虚停食，治以健脾消食，方用健脾丸加减治疗。

【病例一】

曾某，男，12岁。

2008年8月4日一诊：脘腹痞闷，偶腹痛，时反酸，纳少，食少难消，形体消瘦，便秘，平素易感冒，舌淡，苔薄白，脉沉弱。

处方：健脾丸加减。

山楂15克，神曲15克，麦芽15克，茯苓15克，姜半夏15克，陈皮15克，连翘10克，薄荷10克（后下），鸡内金10克，枳壳10克，党参15克，白术15克，厚朴15克，砂仁10克（后下），白豆蔻10克（后下），煅牡蛎30克（先煎）。

水煎取汁，一日分二次温服。十五剂。

2008年8月22日二诊：脘腹痞闷症状缓解，纳少，小便溲赤，大便干结。

处方：健脾丸加减。

山楂20克，神曲20克，麦芽20克，茯苓20克，姜半夏20克，陈皮20克，连翘20克，薄荷20克（后下），鸡内金20克，槟榔10克，党参20克，砂仁10克（后下），白术20克，香橼20克，枳壳20克，薏苡仁20克，厚朴20克，青皮20克。

水煎取汁，一日分二次温服。七剂。

2008年8月29日三诊：诸症悉减。

处方：健脾丸加减。

山楂20克，神曲20克，麦芽20克，茯苓20克，姜半夏20克，陈皮20克，连翘20克，薄荷20克（后下），鸡内金20克，槟榔10克，党参20克，砂仁10克（后下），白术20克，枳壳20克，厚朴20克，青皮20克。

水煎取汁，一日分二次温服。七剂。

【病例二】

张某，女，39岁。

2008年10月24日一诊：近一年来脘腹胀满，时胀时减，不思饮食，形体消瘦，面色萎黄，脱发，畏寒喜热，舌淡，苔薄白，脉沉弱。

处方：健脾丸加减。

党参30克，白术20克，茯苓20克，陈皮20克，半夏20克，砂仁10克（后下），佛手20克，厚朴20克，鸡内金20克，山楂20克，神曲20克，麦芽20克，枳壳20克，木香10克（后下），白豆蔻10克（后下），莲子肉20克，煅牡蛎50克（先煎），槟榔10克。

水煎取汁，一日分二次温服。七剂。

2008年10月31日二诊：胃脘胀闷，大便食可，呃逆，畏寒，苔薄，脉沉弱。

处方：健脾丸加减。

党参30克，白术20克，茯苓20克，陈皮20克，半夏20克，砂仁10克（后下），佛手20克，厚朴20克，山楂20克，神曲20克，麦芽20克，鸡内金20克，槟榔10克，枳壳20克，木香10克（后下），白豆蔻10克（后下），莲子肉20克，珍珠母50克（先煎）。

水煎取汁，一日分二次温服。七剂。

2008年11月7日三诊：症好转。

处方：同上方。

水煎取汁，一日分二次温服。七剂。

2008年11月17日四诊：胃胀症状好转，大便几日一行。

处方：上方减白豆蔻，加太子参20克，楮实子20克。

水煎取汁，一日分二次温服。七剂。

（4）脾胃虚寒

辨证为脾胃虚寒，治以温中健脾，虚重于寒方用黄芪建中汤加减治疗，寒重于虚方用理中丸加减治疗。

【病例一】

刘某，男，53岁。

2008年10月14日一诊：食后胃脘胀闷，时腹痛，脘腹喜热畏寒，纳少，口中食臭，舌淡，苔薄，脉弦细。

处方：黄芪建中汤加减。

黄芪50克，白芍40克，桂枝20克，炙甘草10克，延胡索20克，砂仁10克（后下），枳壳20克，草豆蔻30克（后下），青皮20克，厚朴20克，槟榔10克，檀香10克（后下），薄荷10克（后下），木香10克（后下），红豆蔻10克（后下），大黄5克（后下）。

水煎取汁，一日分二次温服。七剂。

2008年10月24日二诊：时腹痛，脘腹喜热畏寒，纳少。

处方：上方加鸡内金20克。

水煎取汁，一日分二次温服。七剂。

2008年10月30日三诊：症好转。

处方：黄芪建中汤加减。

黄芪50克，白芍40克，桂枝20克，炙甘草10克，延胡索20克，砂仁10克（后下），枳壳20克，草豆蔻30克（后下），青皮20克，厚朴20克，槟榔10克，檀香10克（后下），木香10克（后下），红豆蔻10克（后下），大黄5克（后下），鸡内金20克，山楂20克，神曲20克，麦芽20克。

水煎取汁，一日分二次温服。七剂。

【病例二】

刘某，男，53岁。

2007年10月10日一诊：食后腹胀，时腹痛，喜温喜按，畏寒，手足凉，时便秘，面部红疹，瘙痒，遇寒加重，舌淡，苔薄，脉弦。

处方：黄芪建中汤加减。

黄芪50克，白芍40克，桂枝20克，炙甘草10克，延胡索20克，砂仁10克（后下），枳壳20克，草豆蔻30克（后下），丁香10克，木香10克（后下），厚朴20克，枳实20克，麻黄5克（先煎去上沫），蝉蜕20克，青皮20克，薏苡仁50克，红豆蔻10克（后下），干姜3克。

水煎取汁，一日分二次温服。七剂。

2007年10月23日二诊：腹胀减，仍畏寒。

处方：黄芪50克，白芍40克，桂枝20克，炙甘草10克，延胡索20克，砂仁10克（后下），枳壳20克，草豆蔻30克（后下），丁香10克，木香10克（后下），厚朴20克，枳实20克，麻黄5克（先煎去上沫），青皮20克，薏苡仁50克，干姜3克，附子10克（先煎），地肤子50克。

水煎取汁，一日分二次温服。七剂。

2007年11月1日三诊：诸症悉减。

处方：黄芪50克，白芍40克，桂枝20克，炙甘草10克，延胡索20克，砂仁10克（后下），枳壳20克，草豆蔻30克（后下），丁香10克，木香10克（后下），厚朴20克，枳实20克，麻黄5克（先煎去上沫），青皮20克，薏苡仁50克，干姜3克，附子5克（先煎）。

水煎取汁，一日分二次温服。七剂。

（5）胃阴不足

辨证为胃阴不足，治以养阴益胃，方用自拟补胃阴方加减治疗。自拟补胃阴方药物组成：石斛20克，枇杷叶20克，玄参20克，沙参20克，玉竹20克，黄精20克，白芍20克，麦冬20、黄芪50克，木瓜20克。

【病例一】

綦某，男，63岁。

2014年2月17日一诊：胃脘胀闷，饥不欲食，口苦，口干唇燥，便干，舌淡红，少苔，脉沉细。

处方：自拟补胃阴方加佛手、香橼、枳壳、陈皮、太子参、五味子等。

石斛20克，枇杷叶20克，玄参20克，沙参20克，玉竹20克，黄精20克，白芍20克，麦冬20克，黄芪50克，木瓜20克，佛手20克，香橼20克，枳壳20克，陈皮20克，太子参20克，五味子5克。

水煎取汁，一日分二次温服。七剂。

2014 年 2 月 24 日二诊：症好转，时吞酸。

处方：上方减香橼、陈皮，加海螵蛸 30 克，莲子肉 20 克。

水煎取汁，一日分二次温服。七剂。

2014 年 3 月 2 日三诊：症好转。

处方：原方加海螵蛸 30 克，瓜蒌 20 克。

水煎取汁，一日分二次温服。七剂。

2014 年 3 月 12 日四诊：偶吞酸，余症悉减。

处方：原方加海螵蛸 30 克，柏子仁 20 克，木香 10 克（后下），海金沙 20 克（包煎）。

水煎取汁，一日分二次温服。七剂。

【病例二】

范某，女，49 岁。

2014 年 1 月 21 日一诊：胃脘胀闷，不欲饮食，嗳气，口干舌燥，便干，舌淡，少苔，脉沉细。

处方：自拟补胃阴方加党参、青皮、厚朴、佛手、枳壳、鸡内金等。

石斛 20 克，枇杷叶 20 克，玄参 20 克，沙参 20 克，玉竹 20 克，黄精 20 克，白芍 20 克，麦冬 20 克，黄芪 50 克，木瓜 20 克，党参 20 克，青皮 20 克，厚朴 20 克，佛手 20 克，枳壳 20 克，鸡内金 20 克。

水煎取汁，一日分二次温服。七剂。

2014 年 1 月 29 日二诊：胃胀轻，口干同前，大便干结。

处方：上方减鸡内金，加火麻仁 20 克，郁李仁 20 克，木香 10 克（后下）。

水煎取汁，一日分二次温服。七剂。

2014 年 2 月 7 日三诊：症同前，大便干结。

处方：原方加火麻仁 20 克，郁李仁 20 克，槟榔 10 克。

水煎取汁，一日分二次温服。七剂。

2014 年 2 月 13 日四诊：诸症悉减。

处方：黄芪建中汤加减。

黄芪 50 克，白芍 40 克，桂枝 20 克，砂仁 10 克（后下），延胡索 20 克，枳壳 20 克，草豆蔻 20 克（后下），炙甘草 10 克，沙参 20 克，白芍 20 克，木瓜 20 克，枳壳 20 克，佛手 20 克，瓜蒌 20 克，青皮 20 克，党参 20 克。

水煎取汁，一日分二次温服。七剂

2014 年 2 月 20 日五诊：肢冷，腹痛，口干，苔薄，脉弱。

处方：上方减白芍、枳壳，加降香 10 克（后下）。

水煎取汁，一日分二次温服。七剂。

2014 年 2 月 27 日六诊：症减，口干。

处方：黄芪建中汤合补中益气汤加减。

黄芪 50 克，白芍 40 克，桂枝 20 克，砂仁 10 克（后下），延胡索 20 克，枳壳 20 克，草豆蔻 20 克（后下），炙甘草 10 克，升麻 10 克，柴胡 10 克，炮姜 10 克，木瓜 20 克，佛手 20 克，党参 20 克，枳壳 20 克，木香 10 克（后下）。

水煎取汁，一日分二次温服。七剂。

（6）气阴两虚

辨证为气阴两虚，治以益气养阴，方用香砂六君子汤合自拟养胃阴汤加减治疗。

【病例一】

周某，女，39岁。

2008年8月8日一诊：腹胀，嗳气，不欲饮食，消瘦倦怠，口干唇燥，大便不成形，舌淡，苔少，脉沉细。

处方：香砂六君子汤合自拟养胃阴汤加减。

党参30克，白术20克，茯苓20克，陈皮20克，半夏20克，砂仁10克（后下），佛手20克，厚朴20克，石斛20克，枇杷叶20克，玉竹20克，青皮20克，木香10克（后下），槟榔10克，鸡内金20克，莲子肉20克。

水煎取汁，一日分二次温服。十五剂。

2008年8月18日二诊：时腹胀，不欲饮食。

处方：党参30克，白术20克，茯苓20克，陈皮20克，半夏20克，砂仁10克（后下），佛手20克，厚朴20克，石斛20克，枇杷叶20克，玉竹20克，青皮20克，木香10克（后下），槟榔10克，鸡内金20克，莲子肉20克。

水煎取汁，一日分二次温服。七剂。

2008年8月25日三诊：诸症好转。

处方：党参30克，白术20克，茯苓20克，陈皮20克，半夏20克，砂仁10克（后下），佛手20克，厚朴20克，石斛20克，枇杷叶20克，玉竹20克，青皮20克，木香10克（后下），槟榔10克，鸡内金20克。

水煎取汁，一日分二次温服。七剂。

【病例二】

马某，女，82岁。

2008年5月29日一诊：胃胀，食管灼热，口中食臭味重，无呃逆，口干夜甚，纳食正常，尿频，大便正常，舌淡，苔薄，脉弦稍数。西医诊断为反流性食管炎。

处方：香砂六君子汤合自拟养胃阴汤、萸连丸加减。

党参30克，白术20克，茯苓20克，陈皮20克，半夏20克，砂仁10克（后下），佛手20克，厚朴20克，玉竹20克，石斛20克，枇杷叶20克，青皮20克，木香10克（后下），枳实20克，槟榔10克，莱菔子20克，黄连5克，吴茱萸3克。

水煎取汁，一日分二次温服。七剂。

2008年6月6日二诊：食管灼热，胃痛时腹胀，口中多唾，乏力，现口不干，尿频减。

处方：香砂六君子汤加减。

党参30克，白术20克，茯苓20克，陈皮20克，半夏20克，砂仁10克（后下），佛手20克，厚朴20克，黄芪50克，太子参20克，麦冬20克，木香10克（后下），香橼20克，枳壳20克，莱菔子20克，延胡索20克，海螵蛸25克。

水煎取汁，一日分二次温服。七剂。

2008年6月13日三诊：诸症悉减。

处方：香砂六君子汤加减。

党参30克，白术20克，茯苓20克，陈皮20克，半夏20克，砂仁10克（后下），佛手20克，厚朴20克，黄芪50克，太子参20克，麦冬20克，木香10克（后下），香橼20克，枳壳 20 克，莱菔子 20 克，延胡索 20 克，海螵蛸 25 克，煅瓦楞子 20 克（先煎）。

水煎取汁，一日分二次温服。七剂。

(7) 血瘀气滞

辨证为血瘀气滞，症见心胃诸痛，治以活血祛瘀、行气止痛，方用香砂六君汤合丹参饮加减治疗。

【病例一】

徐某，女，65 岁。

2008 年 3 月 14 日一诊：胃脘胀满，纳少，乏力，消瘦，胸闷不适，时心悸，舌淡，苔薄白，脉沉弱。

处方：香砂六君汤加丹参饮加减。

党参 30 克，白术 20 克，茯苓 20 克，陈皮 20 克，半夏 20 克，砂仁 10 克（后下），佛手 20 克，厚朴 20 克，青皮 20 克，木香 10 克（后下），枳实 20 克，槟榔 10 克，莱菔子 30 克，丹参 20 克，檀香 10 克（后下），葛根 20 克。

水煎取汁，一日分二次温服。七剂。

2008 年 3 月 31 日二诊：胃脘胀满、纳少好转。

处方：香砂六君汤加丹参饮加减。

党参 30 克，白术 20 克，茯苓 20 克，陈皮 20 克，半夏 20 克，砂仁 10 克（后下），佛手 20 克，厚朴 20 克，青皮 20 克，木香 10 克（后下），枳实 20 克，槟榔 10 克，莱菔子 30 克，丹参 20 克，檀香 10 克（后下），葛根 20 克，降香 10 克（后下）。

水煎取汁，一日分二次温服。七剂。

2008 年 4 月 8 日三诊：余症悉减。

处方：香砂六君汤加丹参饮加减。

党参 30 克，白术 20 克，茯苓 20 克，陈皮 20 克，半夏 20 克，砂仁 10 克，佛手 20 克，厚朴 20 克，青皮 15 克，木香 15 克，檀香 15 克（后下），沉香 30 克，槟榔 15 克，莱菔子 15 克，丹参 20 克，降香 15 克，葛根 15 克，珍珠粉 30 克，三七 30 克。

一剂配蜜丸，每丸 6 克，每次一丸，一日二次。

【病例二】

邢某，女，68 岁。

1996 年 11 月 15 日一诊：胃脘胀满，时胸闷，气短，头晕，神倦乏力，舌质暗，苔薄白，脉沉。自诉脑梗死病史多年。

处方：自拟行气汤加减。

青皮 15 克，陈皮 15 克，枳壳 20 克，厚朴 20 克，木香 15 克（后下），郁金 10 克，莱菔子 30 克，香橼 20 克，佛手 20 克，葛根 20 克，川芎 20 克，槟榔 10 克。

水煎取汁，一日分二次温服。四剂。

1996 年 11 月 21 日二诊：时心悸不安，失眠多梦，胸闷不适，唇紫暗，舌质紫，苔黄腻。

处方：师传宁心汤加减。

丹参 20 克，川芎 20 克，葛根 20 克，桑寄生 50 克，青皮 10 克，枳实 10 克，瓜蒌 30 克，木香 15 克（后下），甘松 20 克，砂仁 5 克（后下），降香 10 克（后下），檀香 5 克（后下）。

水煎取汁，一日分二次温服。四剂。

1996 年 11 月 23 日三诊：心烦，易怒，胁胀，食少，舌暗，苔腻，脉沉。

处方：逍遥散加减。

当归15克，柴胡15克，赤芍15克，木香15克（后下），郁金15克，厚朴20克，槟榔15克，白芍20克，黄芩20克，败酱草30克，茵陈30克，丹参20克。

水煎取汁，一日分二次温服。三剂。

（8）心脾两虚

辨证为心脾两虚，治以健脾益气、养血安神，方用归脾汤加减治疗。

【病例】

刘某，女，65岁。

2008年8月18日一诊：胃脘胀闷，恶心，呕吐，时眩晕，耳鸣，口不苦，胸闷气短，心悸，寐差，舌淡，苔薄，脉沉数。

处方：归脾汤加减。

党参30克，白术20克，茯苓20克，陈皮20克，半夏20克，砂仁10克（后下），佛手20克，厚朴20克，黄芪50克，当归15克，酸枣仁20克，远志20克，青皮20克，木香10克（后下），枳实20克，珍珠母50克（先煎）。

水煎取汁，一日分二次温服。七剂。

2008年8月25日二诊：诸症悉减，现头晕，心悸。

处方：上方加天麻20克，蔓荆子20克。

水煎取汁，一日分二次温服。七剂。

2008年9月2日三诊：诸症悉减。

处方：归脾汤加减。

党参30克，白术20克，茯苓20克，陈皮20克，半夏20克，砂仁10克（后下），佛手20克，厚朴20克，黄芪50克，当归15克，酸枣仁20克，远志20克，青皮20克，木香10克（后下），珍珠母50克（先煎），天麻20克，蔓荆子20克。

水煎取汁，一日分二次温服。七剂。

（9）脾肾两虚

辨证为脾肾两虚，治以补肾健脾，方用自拟方治疗。

【病例】

夏某，女，25岁。

2007年11月26日一诊：食后脘腹胀闷，呃逆，食可，身倦乏力，腰部酸痛，月经后期，畏寒，喜温喜按，健忘失眠，舌淡，苔薄白，脉沉弱。

处方：巴戟天20克，补骨脂20克，淫羊藿15克，杜仲20克，枸杞子20克，续断20克，黄芩10克，牛膝20克，白术20克，茯苓20克，黄芪20克，党参20克，枳壳20克，厚朴20克，槟榔10克，珍珠母30克（先煎），酸枣仁20克。

水煎取汁，一日分二次温服。七剂。

2007年12月5日二诊：胃脘痛减，仍腰痛。

处方：巴戟天20克，补骨脂20克，淫羊藿15克，杜仲20克，枸杞子20克，续断20克，黄芩10克，牛膝20克，白术20克，茯苓20克，黄芪20克，党参20克，枳壳20克，厚朴20克，槟榔10克，珍珠母30克（先煎），酸枣仁20克，肉桂10克（后下）。

水煎取汁，一日分二次温服。七剂。

2007年12月12日三诊：胃脘痛减，时腰痛。

处方：巴戟天20克，补骨脂20克，淫羊藿15克，杜仲20克，枸杞子20克，续断20克，黄芩10克，牛膝20克，白术20克，茯苓20克，黄芪20克，党参20克，枳壳20克，厚朴20克，酸枣仁20克，肉桂5克（后下）。

水煎取汁，一日分二次温服。七剂。

(10) 胃热阴虚

辨证为胃热阴虚，治以清胃滋阴，方用玉女煎加减治疗。

【病例】

高某，女，46岁。

2008年8月11日一诊：胃脘不适，消谷善饥，五心烦热，口干口渴，腰痛，舌质红，舌根焦黄，苔厚，边有齿痕，脉沉弱。

处方：玉女煎加减。

知母15克，生地黄15克，石膏50克（先煎），牛膝20克，佩兰20克，白豆蔻20克（后下），滑石20克（包煎），茯苓20克，牡丹皮10克，枳实20克，青皮20克，厚朴20克，木香10克（后下），郁金20克，槟榔10克，檀香10克（后下）。

水煎取汁，一日分二次温服。七剂。

2008年8月18日二诊：上症减，耳痒，咽炎，口腻，苔薄黄，脉沉弱。

处方：上方减滑石、茯苓、郁金，加杜仲20克，续断20克，石菖蒲20克。

水煎取汁，一日分二次温服。七剂。

2008年8月25日三诊：诸症悉减。

处方：上方减石菖蒲。

水煎取汁，一日分二次温服。七剂。

(11) 脾虚胃热

辨证为肝胃郁热，治以健脾和胃清热，方用香砂六君子汤加泻心汤加减治疗。

【病例】

王某，女，40岁。

2009年3月15日一诊：脘腹胀满，时胃脘灼热，反酸，欲吐，大便不爽，舌质红，苔薄黄，脉沉稍数。

处方：香砂六君子汤加泻心汤加减。

党参30克，白术20克，茯苓20克，陈皮20克，半夏20克，砂仁10克（后下），佛手20克，黄芪50克，黄芩20克，黄连5克，煅牡蛎50克（先煎），白芍20克，青皮20克，木香15克（后下），石膏20克（先煎），海螵蛸30克，补骨脂20克。

水煎取汁，一日分二次温服。七剂。

2009年3月22日二诊：脘腹胀满、反酸症减。

处方：上方加厚朴20克。

水煎取汁，一日分二次温服。七剂。

2009年3月29日三诊：上症好转。

处方：上方改木香10克（后下），加丹参20克。

水煎取汁，一日分二次温服。七剂。

(12) 气滞血瘀

辨证为气滞血瘀，治以行气消滞、和血消积，方用《全生指迷方》七气汤加减治疗。

【病例】

陈某，男，85岁。

2009年6月2日一诊：自诉西医诊断为肠麻痹，现腹胀满疼痛近半年余，连及背痛，时作时止，大便干结，甚则恶心呕吐，舌淡，苔白，脉沉弦。胃肠X线片检查为（-）。

处方：《全生指迷方》七气汤加减。

藿香20克，益智仁10克，三棱15克，莪术15克，青皮20克，陈皮20克，肉桂5克（后下），木香10克（后下），枳实20克，厚朴20克，大黄5克（后下），槟榔10克，砂仁10克（后下），乌药20克，川楝子20克。

水煎取汁，一日分二次温服。七剂。

2009年6月9日二诊：腹胀满疼痛稍减，余症同前。

处方：《全生指迷方》七气汤加减。

藿香20克，益智仁10克，三棱15克，莪术15克，青皮20克，陈皮20克，肉桂5克（后下），木香10克（后下），枳实20克，厚朴20克，大黄10克（后下），槟榔10克，砂仁10克（后下），乌药20克，川楝子20克，莱菔子20克。

水煎取汁，一日分二次温服。七剂。

2009年6月15日三诊：诸症悉减。

处方：《全生指迷方》七气汤加减。

藿香20克，益智仁10克，三棱15克，莪术15克，青皮20克，陈皮20克，肉桂5克（后下），木香10克（后下），枳实20克，厚朴20克，大黄5克（后下），槟榔10克，砂仁10克（后下），乌药20克，川楝子20克，莱菔子20克。

水煎取汁，一日分二次温服。七剂。

（13）脾肾两虚

辨证为脾肾两虚，治以补益脾肾，方用自拟方治疗。

【病例】

刘某，男，55岁。

2008年4月3日一诊：胃脘不适，纳呆，口不干，乏力，腰膝酸软无力，舌淡，苔薄，脉沉弱。西医诊断乙型肝炎。实验室检查示：HBsAg（+）、HBeAg（+）、抗HBC（+），谷丙转氨酶：260U/L，谷草转氨酶：160U/L。

处方：黄精20克，黄芪50克，枸杞子20克，五味子10克，丹参20克，败酱草20克，白花蛇舌草20克，半枝莲20克，白术20克，茯苓20克，巴戟天20克，当归15克，玉竹20克，党参30克，薏苡仁50克。

水煎取汁，一日分二次温服。七剂。

2008年4月10日二诊：症同前。

处方：黄精20克，黄芪50克，枸杞子20克，五味子10克，丹参20克，败酱草20克，白花蛇舌草20克，半枝莲20克，白术20克，茯苓20克，巴戟天20克，当归15克，玉竹20克，党参30克，薏苡仁50克，太子参20克。

水煎取汁，一日分二次温服。七剂。

2008年4月22日三诊：口不干，胃中灼热，食后胸闷。

处方：黄精20克，黄芪50克，枸杞子20克，五味子10克，丹参20克，败酱草20克，白花蛇舌草20克，半枝莲20克，白术20克，茯苓20克，巴戟天20克，玉竹20克，党参

30 克，鸡内金 20 克，煅牡蛎 50 克（先煎），厚朴 20 克。

水煎取汁，一日分二次温服。七剂。

2. 胃痛

（1）脾胃气滞

辨证为脾胃气滞，治以行气止痛，方用芍药甘草汤加减治疗。芍药甘草汤药物组成如下：白芍 30 克，炙甘草 10 克，草豆蔻 30 克，红豆蔻 10 克，延胡索 20 克，白豆蔻 5 克，郁金 15 克，陈皮 15 克，枳实 20 克，厚朴 20 克，莱菔子 30 克，砂仁 5 克。

【病例一】

于某，女，38 岁。

2000 年 12 月 27 日一诊：胃部不适疼痛，时作时止，呃逆，腹胀，腹中气窜作响，喜热畏寒，舌淡，苔薄，脉沉弱。

处方：芍药甘草汤加减。

白芍 40 克，炙甘草 20 克，草豆蔻 30 克（后下），延胡索 20 克，红豆蔻 10 克（后下），白豆蔻 10 克（后下），砂仁 10 克（后下），郁金 20 克，枳实 20 克，厚朴 20 克，青皮 20 克，莱菔子 30 克，陈皮 20 克。

水煎取汁，一日分二次温服。三剂。

2000 年 1 月 2 日二诊：脘腹胀减，仍呃逆。

处方：自拟行气方合丁香柿蒂汤。

佛手 10 克，香橼 20 克，白豆蔻 10 克（后下），枳壳 20 克，青皮 15 克，厚朴 15 克，丁香 10 克，柿蒂 20 克，陈皮 20 克，莱菔子 30 克，延胡索 20 克，红豆蔻 10 克（后下）。

水煎取汁，一日分二次温服。四剂。

2000 年 1 月 9 日三诊：脘腹胀减，仍呃逆。

处方：香砂六君子汤加减。

党参 20 克，白术 20 克，茯苓 15 克，陈皮 20 克，半夏 15 克，木香 5 克（后下），砂仁 10 克（后下），枳壳 15 克，郁金 15 克，延胡索 15 克，鸡内金 10 克。

水煎取汁，一日分二次温服。七剂。

【病例二】

李某，女，56 岁。

1996 年 12 月 23 日一诊：胃脘胀痛灼热，时胃脘疼痛，不思饮食，乏力，口干，舌淡，苔花剥，脉沉弦。

处方：自拟行气方去红豆蔻加牡丹皮、栀子。

厚朴 20 克，枳实 20 克，陈皮 20 克，青皮 20 克，郁金 15 克，木香 10 克（后下），槟榔 10 克，莱菔子 30 克，砂仁 5 克（后下），白豆蔻 5 克（后下），牡丹皮 10 克，栀子 10 克。

水煎取汁，一日分二次温服。三剂。

1996 年 12 月 26 日二诊：食后胃脘痛，无食欲，舌淡，苔花剥，舌体胖有齿痕，脉沉弦。

处方：芍药甘草汤加减。

白芍 40 克，炙甘草 20 克，草豆蔻 30 克（后下），红豆蔻 10 克（后下），延胡索 20 克，郁金 15 克，陈皮 15 克，枳实 20 克，厚朴 20 克，莱菔子 30 克，槟榔 10 克，砂仁 5 克（后下）。

水煎取汁，一日分二次温服。四剂。

1996年12月30日三诊：症好转。

处方：香砂六君子汤加减。

党参15克，白术20克，茯苓15克，陈皮25克，半夏15克，木香5克（后下），砂仁5克（后下），枳壳15克，败酱草20克，郁金15克，延胡索15克，鸡内金10克。

水煎取汁，一日分二次温服。七剂。

（2）脾胃虚寒

辨证为脾胃虚寒，治以温中健脾，方用黄芪建中汤加减治疗。黄芪建中汤药物组成如下：黄芪50克，白芍40克，桂枝20克，砂仁10克，延胡索20克，枳壳20克，草豆蔻30克，炙甘草10克。

【病例一】

夏某，女，51岁。

2014年1月17日一诊：胃脘疼痛，遇冷尤甚，喜温喜按，纳少，时胁痛，身倦乏力，少气懒言，周身疼痛，舌淡，苔薄白，脉沉弱。

处方：黄芪建中汤加减。

黄芪50克，白芍40克，桂枝20克，炙甘草10克，延胡索20克，砂仁10克（后下），枳壳20克，草豆蔻30克（后下），丹参20克，郁金20克，降香10克（后下），木香15克（后下），青皮20克，红豆蔻10克（后下），鸡内金20克，玫瑰花20克。

水煎取汁，一日分二次温服。七剂。

2014年3月6日二诊：症减，背痛。

处方：黄芪50克，白芍40克，桂枝20克，炙甘草10克，延胡索20克，砂仁10克（后下），枳壳20克，草豆蔻30克（后下），木香15克（后下），郁金20克，茯苓20克，白术20克，白芍20克，王不留行20克，泽兰20克，玫瑰花20克。

水煎取汁，一日分二次温服。七剂。

2014年3月13日三诊：症减。

处方：黄芪50克，白芍40克，桂枝20克，炙甘草10克，延胡索20克，砂仁10克（后下），枳壳20克，草豆蔻30克（后下），木香10克（后下），郁金20克，茯苓20克，白术20克，白芍20克，王不留行20克，玫瑰花20克。

水煎取汁，一日分二次温服。七剂。

【病例二】

鲍某，女，12岁。

2000年2月13日一诊：自诉幼年时因过食寒凉，胃脘疼痛，食后疼甚，恶冷食，喜温喜按，纳少，大便溏，面白肢冷，神疲乏力，舌淡，苔薄白，脉沉迟。

处方：黄芪建中汤加减。

黄芪50克，白芍40克，桂枝20克，甘草10克，延胡索20克，厚朴20克，枳实20克，草豆蔻30克（后下），红豆蔻10克（后下），砂仁10克（后下），鸡内金15克，木香10克（后下），郁金20克。

水煎取汁，一日分二次温服。四剂。

2000年2月21日二诊：胃痛、腹泻症减。

处方：上方减郁金，加丁香10克。

水煎取汁，一日分二次温服。四剂。

2000 年 2 月 26 日三诊：胃痛减，眠差。

处方：上方加酸枣仁 20 克，远志 20 克，珍珠母 50 克（先煎）。

水煎取汁，一日分二次温服。四剂。

（3）肝脾不和

辨证为肝脾不和，治以疏肝理脾，方用四逆散加减治疗。四逆散药物组成如下：柴胡 15 克，白芍 40 克，枳实 20 克，姜黄 20 克，木香 10 克，砂仁 10 克，延胡索 20 克，红豆蔻 10 克。

【病例一】

杨某，男，37 岁。

2001 年 2 月 16 日一诊：脘腹胀闷，甚则胃脘疼痛，纳少，恶油腻食物，舌淡，苔薄白，脉沉弱。西医诊断为慢性胆囊炎，慢性肝损伤。

处方：四逆散加减。

柴胡 15 克，白芍 40 克，枳实 20 克，莪术 10 克，姜黄 15 克，延胡索 20 克，郁金 20 克，砂仁 10 克（后下），红豆蔻 10 克（后下），青皮 20 克，厚朴 20 克，莱菔子 30 克。

水煎取汁，一日分二次温服。四剂。

2001 年 2 月 21 日二诊：诸症悉减，现时腰痛。

处方：上方加杜仲 20 克，续断 20 克，党参 20 克。

水煎取汁，一日分二次温服。五剂。

2001 年 3 月 7 日三诊：诸症悉减，脉沉弱。

处方：柴胡 30 克，白芍 60 克，枳实 40 克，姜黄 30 克，桑寄生 50 克，续断 30 克，杜仲 50 克，枸杞子 50 克，青皮 30 克，厚朴 30 克，巴戟天 50 克，肉苁蓉 30 克，生晒参 50 克，龟甲 50 克，鹿角胶 50 克，蛤蚧 1 对。

一剂配水丸，一日二次，6 克/次。

【病例二】

范某，男，67 岁。

2001 年 2 月 22 日一诊：脘腹胀满，时腹痛，大便不成形，纳少，形体消瘦，面色萎黄，舌淡，苔薄白，脉沉弱。西医诊断为胆囊息肉，萎缩性胃炎伴糜烂。

处方：四逆散加减。

柴胡 15 克，白芍 30 克，枳实 20 克，莪术 20 克，姜黄 20 克，木香 10 克（后下），郁金 20 克，槟榔 10 克，青皮 20 克，厚朴 20 克，莱菔子 30 克，白术 20 克，半夏 15 克。

水煎取汁，一日分二次温服。七剂。

2001 年 3 月 7 日二诊：症减，呃逆减仍胀。

处方：柴胡 15 克，白芍 30 克，枳实 20 克，姜黄 20 克，延胡索 20 克，木香 10 克（后下），郁金 20 克，砂仁 10 克（后下），红豆蔻 10 克（后下），青皮 20 克，厚朴 20 克，薄荷 10 克（后下），王不留行 20 克，路路通 20 克。

水煎取汁，一日分二次温服。七剂。

2001 年 3 月 14 日三诊：症减。

处方：柴胡 15 克，白芍 30 克，枳实 20 克，姜黄 20 克，延胡索 20 克，木香 10 克（后下），郁金 20 克，砂仁 10 克（后下），红豆蔻 10 克（后下），青皮 20 克，厚朴 20 克，薄荷

10 克（后下），王不留行 20 克。

水煎取汁，一日分二次温服。七剂。

（4）脾肾两虚

辨证为脾肾两虚，治以补肾健脾，方用自拟方治疗。

【病例一】

聂某，男，45 岁。

2001 年 1 月 31 日一诊：胃痛，食少，腰痛，口燥咽干，大便干，苔薄，舌淡，脉沉弱。

处方：芍药甘草汤加减。

芍药 40 克，炙甘草 20 克，红豆蔻 10 克（后下），白豆蔻 10 克（后下），草豆蔻 30 克（后下），延胡索 20 克，砂仁 10 克（后下），丁香 10 克，槟榔 10 克，檀香 10 克（后下），丹参 20 克，莱菔子 30 克，杜仲 20 克，淫羊藿 20 克，珍珠母 50 克（先煎）。

水煎取汁，一日分二次温服。四剂。

2001 年 2 月 5 日二诊：症减。

处方：上方加海螵蛸 25 克，续断 20 克。

水煎取汁，一日分二次温服。四剂。

2001 年 2 月 12 日三诊：食后即腹胀，左后背酸痛，脉弦细。

处方：黄芪建中汤加减。

黄芪 50 克，白芍 40 克，桂枝 20 克，炙甘草 10 克，延胡索 20 克，丁香 10 克，干姜 5 克，青皮 20 克，檀香 10 克（后下），砂仁 10 克（后下），高良姜 10 克，厚朴 20 克，附子 5 克（先煎），沉香 5 克（后下），丹参 20 克。

水煎取汁，一日分二次温服。三剂。

2001 年 2 月 21 日四诊：现胃痛减，食后腹胀，心下痞闷胀，眠差（3、4 小时一夜），腰痛。

处方：小半夏汤加减。

瓜蒌 30 克，半夏 20 克，黄连 5 克，枳实 20 克，青皮 20 克，厚朴 20 克，郁金 15 克，莱菔子 30 克，酸枣仁 20 克，石菖蒲 20 克，远志 20 克，珍珠母 50 克（先煎），杜仲 20 克，续断 20 克，枸杞子 20 克。

水煎取汁，一日分二次温服。五剂。

2001 年 3 月 1 日五诊：时腹胀，眠差，左后背肩胛下疼痛近日加重。

处方：上方减黄连，加薤白 20 克，高良姜 5 克。

水煎取汁，一日分二次温服。四剂。

【病例二】

赵某，女，40 岁。

2008 年 6 月 20 日一诊：胃痛隐隐，喜温喜按，恶冷食，大便不爽，时便秘，脱发，面色淡白，少气懒言，神疲乏力，易感冒，舌淡，苔白，脉沉细无力。

处方：黄芪建中汤加减。

黄芪 50 克，白芍 40 克，桂枝 20 克，砂仁 10 克，延胡索 20 克，枳壳 20 克，草豆蔻 30 克，炙甘草 10 克，当归 50 克，阿胶 30 克，鸡血藤 20 克，枸杞子 30 克，何首乌 50 克，龟甲 50 克，黄精 20 克，熟地黄 20 克，旱莲草 30 克，蛤蚧 1 对。

一剂配水丸，一日二次，6 克/次。

2008 年 6 月 30 日二诊：胃胀，呃逆，肠鸣音亢进，矢气多，脱发，舌淡，苔薄，脉沉弱。自诉浅表性胃炎和十二指肠炎病史多年。

处方：香砂六君子汤加减。

党参 30 克，白术 20 克，茯苓 20 克，陈皮 20 克，半夏 20 克，砂仁 10 克（后下），佛手 20 克，厚朴 20 克，青皮 20 克，木香 10 克（后下），枳实 20 克，檀香 10 克（后下），薄荷 10 克（后下），槟榔 10 克，柿蒂 20 克。

水煎取汁，一日分二次温服。二剂。

2008 年 7 月 3 日二诊：诸症悉减。

处方：香砂六君子汤加减。

党参 30 克，白术 20 克，茯苓 20 克，陈皮 20 克，半夏 20 克，砂仁 10 克（后下），佛手 20 克，厚朴 20 克，青皮 20 克，木香 10 克（后下），枳实 20 克，檀香 10 克（后下），薄荷 10 克（后下），槟榔 10 克，黄精 20 克，熟地黄 20 克。

水煎取汁，一日分二次温服。二剂。

（5）血瘀气滞

辨证为血瘀气滞、症见心胃诸痛，治以温阳益气建中，活血行气止痛，方用黄芪建中汤加丹参饮加减治疗。

【病例】

曲某，男，70 岁。

2008 年 10 月 20 日一诊：心窝及胃脘部疼痛，胸闷，时心悸，劳则诸症加重，面色无华，便干，舌淡，苔薄，脉沉数。

处方：黄芪建中汤加丹参饮加减。

黄芪 50 克，白芍 40 克，桂枝 20 克，炙甘草 10 克，延胡索 20 克，砂仁 10 克（后下），枳壳 20 克，草豆蔻 30 克（后下），丹参 20 克，檀香 10 克（后下），甘松 20 克，珍珠母 50 克（先煎），苦参 10 克。

水煎取汁，一日分二次温服。七剂。

2008 年 10 月 31 日二诊：心下痛，目干涩，目眦多。自诉因肾结石，时见血尿。

处方：上方加白茅根 20 克，红豆蔻 10 克（后下）。

水煎取汁，一日分二次温服。三剂。

2008 年 11 月 11 日三诊：症好转。

处方：黄芪建中汤加减。

黄芪 50 克，白芍 40 克，桂枝 20 克，炙甘草 10 克，延胡索 20 克，砂仁 10 克（后下），枳壳 20 克，草豆蔻 30 克（后下），丹参 20 克，降香 10 克（后下），甘松 20 克，珍珠母 50 克（先煎），丁香 5 克，枳壳 20 克。

水煎取汁，一日分二次温服。三剂。

（6）外邪犯胃

辨证为外邪犯胃，治以解表和胃止痛、活血行气止痛，方用六和汤加减治疗。

【病例一】

王某，男，26 岁。

2008 年 3 月 7 日一诊：外感后胃脘胀闷时痛，咽稍赤，右胁下疼痛，恶心，厌油腻，食少，头目昏痛，嗜卧倦怠，舌淡，苔薄白干，脉浮数。

处方：六和汤加减。

砂仁10克（后下），苦杏仁20克，半夏20克，木瓜20克，茯苓20克，槟榔10克，陈皮20克，枳壳20克，牛蒡子20克，神曲20克，麦芽20克，补骨脂20克，鱼腥草50克，白花蛇舌草20克，佛手20克，木香10克（后下）。

水煎取汁，一日分二次温服。四剂。

2001年3月12日二诊：咽不痛，胃胀，呃逆，右胁痛等症减。

处方：香砂六君子汤加减。

党参20克，白术20克，茯苓20克，陈皮20克，姜半夏15克，砂仁10克（后下），厚朴20克，青皮20克，檀香10克（后下），瓜蒌20克，枳实20克，木香10克（后下），槟榔10克，莱菔子20克。

水煎取汁，一日分二次温服。七剂。

2001年3月19日三诊：诸症悉减。

处方：香砂六君子汤加减。

党参20克，白术20克，茯苓20克，陈皮20克，姜半夏15克，砂仁10克（后下），厚朴20克，青皮20克，檀香10克（后下），瓜蒌20克，枳实20克，木香10克（后下），槟榔10克，莱菔子20克，山楂20克，神曲20克，麦芽20克。

水煎取汁，一日分二次温服。七剂。

【病例二】

齐某，女，54岁。

2007年11月8日一诊：自述感冒十余日胃脘胀满疼痛，纳少，反酸，呃逆，头昏头痛，全身不适，时汗出，舌淡，苔薄黄，脉沉。

处方：六和汤加减。

砂仁10克（后下），藿香20克，厚朴20克，苦杏仁15克，半夏20克，木瓜30克，茯苓20克，葛根20克，羌活20克，菊花20克，枳壳20克，木香10克（后下），瓜蒌20克，黄芩10克，白芍20克，细辛5克。

水煎取汁，一日分二次温服。七剂。

2007年11月18日二诊：感冒后胃不适，目眶痛，头晕，呃逆。

处方：六和汤加减。

砂仁10克（后下），藿香20克，厚朴20克，苦杏仁15克，半夏20克，木瓜30克，茯苓20克，葛根20克，羌活20克，菊花20克，枳壳20克，木香10克（后下），黄芩10克，白芍20克，连翘20克，鱼腥草50克。

水煎取汁，一日分二次温服。五剂。

2007年12月3日三诊：胃痛无，头胀痛，目眶痛，目胀。

处方：四逆散合散偏汤加减。

柴胡15克，白芍40克，枳实20克，姜黄20克，延胡索20克，砂仁10克（后下），木香10克（后下），红豆蔻10克（后下），川芎30克，白芷20克，白芥子20克，香附20克，天麻20克，葛根20克，藁本20克，蔓荆子20克，菊花20克。

水煎取汁，一日分二次温服。五剂。

3. 呃逆

(1) 肝气犯胃

辨证为肝气犯胃，治以疏肝理气、和胃降逆，方用四逆散加佛手、香橼、柿蒂等加减治疗。四逆散药物组成如下：柴胡 15 克，白芍 40 克，枳实 20 克，姜黄 20 克，木香 20 克，砂仁 10 克，延胡索 20 克，红豆蔻 10 克。

【病例】

王某，女，26 岁。

2000 年 12 月 15 日一诊：自诉胆囊炎病史多年，呃逆，厌食油腻，食后腹胀闷，时右胁疼痛，纳少，四肢不温，舌淡，苔薄白，脉沉弱。

处方：四逆散加佛手、香橼、柿蒂等。

柴胡 15 克，白芍 30 克，枳实 20 克，姜黄 30 克，莪术 10 克，莱菔子 30 克，厚朴 20 克，青皮 20 克，白豆蔻 15 克（后下），柿蒂 20 克，香橼 20 克，佛手 10 克。

水煎取汁，一日分二次温服。四剂。

2000 年 12 月 25 日二诊：腹胀减，偶有呃逆，面色不华。

处方：上方减莪术、姜黄，加党参 30 克，鸡内金 20 克。

水煎取汁，一日分二次温服。四剂。

2000 年 1 月 5 日三诊：腹胀减，偶有呃逆。

处方：上方加槟榔 10 克。

水煎取汁，一日分二次温服。七剂。

(2) 脾胃气虚

辨证为脾胃气虚，治以健脾益气、和胃降逆，方用自拟方治疗。

【病例一】

张某，男，23 岁。

2007 年 1 月 30 日一诊：呃逆，时反酸，饮食尚可，形体消瘦，二便调，舌淡，苔薄白，脉沉弱。

处方：佛手 20 克，香橼 20 克，白豆蔻 10 克（后下），枳壳 20 克，砂仁 10 克（后下），厚朴 20 克，青皮 20 克，槟榔 10 克，木香 10 克（后下），煅牡蛎 50 克（先煎），茯苓 20 克，白术 20 克，党参 30 克，紫苏 20 克，陈皮 20 克。

水煎取汁，一日分二次温服。七剂。

2014 年 2 月 7 日二诊：呃逆，时反酸。

处方：香砂六君子汤加减。

党参 30 克，白术 20 克，茯苓 20 克，陈皮 20 克，清半夏 20 克，砂仁 10 克（后下），厚朴 20 克，佛手 20 克，柿蒂 20 克，香橼 20 克，枳壳 20 克，白豆蔻 10 克（后下），槟榔 10 克，木香 10 克（后下），檀香 10 克（后下），莱菔子 30 克。

水煎取汁，一日分二次温服。七剂。

2014 年 2 月 14 日三诊：症减。

处方：香砂六君子汤加减。

党参 30 克，白术 20 克，茯苓 20 克，陈皮 20 克，清半夏 20 克，砂仁 10 克（后下），厚朴 20 克，佛手 20 克，柿蒂 20 克，香橼 20 克，枳壳 20 克，白豆蔻 10 克（后下），槟榔 10

克，木香 10 克（后下），檀香 10 克（后下），莱菔子 30 克，鸡内金 20 克。

水煎取汁，一日分二次温服。七剂。

【病例二】

李某，女，53 岁。

2006 年 11 月 8 日一诊：呃逆，脘腹痞满，喜温喜按，不思饮食，平素易感冒，舌淡，苔薄黄，脉沉弱。

处方：佛手 20 克，香橼 20 克，柿蒂 20 克，白豆蔻 10 克（后下），枳壳 20 克，厚朴 20 克，青皮 20 克，黄芩 10 克，连翘 20 克，党参 30 克，木香 10 克（后下），薏苡仁 50 克，黄芪 50 克，白术 30 克，防风 10 克，莱菔子 20 克。

水煎取汁，一日分二次温服。七剂。

2006 年 11 月 16 日二诊：症减，不欲饮食。

处方：上方减黄芩，加白芷 20 克，麦芽 20 克，神曲 20 克，山楂 20 克，鸡内金 20 克。

水煎取汁，一日分二次温服。七剂。

2006 年 11 月 23 日三诊：症减。

处方：上方加黄芩 10 克，葛根 20 克。

水煎取汁，一日分二次温服。七剂。

2006 年 11 月 30 日四诊：呃逆减，纳差，仍头痛。

处方：佛手 20 克，香橼 20 克，白豆蔻 10 克（后下），枳壳 20 克，厚朴 20 克，青皮 20 克，连翘 20 克，党参 30 克，木香 10 克（后下），薏苡仁 50 克，黄芪 50 克，白术 30 克，防风 10 克，莱菔子 20 克，白芷 20 克，葛根 20 克，槟榔 10 克，羌活 10 克。

水煎取汁，一日分二次温服。七剂。

2007 年 1 月 23 日五诊：症减。

处方：党参 30 克，白术 20 克，茯苓 20 克，陈皮 20 克，清半夏 20 克，砂仁 10 克（后下），厚朴 20 克，佛手 20 克，黄芪 50 克，天麻 20 克，白芷 20 克，蔓荆子 20 克，葛根 20 克，枳壳 20 克。

水煎取汁，一日分二次温服。七剂。

2007 年 1 月 30 日六诊：症愈，但近日感冒，咽喉不适，痰难咳出。

处方：上方加鱼腥草 50 克，白花蛇舌草 20 克，连翘 20 克。

水煎取汁，一日分二次温服。七剂。

（3）脾胃阴虚

辨证为脾胃阴虚，治以养阴润燥、降逆止呃，方用自拟养胃阴汤加减治疗。

【病例】

曹某，女，64 岁。

2008 年 4 月 15 日一诊：呃逆，胃胀满，不思饮食，唇燥舌干，口干夜甚，大便干结，舌尖痛，舌少苔，脉细数无力。

处方：自拟养胃阴方加减。

石斛 20 克，玉竹 20 克，枇杷叶 20 克，黄精 20 克，白芍 20 克，白术 20 克，玄参 15 克，沙参 20 克，茯苓 20 克，太子参 30 克，麦冬 20 克，柿蒂 20 克，青皮 20 克，陈皮 20 克，枳壳 20 克，槟榔 10 克。

水煎取汁，一日分二次温服。七剂。

2008 年 4 月 22 日二诊：呃逆止，胃中偶有灼热感，仍口干，舌淡，舌边有齿痕，中央裂纹，脉细数。

处方：上方减茯苓，加天花粉 20 克，党参 30 克。

水煎取汁，一日分二次温服。七剂。

4. 呕吐

（1）胆郁痰扰

辨证为胆郁痰扰，治以理气化痰、和胃利胆，方用温胆汤加减治疗。

【病例一】

武某，男，13 岁。

2001 年 2 月 5 日一诊：晨起呕吐，不思饮食，胃痛，胸闷，头眩心悸，双下肢荨麻疹，心烦不眠，夜多异梦，舌淡，苔白腻，脉沉弱。

处方：温胆汤加神曲、山楂、麦芽等。

半夏 15 克，竹茹 20 克，枳壳 15 克，陈皮 15 克，山楂 10 克，神曲 10 克，麦芽 10 克，丁香 5 克，砂仁 10 克（后下），党参 30 克，白术 20 克，厚朴 10 克，槟榔 10 克，鸡内金 10 克。

水煎取汁，一日分二次温服。四剂。

另处方：防风 20 克，荆芥 20 克，透骨草 30 克，艾叶 50 克。

水煎取汁，外用洗剂。

2001 年 2 月 9 日二诊：症减，仍呕，心烦躁。

处方：温胆汤加减。

半夏 10 克，竹茹 10 克，枳实 10 克，陈皮 10 克，茯苓 10 克，麦冬 10 克，胆南星 10 克，生姜皮 5 克，蝉蜕 10 克，厚朴 10 克，鸡内金 10 克，远志 10 克。

水煎取汁，一日分二次温服。四剂。

2001 年 2 月 19 日三诊：偶心烦。

处方：上方加栀子 10 克，黄芩 10 克，牡丹皮 10 克。

水煎取汁，一日分二次温服。四剂

2001 年 2 月 23 日四诊：呃逆止，自诉因受到惊吓，胆怯易惊。

处方：珍珠母 30 克（先煎），龙齿 25 克（先煎），半夏 20 克，麦冬 20 克，胆南星 20 克，僵蚕 20 克，蝉蜕 20 克，枳实 10 克，陈皮 10 克，茯苓 10 克，厚朴 10 克，鸡内金 10 克，远志 20 克。

水煎取汁，一日分二次温服。四剂。

【病例二】

张某，女，63 岁。

1996 年 10 月 25 日一诊：恶心欲吐，胸膈痞闷，头晕，头痛，心烦不眠，夜多异梦，早起见烦，腹泻，舌白，苔腻，脉弦滑。

处方：温胆汤合半夏白术天麻汤加减。

半夏 20 克，枳实 20 克，陈皮 20 克，茯苓 20 克，天麻 10 克，白术 20 克，生姜 5 克，石菖蒲 20 克，泽泻 30 克，丹参 20 克，川芎 20 克，珍珠母 50 克（先煎），厚朴 15 克。

水煎取汁，一日分二次温服。三剂。

1996年10月29日二诊：面色苍白，口干，苔已转好。血压：110/80mmHg。

处方：温胆汤合半夏白术天麻汤加减。

半夏20克，枳实20克，陈皮20克，茯苓20克，天麻10克，白术20克，生姜5克，石菖蒲20克，泽泻30克，川芎20克，珍珠母50克（先煎），厚朴15克。

水煎取汁，一日分二次温服。三剂。

1996年11月15日三诊：头晕，后头部昏沉甚，胸闷，心悸，纳食减少。血压：120/80mmHg。

处方：温胆汤加减。

半夏20克，竹茹20克，枳实15克，陈皮20克，茯苓20克，芦根15克，麦冬20克，丹参20克，瓜蒌20克，川芎20克，石菖蒲20克，珍珠母50克（先煎）。

水煎取汁，一日分二次温服。四剂。

1996年11月20日四诊：纳差、头晕、恶心转好。

处方：上方减芦根，加木香10克（后下），白术20克，茵陈20克。

水煎取汁，一日分二次温服。四剂。

1996年12月24日五诊：头晕，心烦，心悸，胸闷，身热，胸腹胀，脉弦。

处方：温胆汤加减。

半夏20克，竹茹15克，枳实20克，陈皮20克，茯苓20克，牡丹皮15克，栀子15克，槟榔10克，青蒿20克，黄芩20克，厚朴20克，白豆蔻5克（后下），延胡索20克。

水煎取汁，一日分二次温服。三剂。

（2）阳虚寒积

辨证为阳虚寒积，治以温中健脾、和胃降逆，方用温脾汤加减治疗。

【病例】

刘某，男，44岁。

2006年11月1日一诊：呕吐，遇冷腹胀，反酸，乏力，手足不温，口不渴，舌淡，苔薄白，脉沉。西医诊断为幽门梗阻。

处方：温脾汤合香砂六君子汤加减。

附子5克（先煎），大黄15克（后下），生晒参20克（另煎），干姜5克，白术20克，茯苓20克，半夏20克，砂仁10克（后下），佛手20克，藿香20克，丁香10克，白豆蔻20克（后下），海螵蛸30克，浙贝母20克。

水煎取汁，一日分二次温服。七剂。

2006年11月10日二诊：仍呕吐。

处方：温脾汤合香砂六君子汤加减。

附子5克（先煎），大黄15克（后下），生晒参20克（另煎），干姜5克，白术20克，茯苓20克，半夏20克，砂仁10克（后下），佛手20克，藿香20克，丁香10克，白豆蔻20克（后下），海螵蛸30克，浙贝母20克。

水煎取汁，一日分二次温服。七剂。

2006年11月20日三诊：症减。

处方：上方加枳壳10克。

水煎取汁，一日分二次温服。七剂

2006年12月1日四诊：近日反酸，余症减。

处方：上方加煅牡蛎50克（先煎），煅瓦楞子20克（先煎），佛手20克。

水煎取汁，一日分二次温服。十五剂。

(3) 脾胃虚弱

辨证为脾胃虚弱，治以健脾益气、和胃降逆，方用香砂六君子汤加减治疗。

【病例】

曲某，女，13岁。

2008年10月27日一诊：恶心，呕吐，胃胀，不思饮食，纳少，消瘦倦怠，舌淡，苔薄白，脉沉。

处方：香砂六君子汤加减。

党参30克，白术20克，茯苓20克，陈皮20克，半夏20克，砂仁10克（后下），厚朴20克，佛手20克，藿香20克，丁香5克，白豆蔻10克（后下），枳壳20克，枳实20克，槟榔10克，大黄5克（后下），延胡索20克，红豆蔻20克（后下）。

水煎取汁，一日分二次温服。七剂。

2008年11月6日二诊：腹痛，腹泻，厌油腻。

处方：黄芪建中汤加减。

黄芪50克，白芍40克，桂枝20克，砂仁10克（后下），延胡索20克，枳壳20克，草豆蔻30克（后下），炙甘草10克，木香10克（后下），半夏20克，山楂20克，神曲20克，麦芽20克，槟榔10克，鸡内金20克，丁香20克，薄荷10克（后下）。

水煎取汁，一日分二次温服。七剂。

(4) 脾胃虚寒

辨证为脾胃虚寒，治以温中补虚、和胃降逆，方用黄芪建中汤加减治疗。

【病例】

辛某，男，15岁。

2006年11月15日一诊：恶心，呕吐，时胃脘痛，喜温喜按，不思饮食，纳少，少气懒言，神疲乏力，舌淡，苔薄白，脉沉弱。

处方：黄芪建中汤加减。

黄芪50克，白芍40克，桂枝20克，砂仁10克（后下），延胡索20克，枳壳20克，草豆蔻30克（后下），炙甘草10克，红豆蔻10克（后下），丁香10克，半夏20克，白术20克，青皮20克，木香10克（后下），枳实20克，槟榔10克。

水煎取汁，一日分二次温服。七剂。

2006年11月20日二诊：症减。

处方：上方加姜半夏10克，藿香15克。

水煎取汁，一日分二次温服。七剂。

2006年11月28日三诊：症减。

处方：黄芪建中汤加减。

黄芪50克，白芍40克，桂枝20克，砂仁10克（后下），延胡索20克，枳壳20克，草豆蔻30克（后下），炙甘草10克，青皮20克，厚朴20克，枳实20克，槟榔10克，郁金20克，檀香10克（后下），莪术10克。

水煎取汁，一日分二次温服。七剂。

2006年12月4日四诊：症减，仍不欲食，时反酸。

处方：上方加山楂20克，神曲20克，麦芽20克，鸡内金20克，海螵蛸25克。

水煎取汁，一日分二次温服。七剂。

（5）外邪犯胃

辨证为外邪犯胃，治以解表和胃、降逆止呕，方用六和汤加减治疗。

【病例】

唐某，男，9岁。

2007年1月15日一诊：自述近日感寒发热，食少，恶心，时呕吐，干咳，舌淡，苔薄，舌边红，脉沉弱。

处方：六和汤加减。

砂仁5克（后下），藿香10克，苦杏仁10克，半夏10克，木瓜10克，白术10克，茯苓10克，枳壳10克，白豆蔻5克（后下），鱼腥草30克，白花蛇舌草20克，桔梗5克，木香5克（后下），佩兰5克。

水煎取汁，一日分二次温服。七剂。

2007年1月22日二诊：症减，近日外感，头稍痛，时恶心，食少，形体消瘦。

处方：保和丸加减。

山楂20克，神曲20克，半夏10克，茯苓20克，陈皮10克，连翘10克，莱菔子15克，麦芽20克，砂仁10克（后下），鸡内金10克，厚朴10克，槟榔10克，党参20克，枳壳10克，白术10克，佛手10克。

水煎取汁，一日分二次温服。七剂。

（6）肝脾不和

辨证为肝脾不和，治以疏肝理脾、和胃降逆，方用四逆散加减治疗。

【病例】

刘某，男，53岁。

2007年1月25日一诊：反胃，晚入睡加重，胁肋胀闷，饮食尚可，手足不温，大便不成形，舌淡，苔薄，脉弦。

处方：四逆散加减。

柴胡15克，白芍40克，枳实20克，姜黄20克，木香10克（后下），砂仁10克（后下），延胡索20克，红豆蔻10克（后下），当归15克，桑皮20克，枳壳20克，青皮20克，陈皮20克，茯苓20克，黑丑15克，白丑15克。

水煎取汁，一日分二次温服。七剂。

2007年2月2日二诊：呃逆，小腹坠痛，矢气多，大便不成形。

处方：上方减黑丑、白丑，加檀香10克（后下），槟榔10克。

水煎取汁，一日分二次温服。七剂。

2007年2月8日三诊：呃逆，大便黏腻。

处方：四逆散加减。

柴胡15克，白芍40克，枳实20克，姜黄20克，木香10克（后下），砂仁10克（后下），延胡索20克，红豆蔻10克（后下），青皮20克，檀香10克（后下），厚朴20克，郁金20克，莱菔子20克，党参30克，槟榔10克。

水煎取汁，一日分二次温服。七剂。

5. 吐酸

（1）肝火犯胃

辨证为肝火犯胃，治以清肝泻火、和胃制酸，方用香砂六君子汤合左金丸加减治疗。

【病例一】

董某，男，50岁。

2008年2月29日一诊：胃脘灼烧感，食后不适，反酸，纳少，消瘦，面色萎黄，易腹泻，手足心热，入夜尤甚，舌红，苔腻，脉沉弱。

处方：香砂六君子汤合左金丸加减。

党参30克，白术20克，茯苓20克，陈皮20克，半夏20克，砂仁10克（后下）佛手20克，厚朴20克，黄连5克，吴茱萸5克，生晒参20克（另煎），白芍20克，黄芩20克，槟榔10克，莲子肉20克，薏苡仁50克，海螵蛸20克。

水煎取汁，一日分二次温服。七剂。

2008年3月27日二诊：胃内灼热减，明显能食，大便可，苔白。

处方：香砂六君子汤加减。

党参30克，白术20克，茯苓20克，陈皮20克，半夏20克，砂仁10克（后下），佛手20克，厚朴20克，生晒参20克（另煎），白芍20克，黄芩20克，槟榔10克，莲子肉20克，薏苡仁50克，海螵蛸20克，山药20克。

水煎取汁，一日分二次温服。七剂。

【病例二】

马某，女，82岁。

2008年5月29日一诊：胃脘胀满，胸骨后痞闷不适，反酸，口臭，口干夜甚，纳食正常，大便正常，舌淡，苔薄，脉弦稍数。西医诊断：反流性食管炎。

处方：香砂六君子汤合左金丸加减。

党参30克，白术20克，茯苓20克，陈皮20克，半夏20克，砂仁10克（后下），佛手20克，厚朴20克，玉竹20克，石斛20克，枇杷叶20克，青皮20克，木香10克（后下），枳实20克，槟榔10克，莱菔子20克，黄连5克，吴茱萸5克。

水煎取汁，一日分二次温服。七剂。

2008年6月6日二诊：食管灼热，胃痛时腹胀，口中多唾，口不干，尿频减，乏力。

处方：香砂六君子汤加减。

党参30克，白术20克，茯苓20克，陈皮20克，半夏20克，砂仁10克（后下），佛手20克，厚朴20克，黄芪50克，太子参20克，麦冬20克，木香10克（后下），香橼20克，枳壳20克，莱菔子20克，延胡索20克，海螵蛸25克。

水煎取汁，一日分二次温服。七剂。

2008年6月13日三诊：诸症悉减。

处方：香砂六君子汤加减。

党参30克，白术20克，茯苓20克，陈皮20克，半夏20克，砂仁10克（后下），佛手20克，厚朴20克，黄芪50克，太子参20克，木香10克（后下），香橼20克，枳壳20克，莱菔子20克，延胡索20克，海螵蛸25克。

水煎取汁，一日分二次温服。七剂。

（2）脾胃虚寒

辨证为脾胃虚寒，治以温中健脾、和胃制酸，方用黄芪建中汤加减治疗。

【病例一】

闫某，男，40岁。

2009年1月6日一诊：时反酸，呃逆，胃脘胀满，甚则疼痛，遇寒食加重，不思饮食，纳少，夜寐易醒，手足不温，舌淡，苔白，脉沉。

处方：黄芪建中汤加减。

黄芪50克，白芍40克，桂枝20克，炙甘草10克，延胡索20克，砂仁10克（后下），枳壳20克，草豆蔻30克（后下），青皮20克，木香10克（后下），厚朴20克，檀香10克（后下），丁香20克，薄荷10克（后下），鸡内金20克，槟榔10克。

水煎取汁，一日分二次温服。七剂。

2009年1月13日二诊：便秘，畏寒，喜热，余症减。

处方：上方加大黄5克（后下），红豆蔻10克（后下）。

水煎取汁，一日分二次温服。七剂。

2009年1月21日三诊：诸症悉减。

处方：上方减大黄。

水煎取汁，一日分二次温服。七剂。

【病例二】

李某，女，70岁。

2008年9月1日一诊：胃痛，遇寒食加重，反酸，呕吐后则舒，不欲食，纳少，口干，乏力，舌胖大，苔稍厚，脉沉弱。胃镜示：萎缩性胃炎伴糜烂，镜下见疣状糜烂及出血点等。

处方：黄芪建中汤加减。

黄芪50克，白芍40克，桂枝20克，炙甘草10克，延胡索20克，砂仁10克（后下），枳壳20克，草豆蔻30克（后下），青皮20克，厚朴20克，木香10克（后下），檀香10克（后下），海螵蛸25克，浙贝母20克，槟榔10克，薄荷10克（后下）。

水煎取汁，一日分二次温服。七剂。

2008年9月16日二诊：胃隐痛，不反酸，时腹胀，口干。

处方：上方减浙贝母、薄荷，加红豆蔻10克（后下），鸡内金20克。

水煎取汁，一日分二次温服。十四剂。

2008年10月8日三诊：诸症悉减。

处方：上方减鸡内金。

水煎取汁，一日分二次温服。七剂。

（3）脾胃气滞

辨证为脾胃气滞，治以行气消胀，方用自拟行气汤加减治疗。

【病例】

宋某，男，50岁。

1996年12月11日一诊：反酸，脘腹胀满，嗳气，纳少，乏力，舌淡，苔白，脉沉。胃镜显示萎缩性胃炎。

处方：青皮20克，陈皮20克，枳实20克，厚朴20克，郁金15克，木香10克（后下），槟榔10克，莱菔子30克，砂仁5克（后下），白豆蔻5克（后下），香橼20克，佛手

20克。

水煎取汁，一日分二次温服。二剂。

1996年12月13日二诊：症好转。

处方：党参30克，白术20克，茯苓20克，陈皮20克，半夏15克，砂仁5克（后下），木香10克（后下），枳壳20克，草果15克，红豆蔻10克（后下），草豆蔻20克（后下），青皮15克。

水煎取汁，一日分二次温服。四剂。

1996年12月20日三诊：泛酸，胀痛减，纳少。

处方：香砂六君子汤加减。

党参30克，白术20克，茯苓20克，枳实20克，厚朴20克，青皮20克，陈皮20克，黄芪30克，延胡索20克，海螵蛸25克，瓦楞子20克（先煎），白芍30克，甘草10克，红豆蔻10克（后下）。

水煎取汁，一日分二次温服。七剂。

1996年12月31日四诊：症好转，时口微泛酸。

处方：黄芪建中汤加减。

黄芪50克，白芍40克，桂枝20克，炙甘草10克，生姜5克，大枣3枚，延胡索20克，枳壳20克，草豆蔻30克（后下），砂仁5克（后下），青皮15克，蒲公英20克。

水煎取汁，一日分二次温服。七剂。

6. 腹痛

（1）脾胃虚寒

辨证为脾胃虚寒，治以温中补虚、和里缓急，方用黄芪建中汤加减治疗。

【病例一】

王某，男，17岁。

2007年1月26日一诊：脐周腹痛，隐痛不胀，便溏，不恶心，食少，恶冷食，遇冷尿频，倦怠嗜卧，少气懒言，肢体酸软，面色无华，舌淡，苔白，脉沉弱。

处方：黄芪建中汤加减。

黄芪50克，白芍40克，桂枝20克，炙甘草10克，延胡索20克，砂仁10克（后下），枳壳20克，草豆蔻30克（后下），莲子肉20克，木香10克（后下），党参30克，白术20克，茯苓20克，龙眼肉20克，合欢花20克，红豆蔻10克（后下）。

水煎取汁，一日分二次温服。七剂。

2007年2月1日二诊：脐周腹痛症减，倦怠嗜卧。

处方：黄芪建中汤加减。

黄芪50克，白芍40克，桂枝20克，炙甘草10克，延胡索20克，砂仁10克（后下），枳壳20克，草豆蔻30克（后下），莲子肉20克，木香10克（后下），党参30克，白术20克，茯苓20克，龙眼肉20克，合欢花20克，红豆蔻10克（后下），鸡内金15克，槟榔10克。

水煎取汁，一日分二次温服。七剂。

2007年2月8日三诊：症好转。

处方：黄芪建中汤加减。

黄芪 50 克，白芍 40 克，桂枝 20 克，炙甘草 10 克，延胡索 20 克，砂仁 10 克（后下），枳壳 20 克，草豆蔻 30 克（后下），莲子肉 20 克，木香 10 克（后下），党参 30 克，白术 20 克，茯苓 20 克，龙眼肉 20 克，合欢花 20 克，红豆蔻 10 克（后下），槟榔 10 克。

水煎取汁，一日分二次温服。七剂。

【病例二】

丁某，女，55 岁。

2008 年 3 月 31 日一诊：小腹胀痛，喜温喜按，少气懒言，神倦乏力，舌淡，苔薄，脉细弦。

处方：黄芪建中汤加减。

黄芪 50 克，白芍 40 克，桂枝 20 克，炙甘草 10 克，延胡索 20 克，砂仁 10 克（后下），枳壳 20 克，草豆蔻 30 克（后下），酸枣仁 20 克，远志 20 克，当归 10 克，红豆蔻 10 克（后下），合欢花 20 克，龙眼肉 20 克，珍珠母 50 克（先煎），木香 10 克（后下），乌药 20 克，香附 20 克，小茴香 10 克。

水煎取汁，一日分二次温服。七剂。

2008 年 4 月 17 日二诊：小腹痛减。

处方：黄芪建中汤加减。

黄芪 50 克，白芍 40 克，桂枝 20 克，炙甘草 10 克，延胡索 20 克，砂仁 10 克（后下），草豆蔻 30 克（后下），酸枣仁 20 克，远志 20 克，珍珠母 50 克（先煎），木香 10 克（后下），青皮 20 克，枳实 20 克，槟榔 10 克，檀香 10 克（后下），莱菔子 20 克，乌药 20 克。

水煎取汁，一日分二次温服。七剂。

2008 年 4 月 24 日三诊：诸症悉减。

处方：黄芪建中汤加减。

黄芪 50 克，白芍 40 克，桂枝 20 克，炙甘草 10 克，延胡索 20 克，砂仁 10 克（后下），草豆蔻 30 克（后下），酸枣仁 20 克，远志 20 克，珍珠母 50 克（先煎），木香 10 克（后下），青皮 20 克，枳实 20 克，槟榔 10 克，檀香 10 克（后下），乌药 20 克。

水煎取汁，一日分二次温服。七剂。

（2）脾肾阳虚

辨证为脾肾阳虚，治以补肾助阳、温中健脾，方用桂附理中丸加减治疗。

【病例】

于某，女，50 岁。

1996 年 10 月 25 日一诊：脘腹冷痛，泄泻，四肢厥冷，矢气多，呃逆，舌淡，苔白，脉沉迟无力。西医诊断为结肠炎。

处方：桂附理中丸加减。

附子 10 克（先煎），肉桂 10 克（后下），党参 50 克，白术 20 克，茯苓 20 克，木香 10 克（后下），肉豆蔻 10 克（后下），补骨脂 20 克，诃子 15 克，罂粟壳 15 克，乌梅 5 克。

水煎取汁，一日分二次温服。三剂。

1996 年 10 月 28 日二诊：腹胀，泄泻，余症减。

处方：附子 10 克（先煎），肉桂 10 克（后下），党参 50 克，白术 20 克，茯苓 20 克，肉豆蔻 5 克（后下），补骨脂 20 克，诃子 15 克，罂粟壳 15 克，砂仁 5 克（后下），青皮 20 克，厚朴 20 克，枳实 20 克。

水煎取汁，一日分二次温服。四剂。

1996 年 10 月 31 日三诊：余症减。

处方：党参 20 克，黄芪 20 克，白术 20 克，肉桂 10 克（后下），黄连 10 克，补骨脂 10 克，肉豆蔻 10 克（后下），诃子 15 克，罂粟壳 15 克，厚朴 20 克，枳壳 20 克，槟榔 10 克，白芍 15 克，木香 10 克（后下），红豆蔻 10 克（后下）。

水煎取汁，一日分二次温服。四剂。

（3）寒滞肝脉

辨证为寒滞肝脉，治以温补肝肾、行气止痛，方用暖肝煎加减治疗。

【病例一】

朱某，女，47 岁。

2001 年 2 月 23 日一诊：小腹绞痛，畏寒喜暖，便秘，纳可，舌淡，苔白，脉沉迟。

处方：暖肝煎加减。

当归 10 克，枸杞子 20 克，小茴香 10 克，乌药 20 克，川楝子 20 克，沙参 20 克，麦冬 20 克，黄芩 20 克，白芍 20 克，延胡索 20 克，厚朴 20 克，大黄 5 克（后下）。

水煎取汁，一日分二次温服。四剂。

2001 年 2 月 27 日二诊：腹稍痛，便干。

处方：上方改大黄 10 克（后下），去小茴香，加厚朴 20 克，玄参 20 克。

水煎取汁，一日分二次温服。七剂。

2001 年 3 月 3 日三诊：腹稍痛，大便不干。

处方：当归 10 克，枸杞子 20 克，小茴香 10 克，乌药 20 克，川楝子 20 克，沙参 20 克，麦冬 20 克，黄芩 20 克，白芍 20 克，延胡索 20 克，厚朴 20 克，玄参 20 克，大黄 5 克（后下）。

水煎取汁，一日分二次温服。七剂。

【病例二】

许某，男，67 岁。

1996 年 12 月 17 日一诊：小腹绞痛，畏寒喜暖，时胃脘胀满，右胁时痛，口干口苦，四肢不温，纳少，舌淡，苔薄白，脉弦数。

处方：暖肝煎加减。

当归 15 克，小茴香 20 克，乌药 15 克，川楝子 15 克，枳壳 15 克，厚朴 15 克，槟榔 10 克，莱菔子 30 克，青皮 15 克，白芍 15 克，黄芩 15 克。

水煎取汁，一日分二次温服。四剂。

1996 年 12 月 24 日二诊：症好转，胀甚。

处方：上方去黄芩、白芍，加莪术 15 克，延胡索 20 克。

水煎取汁，一日分二次温服。七剂。

1996 年 12 月 30 日三诊：症好转。

处方：上方去枳壳，加枳实 20 克。

水煎取汁，一日分二次温服。七剂。

（4）脾虚气陷

辨证为脾虚气陷，治以补中益气、升阳举陷，方用补中益气汤加减治疗。

【病例】

封某，男，50 岁。

2000 年 11 月 16 日一诊：小腹胀痛，小便频数短涩，滴沥刺痛，腰酸，泄泻日久，下肢冷，畏寒喜热，胁胀痛不适，呃逆，气短乏力，头晕，劳累后诸症加重，舌淡，苔白，脉沉无力。

处方：补中益气汤加减。

党参 30 克，黄芪 50 克，白术 20 克，升麻 10 克，柴胡 10 克，当归 10 克，陈皮 10 克，半枝莲 20 克，白花蛇舌草 20 克，马齿苋 20 克，石韦 15 克，冬葵子 20 克。

水煎取汁，一日分二次温服。四剂。

2000 年 11 月 20 日二诊：腹痛症减，小便次数减少，但仍小便赤涩，便意频，大便不稀已成形。

处方：升阳益胃汤加减。

党参 20 克，黄芪 20 克，白术 20 克，陈皮 20 克，半夏 20 克，茯苓 30 克，泽泻 30 克，防风 5 克，羌活 5 克，独活 5 克，柴胡 5 克，白芍 20 克，黄连 5 克，诃子 20 克，石榴皮 20 克，白花蛇舌草 20 克，半枝莲 20 克。

水煎取汁，一日分二次温服。四剂。

2000 年 11 月 24 日三诊：腹胀痛，面肿，口苦黏，便干。

处方：上方减石榴皮，加苦参 20 克，半夏至 25 克，茯苓至 40 克。

水煎取汁，一日分二次温服。四剂。

2000 年 11 月 28 日四诊：小腹两侧痛，食欲下降，恶心呕吐，左胁痛，左后背肩胛处痛，口干苦、有臭味，眼干，大便稍稀，脉沉弱。

处方：黄连温胆汤加减。

半夏 20 克，竹茹 20 克，枳实 20 克，陈皮 20 克，茯苓 20 克，黄连 5 克，黄芩 20 克，槟榔 10 克，木香 10 克（后下），厚朴 20 克，丹皮 10 克，栀子 10 克。

水煎取汁，一日分二次温服。三剂。

7. 痞满

（1）痰热互结

辨证为痰热互结，治以清热化痰、宽胸散结，方用小陷胸汤加减治疗。

【病例一】

庞某，女，45 岁。

1996 年 11 月 1 日一诊：胸脘痞塞，满闷不舒，按之则痛，不欲饮食，舌尖红，苔薄黄，脉滑稍数。西医诊断为食管炎。

处方：小陷胸汤加减。

瓜蒌 30 克，黄连 5 克，半夏 20 克，佛手 20 克，香橼 20 克，枳实 20 克，木香 10 克（后下），郁金 15 克，厚朴 15 克，莱菔子 30 克，川贝母 5 克，玄参 15 克。

水煎取汁，一日分二次温服。四剂。

1996 年 11 月 4 日二诊：症好转，但心下痞，食管噎塞。

处方：自拟行气汤加减。

佛手 20 克，香橼 20 克，枳壳 20 克，陈皮 20 克，砂仁 5 克（后下），白豆蔻 5 克（后下)，木香10克（后下)，瓜蒌30克，郁金20克，青皮20克，厚朴20克，莱菔子30克。

水煎取汁，一日分二次温服。四剂。

1996年11月26日三诊：自述近日感冒，咳嗽痰多，色白，胸闷，舌边有齿痕，苔黄，脉沉细滑。

处方：鱼腥草50克，桑白皮20克，麦冬20克，前胡20克，半夏25克，苦杏仁20克，桔梗20克。

水煎取汁，一日分二次温服。七剂。

1996年12月4日四诊：症好转。

处方：自拟行气汤加减。

佛手20克，香橼20克，枳壳20克，陈皮20克，砂仁5克（后下)，白豆蔻10克（后下)，木香10克（后下)，瓜蒌30克，郁金20克，青皮20克，厚朴20克，莱菔子30克。

水煎取汁，一日分二次温服。七剂。

【病例二】

付某，女，47岁。

1996年11月8日一诊：胸脘痞塞，满闷不舒，按之则痛，厌食纳少，纳呆，大便干燥，舌白腻，边有齿痕，脉滑数。

处方：小陷胸汤合自拟行气方加减。

瓜蒌30克，半夏20克，黄连5克，枳实20克，陈皮20克，青皮20克，厚朴20克，砂仁5克（后下)，木香5克（后下)，大黄5克（后下)，莱菔子30克，槟榔10克，海螵蛸20克。

水煎取汁，一日分二次温服。四剂。

1996年11月15日二诊：食欲增强，饮水多则吐，口干，头晕。

处方：香砂六君子汤加减。

党参20克，白术20克，茯苓20克，陈皮20克，半夏15克，砂仁5克（后下)，黄芪30克，泽泻30克，猪苓20克，草豆蔻20克（后下)，蒲公英20克，生地黄20克。

水煎取汁，一日分二次温服。七剂。

1996年11月22日三诊：诸症悉减。

处方：香砂六君子汤加减。

党参20克，白术20克，茯苓20克，陈皮20克，半夏15克，砂仁5克（后下)，黄芪30克，泽泻30克，猪苓20克，草豆蔻20克（后下)，厚朴20克。

水煎取汁，一日分二次温服。

(2）脾胃气滞

辨证为脾胃气滞，治以顺气宽中，方用通幽汤加减治疗。

【病例】

张某，男，40岁。

2000年11月17日一诊：食后心下痞，腹胀，呃逆，胃脘嘈杂，时反酸，舌淡，苔薄，脉沉滑。胃镜显示：胃底部幽门充血；西医诊断为浅表性胃炎。

处方：通幽汤加减。

升麻10克，荷叶20克，佛手15克，香橼20克，砂仁10克（后下)，枳壳20克，玄参15克，浙贝母20克，白豆蔻10克（后下)，苏梗20克，柿蒂20克。

水煎取汁，一日分二次温服。四剂。

2000 年 11 月 23 日二诊：多食则呃逆，食少尚可。

处方：通幽汤加减。

升麻 10 克，荷叶 20 克，佛手 15 克，香橼 20 克，砂仁 10 克（后下），枳壳 20 克，玄参 10 克，浙贝母 20 克，白豆蔻 10 克（后下），苏梗 20 克，厚朴 20 克，白芍 20 克，木香 10 克（后下）。

水煎取汁，一日分二次温服。四剂。

2000 年 11 月 27 日三诊：呃逆症减。

处方：通幽汤加减。

升麻 10 克，荷叶 20 克，佛手 15 克，香橼 20 克，砂仁 10 克（后下），枳壳 20 克，玄参 10 克，白豆蔻 10 克（后下），苏梗 20 克，厚朴 20 克，白芍 20 克，木香 10 克（后下）。

水煎取汁，一日分二次温服。四剂。

（3）脾虚气滞

辨证为脾虚气滞，治以健脾行气，方用人参利膈丸加减治疗。

【病例】

彭某，女，46 岁。

2006 年 11 月 17 日一诊：近半年胸脘痞闷塞，满闷不舒，纳少，月经不调二个月，舌淡，苔薄白，脉沉。

处方：人参利膈丸加减。

党参 30 克，大黄 5 克（后下），厚朴 20 克，槟榔 10 克，木香 10 克（后下），当归 15 克，藿香 20 克，砂仁 10 克（后下），桃仁 20 克，枳壳 20 克，香橼 20 克，白豆蔻 10 克（后下），薏苡仁 50 克，莲子肉 20 克。

水煎取汁，一日分二次温服。七剂。

2006 年 11 月 24 日二诊：症减，大便稍溏。

处方：人参利膈丸加减。

党参 30 克，大黄 5 克（后下），厚朴 20 克，槟榔 10 克，木香 10 克（后下），当归 15 克，藿香 20 克，砂仁 10 克（后下），桃仁 20 克，枳壳 20 克，香橼 20 克，白豆蔻 10 克（后下），薏苡仁 50 克，莲子肉 20 克。

水煎取汁，一日分二次温服。七剂。

2006 年 12 月 1 日三诊：症减。

处方：人参利膈丸加减。

党参 30 克，枳实 20 克，厚朴 20 克，槟榔 10 克，木香 10 克（后下），当归 15 克，藿香 20 克，砂仁 10 克（后下），桃仁 20 克，香橼 20 克，白豆蔻 10 克（后下），薏苡仁 50 克，莲子肉 20 克。

水煎取汁，一日分二次温服。七剂。

8. 泻泄

（1）外感寒湿

辨证为外感寒湿，治以解表散寒、芳香化湿，方用藿香正气散加减治疗。

【病例】

赵某，女，50 岁。

2006年12月28日一诊：因吃冷饮过多泄泻清稀，腹痛肠鸣，恶心，呕吐，时胃脘疼痛，近日感冒，恶寒发热，肢体酸痛，舌淡，苔薄白，脉缓。

处方：藿香正气散加减。

藿香20克，大腹皮20克，紫苏20克，桔梗10克，陈皮20克，茯苓20克，半夏20克，白芷20克，白豆蔻10克（后下），红豆蔻10克（后下），草豆蔻30克（后下），佩兰20克。

水煎取汁，一日分二次温服。七剂。

2007年1月18日二诊：大便无力，药后仍咳，咳重，口不干，口咸，苔薄黄，有齿痕，脉滑无力。

处方：止嗽散加减。

炙百部20克，紫菀20克，白前20克，前胡20克，桔梗15克，荆芥穗15克，陈皮20克，苦杏仁20克，鱼腥草30克，白花蛇舌草20克，半夏20克，枳壳20克，佛手20克，茯苓20克。

水煎取汁，一日分二次温服。七剂。

2007年1月25日三诊：症减。

处方：止嗽散加减。

炙百部20克，紫菀20克，白前20克，前胡20克，桔梗15克，荆芥穗15克，陈皮20克，苦杏仁20克，款冬花20克，鱼腥草30克，白花蛇舌草20克，半夏20克，枳壳20克，茯苓20克。

水煎取汁，一日分二次温服。五剂。

2007年1月30日四诊：症减。

处方：上方加海浮石20克（先煎）。

水煎取汁，一日分二次温服。七剂。

（2）外感湿热

辨证为外感湿热，治以清热利湿，方用藿香正气散加减治疗。

【病例一】

周某，男，28岁。

1996年1月11日一诊：泄泻，腹痛已近三个月，按之痛甚，胸脘烦热，口干渴，小便短黄，舌红，苔黄腻，脉滑数。

处方：葛根芩连汤加减。

葛根15克，黄芩20克，黄连5克，干姜5克，党参30克，白术15克，藿香20克，延胡索20克，郁金15克，丁香5克，红豆蔻10克（后下），高良姜3克。

水煎取汁，一日分二次温服。四剂。

1996年1月15日二诊：症好转。

处方：黄芩20克，黄连5克，干姜5克，党参20克，白术15克，丁香10克，红豆蔻10克（后下），砂仁5克（后下），延胡索20克，郁金15克，高良姜3克，荜茇10克，乌药15克。

水煎取汁，一日分二次温服。四剂。

1996年1月19日三诊：症好转。

处方：黄芩20克，黄连5克，干姜5克，党参20克，白术15克，丁香10克，红豆蔻10克（后下），砂仁5克（后下），延胡索20克，郁金15克，高良姜3克，乌药15克。

水煎取汁，一日分二次温服。四剂。

【病例二】

崔某，女，64岁。

1996年12月7日一诊：泄泻，腹痛，泻下急迫，胸脘烦闷，时手臂麻，头晕，口干，舌黄，苔腻，脉滑数。

处方：葛根芩连汤加减。

葛根20克，黄芩20克，黄连5克，干姜5克，党参20克，白芍20克，甘草10克，木香10克（后下），肉桂5克（后下），枳壳20克，肉豆蔻10克（后下），补骨脂15克。

水煎取汁，一日分二次温服。二剂。

1996年12月19日二诊：腹不痛，三日未便，苔薄，脉缓。

处方：党参20克，附子5克，肉桂5克（后下），补骨脂20克，罂粟壳10克，肉豆蔻10克（后下），木香10克（后下），白术15克，茯苓15克，泽泻20克，猪苓15克，枳壳15克，槟榔10克。

水煎取汁，一日分二次温服。四剂。

1996年12月23日三诊：症好转，但大便不爽，时气窜。

处方：上方减猪苓，加枳壳20克，鸡内金10克，砂仁5克（后下）。

水煎取汁，一日分二次温服。四剂。

（3）湿滞脾胃

辨证为湿滞脾胃，治以燥湿运脾、行气和胃，方用平胃散合二陈汤加减治疗。

【病例】

陈某，女，62岁。

2001年2月27日一诊：自诉结肠占位术后，腹胀，呃逆，纳少，情急痞闷加重，伴发热，呕吐，头昏，全身不适，泄泻，腹痛，粪便呈灰白色，粪便表面夹有黏液，舌淡，苔滑，脉沉弱。

处方：平胃散合二陈汤加减。

苍术20克，厚朴20克，陈皮15克，半夏20克，茯苓20克，藿香20克，白豆蔻10克（后下），砂仁10克（后下），枳壳20克，木香10克（后下），白术20克，党参30克，佩兰20克，马齿苋20克。

水煎取汁，一日分二次温服。三剂。

2001年3月6日二诊：泄泻症状好转，便稍不成形，小腹有坠感，食多仍胀，乏力，寐差，易感冒。

处方：上方改枳壳15克，半夏15克，减马齿苋，加黄芪50克，太子参30克。

水煎取汁，一日分二次温服。五剂。

2001年3月11日三诊：泄泻症状好转，食多仍胀。

处方：上方加槟榔10克。

水煎取汁，一日分二次温服。五剂。

（4）肝气乘脾

辨证为肝气乘脾，治以抑肝扶脾，方用痛泻要方加减治疗。

【病例】

闫某，男，40岁。

1996年11月5日一诊：因情绪紧张时腹痛泄泻，胸脘烦热，口干作渴，口苦，舌淡红，苔薄，脉弦。西医诊断为糖尿病，中风后遗症。

处方：痛泻要方合葛根芩连汤加减。

陈皮15克，白术15克，白芍30克，防风10克，葛根20克，黄芩20克，黄连5克，黄芪30克，木香5克（后下），诃子15克，罂粟壳15克，五味子10克。

水煎取汁，一日分二次温服。三剂。

1996年11月8日二诊：症同前，腹痛泄泻。

处方：升阳益胃汤加减。

党参20克，黄芪20克，白术25克，陈皮20克，半夏10克，茯苓20克，泽泻30克，防风5克，羌活5克，独活5克，柴胡5克，白芍20克，黄连5克，诃子15克，罂粟壳15克。

水煎取汁，一日分二次温服。四剂。

1996年11月12日三诊：时腹痛泄泻。

处方：升阳益胃汤加减。

党参20克，黄芪20克，白术25克，陈皮20克，半夏10克，茯苓20克，泽泻30克，防风5克，羌活5克，独活5克，柴胡5克，白芍20克，黄连5克，诃子10克，罂粟壳15克。

水煎取汁，一日分二次温服。七剂。

（5）脾虚湿盛

辨证为脾虚湿盛，治以健脾利湿，方用参苓白术散加减治疗。

【病例一】

郭某，男，24岁。

2008年1月31日一诊：大便时溏时泻，迁延反复，稍进油腻食物则大便次数增多，食少，胃胀，呃逆，舌淡，苔薄，脉沉弱。

处方：参苓白术散加减。

党参30克，白术20克，茯苓20克，陈皮20克，半夏20克，砂仁10克（后下），佛手20克，厚朴20克，山楂20克，神曲20克，麦芽20克，鸡内金20克，槟榔10克，柿蒂20克，莲子肉20克，白扁豆20克，山药20克，莱菔子20克。

水煎取汁，一日分二次温服。七剂。

2008年3月12日二诊：晨起大便不爽，呃逆，时胸闷，食可，寐可，苔厚，脉沉弱。

处方：参苓白术散加减。

党参30克，白术20克，茯苓20克，陈皮20克，半夏20克，砂仁10克（后下），佛手20克，厚朴20克，白豆蔻10克（后下），佩兰20克，薏苡仁50克，白扁豆20克，郁金20克，青皮20克，陈皮20克，连翘20克。

水煎取汁，一日分二次温服。七剂。

2008年3月19日三诊：诸症悉减。

处方：参苓白术散加减。

党参30克，白术20克，茯苓20克，陈皮20克，半夏20克，砂仁10克（后下），佛手20克，厚朴20克，白豆蔻10克（后下），佩兰20克，薏苡仁50克，白扁豆20克，郁金20克，青皮20克，陈皮20克。

水煎取汁，一日分二次温服。七剂。

【病例二】

周某，男，32 岁。

2007 年 11 月 2 日一诊：大便时溏时泻，迁延反复，稍进油腻食物则大便次数增多，食少，头晕耳鸣，手足有汗，寐差，口干，肢倦乏力，舌淡，苔薄，脉沉弱。

处方：参苓白术散合牡蛎散加减。

太子参 20 克，茯苓 20 克，白术 20 克，白扁豆 20 克，莲子肉 20 克，砂仁 10 克（后下），薏苡仁 50 克，黄芪 50 克，煅牡蛎 50 克（先煎），酸枣仁 20 克，山茱萸 20 克，浮小麦 20 克，白芍 20 克，麻黄根 10 克，玄参 20 克，白豆蔻 10 克（后下）。

水煎取汁，一日分二次温服。七剂。

2007 年 11 月 15 日二诊：症好转，汗出少，乏力不适感无，口干，咽中不适，自觉舌肿胀，腰酸。自诉慢性咽炎病史多年。

处方：参苓白术散加减。

太子参 20 克，茯苓 20 克，白术 20 克，白扁豆 20 克，莲子肉 20 克，砂仁 10 克（后下），薏苡仁 50 克，黄芪 50 克，煅牡蛎 50 克（先煎），酸枣仁 20 克，山茱萸 20 克，浮小麦 20 克，枸杞子 20 克，巴戟天 20 克，杜仲 30 克，楮实子 20 克。

水煎取汁，一日分二次温服。七剂。

2007 年 11 月 21 日三诊：诸症悉减。

处方：参苓白术散加减。

太子参 20 克，茯苓 20 克，白术 20 克，白扁豆 20 克，莲子肉 20 克，砂仁 10 克（后下），薏苡仁 50 克，黄芪 50 克，煅牡蛎 50 克（先煎），酸枣仁 20 克，山茱萸 20 克，枸杞子 20 克，巴戟天 20 克，杜仲 30 克，楮实子 20 克。

水煎取汁，一日分二次温服。七剂。

（6）脾虚气陷

辨证为脾虚气陷，治以补中益气、升阳举陷，方用升阳益胃汤加减治疗。

【病例】

陈某，男，33 岁。

2008 年 7 月 28 日一诊：泄泻间作 2 年余，大便稀溏，腹痛，泻后痛减，胃脘胀闷，不思饮食，口苦，舌干，苔花剥，脉沉弱。西医诊断为结肠炎伴息肉。

处方：升阳益胃汤加减。

党参 20 克，黄芪 20 克，白术 20 克，陈皮 20 克，半夏 20 克，茯苓 30 克，泽泻 30 克，防风 5 克，羌活 5 克，独活 5 克，柴胡 5 克，白芍 20 克，诃子 20 克，石榴皮 20 克，莲子肉 20 克，木香 10 克（后下），砂仁 10 克（后下），五倍子 10 克。

水煎取汁，一日分二次温服。七剂。

2008 年 8 月 5 日二诊：大便稀溏，腹痛，泻后痛减，胃脘胀闷。

处方：上方加肉桂 5 克（后下）。

水煎取汁，一日分二次温服。五剂。

2008 年 8 月 11 日三诊：大便已成形，腹痛减。

处方：上方加肉豆蔻 20 克（后下），黄连 5 克。

水煎取汁，一日分二次温服。四剂。

2008年8月21日四诊：左下腹痛，便时黏难出。

处方：上方减肉豆蔻，加槟榔10克。

水煎取汁，一日分二次温服。四剂。

2008年8月29日五诊：大便时溏，胃时胀。

处方：升阳益胃汤加减。

党参20克，黄芪20克，白术20克，陈皮20克，半夏20克，茯苓30克，泽泻30克，防风5克，羌活5克，独活5克，柴胡5克，白芍20克，诃子20克，赤石脂20克（先煎），干姜5克，肉桂3克（后下）。

水煎取汁，一日分二次温服。七剂。

2008年9月5日六诊：症好转，昨日劳累后腹泻。

处方：升阳益胃汤加减。

党参20克，黄芪20克，白术20克，陈皮20克，半夏20克，茯苓30克，泽泻30克，防风5克，羌活5克，独活5克，柴胡5克，白芍20克，诃子20克，赤石脂20克（先煎），首乌藤20克，干姜5克，石榴皮20克，苍术20克。

水煎取汁，一日分二次温服。五剂。

2008年10月11日七诊：症减。

处方：升阳益胃汤加减。

党参20克，黄芪20克，白术20克，陈皮20克，半夏20克，茯苓30克，泽泻30克，防风5克，羌活5克，独活5克，柴胡5克，白芍20克，诃子20克，赤石脂20克（先煎），木香10克（ 后下），肉桂15克（后下），干姜5克，石榴皮20克，珍珠母50克（先煎）。

水煎取汁，一日分二次温服。四剂。

2008年10月16日八诊：大便已成形，左下腹痛。

处方：升阳益胃汤加减。

党参20克，黄芪20克，白术20克，陈皮20克，半夏20克，茯苓30克，泽泻30克，防风5克，羌活5克，独活5克，柴胡5克，白芍20克，诃子20克，赤石脂20克（先煎），石榴皮20克，木香10克（后下）。

水煎取汁，一日分二次温服。四剂。

2008年10月24日九诊：症好转。

处方：升阳益胃汤加减。

党参20克，黄芪20克，白术20克，陈皮20克，半夏20克，茯苓30克，泽泻30克，防风5克，羌活5克，独活5克，柴胡5克，白芍20克，诃子20克，赤石脂20克（先煎），木香10克（后下），干姜5克，石榴皮20克，肉桂5克（后下），珍珠母30克（先煎）。

水煎取汁，一日分二次温服。二剂。

（7）脾虚湿盛

辨证为脾虚湿盛、兼胆汁外溢，治以利湿退黄，方用茵陈五苓散加减治疗。

【病例】

史某，男，40岁。

2000年12月25日一诊：便溏每日5、6次，如大酱样不成形，全身及两目微黄，黄色鲜明，小便频数色黄，腹胀，腰痛，舌淡红，苔黄腻，脉沉弱。肝功能化验显示：直接胆红素增多。

处方：茵陈五苓散加减。

茵陈 50 克，栀子 10 克，肉桂 10 克（后下），茯苓 30 克，泽泻 30 克，白术 20 克，猪苓 20 克，厚朴 20 克，枳实 20 克，郁金 20 克，木香 10 克（后下），黄芪 50 克，党参 30 克，太子参 30 克。

水煎取汁，一日分二次温服。四剂。

2000 年 12 月 29 日二诊：便溏，不成形，腹胀，尿频。

处方：上方减太子参，加陈皮 20 克，苍术 20 克。

水煎取汁，一日分二次温服。五剂。

2001 年 1 月 5 日三诊：腹泻，头昏，乏力，嗜睡，腰痛，尿时黄。

处方：茵陈五苓散加减。

茵陈 20 克，栀子 20 克，肉桂 5 克（后下），茯苓 20 克，泽泻 30 克，白术 20 克，猪苓 20 克，厚朴 20 克，枳实 20 克，郁金 20 克，木香 10 克（后下），黄芪 50 克，党参 20 克，苍术 20 克，陈皮 20 克，枸杞子 20 克，旱莲草 20 克。

水煎取汁，一日分二次温服。四剂。

9. 便秘

（1）精亏肠燥

辨证为精亏肠燥，治以益气养血、润肠通便，方用自拟润肠通便方加减治疗。自拟润肠通便方药物组成：肉苁蓉 50 克，玄参 30 克，当归 40 克，黄芪 50 克，苦杏仁 20 克，桃仁 20 克，黑芝麻 20 克，火麻仁 20 克，胡麻仁 20 克，枳实 20 克，厚朴 20 克，大黄 5 克。

【病例一】

王某，男，20 岁。

2001 年 3 月 1 日一诊：习惯性便秘，无便意，胃痛，时小腹胀，脱发，盗汗，纳食尚可，舌淡，苔黄，脉沉细。

处方：自拟润肠通便方加减。

玄参 30 克，当归 50 克，黄芪 50 克，苦杏仁 20 克，桃仁 20 克，郁李仁 20 克，火麻仁 20 克，枳实 20 克，厚朴 20 克，大黄 5 克（后下），麦冬 15 克，党参 30 克。

水煎取汁，一日分二次温服。四剂。

2001 年 3 月 5 日二诊：服药后大便正常，每日一次，腹胀，排便无力，舌淡，苔薄，脉沉。

处方：上方加太子参 30 克。

水煎取汁，一日分二次温服。七剂。

2001 年 3 月 12 日三诊：服药后大便正常，每日一次。

处方：同上方。

水煎取汁，一日分二次温服。七剂。

【病例二】

蒋某，女，50 岁。

1996 年 12 月 18 日一诊：便秘，脘腹胀闷，面色萎黄，口苦，口臭，舌淡，苔薄，脉弦细。

处方：自拟润肠通便方加减。

玄参30克，当归50克，黄芪50克，苦杏仁15克，火麻仁15克，枳实20克，厚朴20克，大黄10克（后下），桔梗15克，太子参30克，黑丑15克，白丑15克，甘草10克。

水煎取汁，一日分二次温服。七剂。

1996年12月30日二诊：大便正常，胃脘疼痛，呃逆，胸闷，善太息。

处方：自拟行气方加减。

青皮20克，陈皮20克，枳实20克，厚朴20克，木香10克（后下），郁金15克，莱菔子30克，槟榔10克，白芍20克，红豆蔻10克（后下），高良姜5克，延胡索15克。

水煎取汁，一日分二次温服。二剂。

（2）脾气虚弱

辨证为脾气虚弱，治以健脾益气通便，方用香砂六君子汤加减治疗。

【病例一】

曲某，女，40岁。

2008年2月15日一诊：便秘，脘腹胀痛，不思饮食，反酸夜甚，形体消瘦，乏力倦怠，舌淡，苔薄，脉沉弱。

处方：香砂六君子汤加减。

党参30克，白术20克，茯苓20克，陈皮20克，半夏20克，砂仁10克（后下），佛手20克，厚朴20克，青皮20克，木香10克（后下），槟榔10克，黄芩10克，白芍30克，大黄15克（后下），枳实20克，檀香10克（后下），海螵蛸30克，煅牡蛎50克（先煎），白豆蔻10克（后下）。

水煎取汁，一日分二次温服。七剂。

2008年3月11日二诊：自述近日感冒，反酸夜甚，心烦，失眠，恶心，甚则呕吐，舌红，苔黄腻，脉滑。

处方：温胆汤加减。

半夏20克，竹茹20克，枳实20克，陈皮20克，茯苓20克，芦根20克，滑石20克（包煎），青黛15克（包煎），黄芩20克，青蒿20克，大黄10克（后下），海螵蛸20克，生姜5克。

水煎取汁，一日分二次温服。七剂。

2008年3月18日三诊：大便二、三日一行，腹胀症减，乏力倦怠，舌淡，苔薄，脉沉弱。

处方：香砂六君子汤加减。

党参30克，白术20克，茯苓20克，陈皮20克，半夏20克，砂仁10克（后下），佛手20克，厚朴20克，青皮20克，木香10克（后下），槟榔10克，白芍30克，大黄10克（后下），枳实20克，檀香10克（后下），白豆蔻10克（后下）。

水煎取汁，一日分二次温服。七剂。

【病例二】

赵某，男，46岁。

2008年4月1日一诊：大便干燥，脘腹胀痛，呃逆，不欲食，形体消瘦，乏力倦怠，头晕，舌淡，苔薄，脉沉弱。自诉高血压病史多年。

处方：香砂六君子汤加减。

党参30克，白术20克，茯苓20克，陈皮20克，半夏20克，砂仁10克（后下），佛手

20 克，厚朴 20 克，黄芩 20 克，白芍 20 克，柿蒂 20 克，青皮 20 克，槟榔 10 克，珍珠母 50 克（先煎），合欢花 20 克，黄芪 50 克，大黄 5 克（后下），菊花 20 克，首乌藤 20 克。

水煎取汁，一日分二次温服。七剂。

2008 年 4 月 8 日二诊：症减，时口苦。

处方：香砂六君子汤加减。

党参 30 克，白术 20 克，茯苓 20 克，陈皮 20 克，半夏 20 克，砂仁 10 克（后下），佛手 20 克，厚朴 20 克，黄芩 20 克，白芍 20 克，佩兰 20 克，珍珠母 50 克（先煎），柿蒂 20 克，青皮 20 克，槟榔 10 克，大黄 5 克（后下），黄芪 20 克，首乌藤 20 克，合欢花 20 克，栀子 10 克。

水煎取汁，一日分二次温服。七剂。

2008 年 4 月 16 日三诊：胃脘灼热，时胀，呃逆，反酸，口苦，便干，寐转佳，脉沉弱。

处方：香砂六君子汤加减。

党参 30 克，白术 20 克，茯苓 20 克，陈皮 20 克，半夏 20 克，砂仁 10 克（后下），佛手 20 克，厚朴 20 克，黄芩 20 克，白芍 20 克，佩兰 20 克，柿蒂 20 克，青皮 20 克，槟榔 10 克，大黄 15 克（后下），首乌藤 20 克，合欢花 20 克，栀子 10 克，黄连 5 克，吴茱萸 5 克，莱菔子 25 克。

水煎取汁，一日分二次温服。七剂。

2008 年 4 月 23 日四诊：大便正常，日行一次，仍胃脘烧灼感，胀闷，呃逆。

处方：香砂六君子汤加减。

党参 30 克，白术 20 克，茯苓 20 克，陈皮 20 克，半夏 20 克，砂仁 10 克（后下），佛手 20 克，厚朴 20 克，黄连 5 克，吴茱萸 5 克，槟榔 10 克，玄参 30 克，木香 10 克（后下），青皮 20 克，鸡内金 20 克，黄芩 20 克，火麻仁 20 克，煅牡蛎 50 克（先煎）。

水煎取汁，一日分二次温服。七剂。

（3）脾胃气滞

辨证为脾胃气滞，治以顺气行滞，方用自拟行气汤加减治疗。

【病例】

朱某，男，46 岁。

2001 年 2 月 20 日一诊：排便难，腹胀，心下痞满，舌淡，苔薄，脉沉弱。

处方：自拟行气方加减。

青皮 20 克，陈皮 20 克，枳实 20 克，厚朴 20 克，木香 10 克（后下），郁金 20 克，莱菔子 30 克，槟榔 10 克，砂仁 10 克（后下），白豆蔻 10 克（后下），柿蒂 20 克，瓜蒌 20 克。

水煎取汁，一日分二次温服。二剂。

2001 年 2 月 22 日二诊：心下痞满症减，时小腹疼痛，头痛。

处方：上方加红豆蔻 10 克（后下），川楝子 20 克，天麻 15 克，荆芥穗 15 克。

水煎取汁，一日分二次温服。二剂。

2001 年 2 月 28 日三诊：大便不畅，头昏，太阳穴部位隐痛，乏力，气短，寐差。

处方：葛根 20 克，川芎 25 克，大黄 5 克（后下），党参 30 克，瓜蒌 20 克，半夏 20 克，黄连 5 克，黄芪 30 克，厚朴 20 克，青皮 20 克，枳壳 20 克，远志 20 克，酸枣仁 20 克，天麻 20 克，荆芥穗 15 克，太子参 20 克，茯苓 20 克。

水煎取汁，一日分二次温服。四剂。

（4）下焦瘀血

辨证为下焦瘀血，治以泻热逐瘀，方用桃核承气汤加减治疗。

【病例】

刘某，男，30岁。

1996年11月4日一诊：便秘两年，烦躁易怒，心烦欲走，入夜尤甚，健忘，头晕乏力，寐差，舌紫暗，苔薄，脉沉细。

处方：桃核承气汤加减。

桃仁40克，甘草10克，大黄10克（后下），桂枝20克，厚朴20克，枳实20克，珍珠母50克（先煎），苦杏仁15克，青皮20克，远志20克，合欢皮15克，生龙骨30克（先煎），生牡蛎30克（先煎）。

水煎取汁，一日分二次温服。四剂。

1996年11月8日二诊：症好转。

处方：桃核承气汤加减。

桃仁30克，甘草10克，大黄15克（后下），桂枝15克，厚朴20克，枳实15克，珍珠母50克（先煎），牡丹皮30克，首乌藤30克，石菖蒲25克，酸枣仁15克，胆南星10克。

水煎取汁，一日分二次温服。四剂。

1996年11月12日三诊：症好转，时便秘，口唇紫暗，时眠差。

处方：桃核承气汤加减。

桃仁40克，甘草10克，大黄15克（后下），芒硝3克（冲服），桂枝10克，槟榔10克，厚朴20克，枳实20克，首乌藤20克，合欢花20克，酸枣仁15克，珍珠母50克（先煎）。

水煎取汁，一日分二次温服。四剂。

1996年11月16日四诊：诸症悉减。

处方：桃核承气汤加减。

桃仁40克，甘草5克，大黄15克（后下），芒硝3克（冲服），桂枝15克，赤芍15克，枳实15克，厚朴20克，酸枣仁15克，石菖蒲20克，珍珠母50克（先煎），胆南星10克，半夏15克。

水煎取汁，一日分二次温服。四剂。

1996年11月21日五诊：大便已畅，寐已好，纳食欠佳。

处方：桃核承气汤加减。

桃仁30克，大黄15克（后下），桂枝15克，厚朴20克，青皮15克，枳实20克，酸枣仁15克，远志15克，合欢花15克，石菖蒲20克，珍珠母50克（先煎）。

水煎取汁，一日分二次温服。七剂。

1996年11月28日六诊：寐尚可，时胸闷，多梦，舌淡，苔薄，脉沉。

处方：桃核承气汤加减。

桃仁50克，大黄20克，桂枝30克，厚朴20克，枳实20克，珍珠母50克，琥珀20克，朱砂15克，酸枣仁50克，合欢皮50克，远志50克，石决明50克，龙齿50克。

二剂配水丸，一日二次，6克/次。

（5）阴虚肠燥

辨证为阴虚肠燥，治以滋阴润燥，方用增液汤加减治疗。

【病例】

韩某，男，70岁。

2009年2月4日一诊：两目干涩，口干，口苦，大便秘结，舌红，苔薄，脉沉。自诉干燥综合征病史多年。

处方：增液汤加减。

生地黄20克，玄参20克，白芍20克，麦冬20克，牡丹皮20克，玉竹20克，黄精20克，枸杞子20克，知母20克，龟甲20克（先煎），沙参20克。

水煎取汁，一日分二次温服。七剂。

2009年2月11日二诊：仍觉口干苦，余症好转。

处方：增液汤加减。

生地黄20克，玄参20克，白芍20克，麦冬20克，牡丹皮20克，玉竹20克，黄精20克，枸杞子20克，知母20克，龟甲20克（先煎），沙参20克，黄柏20克，石膏10克（先煎）。

水煎取汁，一日分二次温服。七剂。

10. 脱肛

脾虚气陷：辨证为脾虚气陷，治以补中益气、升阳举陷，方用补中益气汤加减治疗。

【病例】

佟某，女，45岁。

2008年10月16日一诊：便时肛内肿物脱出，触之柔软，便后可自行回纳，便意频，便干，胃脘胀闷，不思饮食，口苦口干，神疲乏力，面色萎黄，舌苔薄有裂纹，脉沉弱。

处方：补中益气汤加减。

党参30克，白术20克，茯苓20克，陈皮20克，半夏20克，砂仁10克（后下），青皮20克，木香10克（后下），枳实20克，厚朴20克，槟榔10克，檀香10克（后下），薄荷10克（后下），海螵蛸25克，酒大黄3克。

水煎取汁，一日分二次温服。七剂。

2008年10月24日二诊：腹胀症减。

处方：补中益气汤加减。

党参30克，白术20克，茯苓20克，陈皮20克，半夏20克，青皮20克，木香10克（后下），薄荷10克（后下），枳实20克，百部20克，槟榔10克，檀香10克（后下），煅牡蛎50克（先煎），玄参30克，黄芪50克，桔梗20克。

水煎取汁，一日分三次温服。七剂。

2008年11月1日三诊：症减。

处方：补中益气汤加减。

党参30克，白术20克，茯苓20克，陈皮20克，半夏20克，青皮20克，木香10克（后下），薄荷10克（后下），枳实20克，百部20克，槟榔10克，檀香10克（后下），煅牡蛎50克（先煎），黄芪50克，桔梗20克。

水煎取汁，一日分三次温服。七剂。

11. 口疮

（1）心脾积热

辨证为心脾积热，治以清热泻火，方用清心莲子饮加减治疗。

【病例一】

冯某，女，57岁。

2008年9月8日一诊：口腔溃疡，舌、两颊内部溃疡，灼痛，反复发作多年，心悸，易烦躁，便时干，舌红少苔，脉沉弱。

处方：清心莲子饮加减合犀角地黄汤。

黄芪50克，莲子心20克，地骨皮20克，黄芩10克，半夏20克，麦冬20克，党参30克，茯苓20克，青黛5克（包煎），紫草20克，连翘20克，重楼15克，竹叶20克，水牛角20克（先煎），赤芍20克，生地黄20克。

水煎取汁，一日分二次温服。七剂。

2008年9月25日二诊：口疮症减，头痛。

处方：清心莲子饮合散偏汤加减。

黄芪50克，莲子心20克，地骨皮20克，黄芩20克，半夏20克，麦冬20克，党参30克，茯苓20克，青黛5克（包煎），川芎25克，白芍20克，白芷20克，白芥子15克，柴胡15克，香附15克，天麻20克，蔓荆子20克，荆芥穗15克。

水煎取汁，一日分二次温服。七剂。

2008年10月14日三诊：症减。

处方：清心莲子饮加减。

黄芪50克，莲子心20克，黄芩20克，半夏20克，麦冬20克，党参30克，茯苓20克，青黛5克（包煎），青皮20克，连翘20克，重楼15克，竹叶20克，苦参10克，紫草20克，水牛角20克（先煎），赤芍20克。

水煎取汁，一日分二次温服。七剂。

2008年10月21日四诊：症减。

处方：清心莲子饮加减。

黄芪50克，莲子心40克，地骨皮30克，黄芩30克，半夏30克，麦冬30克，党参30克，茯苓30克，青黛40克，西洋参50克，羚角丝30克，连翘30克，金银花50克，紫草30克，重楼30克，赤芍30克，生地黄30克，玄参30克。

一剂配水丸，一日二次，6克/次。

【病例二】

刘某，女，32岁。

2008年2月19日一诊：口疮反复发作数年，近日复作，舌根处口疮，便干，乏力倦怠，白带多，色白味臭，舌淡，苔薄黄，脉沉弱。

处方：清心莲子饮加减。

黄芪50克，莲子心20克，地骨皮20克，黄芩15克，半夏20克，麦冬20克，党参30克，茯苓20克，青黛5克（包煎），紫草20克，连翘20克，酸枣仁20克，重楼15克，何首乌20克，白花蛇舌草20克，半枝莲20克。

水煎取汁，一日分二次温服。七剂。

2008年2月27日二诊：口舌生疮，间断发作，腰酸痛，寐差。

处方：清心莲子饮加减。

黄芪50克，莲子心20克，地骨皮20克，黄芩15克，半夏20克，麦冬20克，党参30

克，茯苓 20 克，青黛 5 克（包煎），紫草 20 克，连翘 20 克，竹叶 20 克，远志 20 克，酸枣仁 20 克，生地黄 20 克，水牛角 20 克（先煎）。

水煎取汁，一日分二次温服。七剂。

2008 年 3 月 14 日三诊：口疮症减。

处方：清心莲子饮加减。

黄芪 50 克，莲子心 20 克，地骨皮 20 克，黄芩 10 克，半夏 20 克，麦冬 20 克，党参 30 克，茯苓 30 克，青黛 5 克（包煎），紫草 20 克，连翘 20 克，酸枣仁 20 克，生地黄 20 克，水牛角 20 克（先煎），珍珠母 50 克（先煎），重楼 15 克。

水煎取汁，一日分二次温服。七剂。

2008 年 3 月 27 日四诊：舌尖红疮，口唇干裂，口干，月经量少，便干，舌红，苔黄，脉沉数。

处方：黄连解毒汤加减。

黄连 5 克，黄柏 10 克，黄芩 15 克，栀子 10 克，金银花 20 克，大黄 5 克（后下），连翘 20 克，重楼 15 克，白术 20 克，苍术 20 克，薏苡仁 5 克，青皮 20 克，陈皮 20 克，牡蛎 50 克（先煎），珍珠母 50 克（先煎），白花蛇舌草 20 克。

水煎取汁，一日分二次温服。七剂。

2008 年 4 月 4 日五诊：口疮减，脱发，带下多，大便稍干。

处方：黄连解毒汤加减。

黄连 5 克，黄柏 10 克，黄芩 15 克，栀子 10 克，金银花 20 克，大黄 10 克（后下），连翘 20 克，重楼 15 克，白术 20 克，苍术 20 克，薏苡仁 50 克，珍珠母 50 克（先煎），白花蛇舌草 20 克，赤石脂 10 克（先煎），椿皮 20 克，半枝莲 20 克。

水煎取汁，一日分二次温服。七剂。

（2）脾胃积热

辨证为脾胃积热，治以泻火解毒、清上泄下，方用凉膈散加减治疗。

【病例】

张某，女，45 岁。

2001 年 2 月 19 日一诊：口疮反复发作数年，近日复作，口腔溃疡处灼痛，色红，腹胀痛，胃脘灼热，便干，舌红，苔薄黄，脉沉弱。

处方：凉膈散合犀角地黄汤加减。

大黄 5 克（后下），栀子 10 克，水牛角 20 克（先煎），生地黄 20 克，牡丹皮 20 克，黄连 5 克，石膏 30 克（先煎），青黛 5 克（包煎），升麻 10 克，厚朴 15 克，枳实 15 克，重楼 15 克。

水煎取汁，一日分二次温服。七剂。

另处方：自拟口疮漱口方。

青黛 5 克，硼砂 5 克，儿茶 10 克，芒硝 10 克。

溶于 500ml 水中，混匀，一日分三次漱口。

2001 年 2 月 28 日二诊：口疮症减，胃脘不适，便稍干。

处方：玄参 40 克，牛膝 20 克，白芍 40 克，甘草 20 克，青黛 5 克（包煎），木香 5 克（后下），金银花 20 克，连翘 20 克，重楼 20 克，青皮 20 克，厚朴 20 克，槟榔 10 克，黄芪 50 克，白芷 15 克，天花粉 15 克。

水煎取汁，一日分二次温服。七剂。

另处方：自拟口疮漱口方。

青黛5克，硼砂5克，儿茶10克，芒硝10克。

溶于500ml水中，混匀，一日分三次漱口。

（3）热入血分

辨证为热入血分，治以清热解毒、凉血散瘀，方用黄连解毒汤合犀角地黄汤加减治疗。

【病例】

胡某，女，60岁。

2008年9月8日一诊：口唇、两颊内部黏膜上出现不规则的溃疡，色红，灼痛，纳食正常，口唇干，舌淡，苔薄黄，脉沉。西医诊断为口腔扁平苔癣，糖尿病。

处方：黄连解毒汤合犀角地黄汤加减。

黄芩10克，黄连5克，黄柏5克，栀子20克，水牛角20克（先煎），生地黄20克，赤芍20克，金银花20克，连翘20克，半枝莲20克，白花蛇舌草20克，重楼15克，黄芪20克，玄参20克，太子参20克，苦参10克。

水煎取汁，一日分二次温服。七剂。

2008年9月15日二诊：口疮症减，近日血糖稍高。

处方：清心莲子饮加减。

黄芪50克，莲子心40克，地骨皮30克，黄芩30克，半夏30克，麦冬30克，茯苓40克，青黛5克，西洋参50克，羚羊角20克，重楼30克，紫草30克，连翘30克，金银花30克，白鲜皮30克，蜂房30克，蛤蚧2对。

一剂配水丸，一日二次，6克/次。

（4）湿热蕴脾

辨证为湿热蕴脾，治以清利热湿，方用自拟方治疗。

【病例一】

郑某，女，54岁。

2007年11月6日一诊：下唇肿胀稍红，现表面有层次鳞屑剥脱，干裂，反复发作迁延已两个月，口干，纳食尚可，便可，舌尖红，苔白厚腻，脉沉弱。

处方：白芍20克，佩兰20克，黄芩10克，丹皮10克，栀子10克，茯苓20克，薏苡仁50克，大黄3克（后下），桔梗15克，半枝莲20克，白花蛇舌草20克，黄芪50克，郁金20克，升麻10克，当归15克，儿茶5克（包煎）。

水煎取汁，一日分二次温服。七剂。

2007年11月13日二诊：口唇干裂症减。

处方：白芍20克，佩兰20克，黄芩10克，牡丹皮10克，栀子15克，茯苓20克，薏苡仁50克，大黄3克（后下），郁金20克，半枝莲20克，白花蛇舌草20克，黄芪50克，桔梗15克，升麻10克，当归15克，儿茶5克（包煎），党参30克，滑石20克（包煎）。

水煎取汁，一日分二次温服。七剂。

2014年2月14日三诊：口唇生疮，疼痛，脉沉弱。

处方：白花蛇舌草20克，半枝莲20克，茯苓20克，白豆蔻10克（后下），青黛5克（包煎），生地黄20克，石膏30克（先煎），竹叶20克，党参30克，麦冬20克，重楼15克，金银花20克，连翘20克，菊花20克，陈皮20克。

水煎取汁，一日分二次温服。七剂。

2014年2月21日四诊：症减。

处方：上方减生地黄、菊花，加玄参20克，玉竹20克。

水煎取汁，一日分二次温服。七剂。

2014年2月28日五诊：下口唇生疮、唇干裂症状减轻。

处方：原方加玄参20克，玉竹20克。

水煎取汁，一日分二次温服。七剂。

【病例二】

玉某，男，32岁。

2007年11月15日一诊：口唇干裂反复3年，现下唇肿胀稍红，表面有层次鳞屑剥脱，干裂，口干，舌红，苔薄黄，脉沉。西医诊断为剥脱性唇炎。

处方：白术20克，苍术20克，佩兰20克，白豆蔻10克（后下），半枝莲20克，白花蛇舌草20克，连翘20克，黄芩10克，茯苓20克，泽泻20克，生地黄20克，儿茶3克（包煎），枳壳20克，陈皮20克，重楼15克，金银花20克。

水煎取汁，一日分二次温服。七剂。

2007年11月21日二诊：口唇干裂稍减。

处方：白术20克，苍术20克，佩兰20克，白豆蔻10克（后下），半枝莲20克，白花蛇舌草20克，连翘20克，黄芩10克，茯苓20克，泽泻20克，生地黄20克，儿茶3克（包煎），枳壳20克，陈皮20克，重楼15克，金银花20克，升麻20克，桔梗20克。

水煎取汁，一日分二次温服。七剂。

2007年11月29日三诊：口唇干裂稍减。

处方：白术20克，苍术20克，佩兰20克，白豆蔻10克（后下），半枝莲20克，白花蛇舌草20克，连翘20克，黄芩10克，茯苓20克，泽泻20克，生地黄20克，儿茶3克（包煎），枳壳20克，陈皮20克，重楼15克，金银花20克，黄精20克，石斛20克。

水煎取汁，一日分二次温服。七剂。

2007年12月5日四诊：口唇干裂症减。

处方：生地黄20克，玉竹20克，白芍30克，赤芍20克，水牛角20克（先煎），青黛5克（包煎），连翘20克，金银花20克，茯苓20克，白术20克，桔梗20克，升麻20克，白花蛇舌草20克，半枝莲20克，儿茶3克（包煎），天花粉20克。

水煎取汁，一日分二次温服。七剂。

12. 口臭

（1）饮食积滞

辨证为饮食积滞，治以消食导滞，方用保和丸加减治疗。

【病例】

齐某，女，50岁。

2001年2月16日一诊：口臭，脘腹痞满，不思饮食，食少纳呆，苔厚，脉弱。

处方：保和丸加减。

山楂15克，莱菔子30克，神曲15克，半夏20克，陈皮20克，茯苓20克，连翘20克，麦芽15克，鸡内金15克，木香10克（后下），砂仁10克（后下），槟榔10克，枳壳20克，白术20克。

水煎取汁，一日分二次温服。五剂。

2001年2月22日二诊：症减，口苦，口黏，纳少，苔黄。

处方：健脾丸，保和丸。

各两盒，每日三次，每次各一丸。

（2）脾胃湿热

辨证为湿热蕴脾，治以清利热湿，方用三仁汤加减治疗。

【病例】

王某，女，38岁。

2001年1月11日一诊：口臭，咽干口燥，心下灼热痞闷不舒，纳少，目胞浮肿，头昏，苔黄厚，脉沉滑数。

处方：三仁汤加减。

苦杏仁20克，白豆蔻10克（后下），薏苡仁50克，厚朴20克，通草10克，滑石15克（包煎），白扁豆20克，砂仁10克（后下），山楂15克，神曲15克，麦芽15克，槟榔10克，枳壳20克，陈皮10克。

水煎取汁，一日分二次温服。三剂。

2001年1月15日二诊：症好转，自诉近日感冒，口干，咽痛，头昏，乏力，目胞浮肿，苔薄黄。

处方：上方减滑石，加鱼腥草30克，黄芩20克，山豆根10克。

水煎取汁，一日分二次温服。四剂。

2001年1月18日三诊：目胞浮肿，乏力，口热。

处方：三仁汤加减。

苦杏仁15克，白豆蔻10克（后下），薏苡仁50克，通草15克，白扁豆20克，黄芩15克，白芍20克，牡丹皮10克，茯苓20克，滑石10克（包煎），栀子10克，枳壳20克。

水煎取汁，一日分二次温服。三剂。

2001年2月5日四诊：口臭，口热，口苦，食少，面肿，苔黄厚，脉滑数。

处方：三仁汤加减。

苦杏仁20克，白豆蔻10克（后下），薏苡仁50克，厚朴15克，通草10克，滑石20克（包煎），白扁豆20克，砂仁10克（后下），车前子15克（包煎），山楂15克，神曲15克，麦芽15克，槟榔10克，枳壳20克，陈皮20克，草果20克。

水煎取汁，一日分二次温服。三剂。

2001年2月12日五诊：诸症悉减。

处方：上方减车前子、陈皮、草果，加茯苓30克，泽泻30克，黄芩10克。

水煎取汁，一日分二次温服。三剂。

（3）胃阴不足

辨证为湿热蕴脾，治以养阴益胃，方用自拟养胃阴汤加减治疗。

【病例】

闫某，女，35岁。

2001年3月1日一诊：口臭，口干，手足心热，舌红，苔少，脉沉细弱。

处方：自拟养胃阴汤加减。

石斛15克，枇杷叶20克，玄参30克，玉竹20克，白芍20克，麦冬20克，生地黄20克，泽泻15克，枳壳20克，山楂15克，神曲15克，麦芽15克，槟榔10克，莱菔子30克，茯苓20克。

水煎取汁，一日分二次温服。五剂。

2001年3月6日二诊：症减，手足心热。

处方：上方加秦艽20克。

水煎取汁，一日分二次温服。七剂。

2001年3月13日三诊：症减。

处方：自拟养胃阴汤加减。

石斛15克，枇杷叶20克，玄参30克，玉竹20克，白芍20克，麦冬20克，生地黄20克，泽泻15克，枳壳20克，山楂15克，神曲15克，麦芽15克，槟榔10克，莱菔子30克，茯苓20克，木香10克（后下）。

水煎取汁，一日分二次温服。七剂。

（三）肝胆病证

1. 胁痛

（1）肝气郁结

辨证为肝气郁结，治以疏肝解郁、调和肝脾，方用四逆散加减治疗。四逆散药物组成如下：柴胡15克，白芍40克，枳实20克，莪术10克，姜黄20克，延胡索20克，郁金20克，砂仁20克，木香10克，红豆蔻10克，青皮20克，厚朴20克，槟榔10克，莱菔子30克。

1）肝气郁结

临床表现以胁胀痛、胃脘疼痛、食后尤甚等为主要特点，治以疏肝解郁、调和肝脾，方用四逆散加减治疗。

【病例】

张某，女，37岁。

2001年2月19日一诊：近日两胁胀痛，胃脘胀满，食后尤甚，纳少，舌淡，苔薄白，脉弦。

处方：四逆散加减。

柴胡15克，白芍30克，枳实20克，莪术10克，姜黄20克，延胡索20克，郁金20克，砂仁10克（后下），木香10克（后下），红豆蔻10克（后下），青皮20克，厚朴20克，莱菔子30克。

水煎取汁，一日分二次温服。四剂。

2001年2月23日二诊：两胁胀痛，余症减。

处方：上方去莪术，加槟榔10克。

水煎取汁，一日分二次温服。四剂。

2001年2月27日三诊：右胁偶有胀痛，余症减，乏力。

处方：四逆散加减。

柴胡30克，白芍50克，枳实40克，莪术30克，延胡索50克，郁金30克，砂仁50克，红豆蔻10克，白豆蔻50克，青皮30克，厚朴30克，降香50克，檀香50克，黄芪50克，生晒参50克，王不留行30克。

一剂配水丸，一日二次，6克/次。

2）肝郁化热

临床表现以胁痛、胃脘灼痛、口干或苦等为主要特点，治以疏肝解郁、清热泻火，方用四逆散加牡丹皮、栀子、黄芩等加减治疗。

【病例】

牟某，女，40岁。

2008年3月14日一诊：胃脘灼热，食后胀闷嗳气，右胁疼痛，右肩胛区疼痛，口苦甚，反酸，舌红，苔黄，脉沉弦。西医诊断为胆囊炎。

处方：四逆散加减。

柴胡15克，白芍40克，枳实20克，姜黄20克，延胡索20克，郁金20克，砂仁10克（后下），木香10克（后下），红豆蔻10克（后下），青皮20克，厚朴20克，枳壳20克，煅牡蛎50克（先煎），牡丹皮10克，栀子10克，黄芩20克，丹参20克。

水煎取汁，一日分二次温服。七剂。

2008年3月26日二诊：胁痛胃痛背痛减，仍口苦，时反酸。

处方：四逆散加减。

柴胡15克，白芍40克，枳实20克，姜黄20克，延胡索20克，砂仁10克（后下），木香10克（后下），红豆蔻10克（后下），青皮20克，厚朴20克，槟榔10克，枳壳20克，煅牡蛎50克（先煎），牡丹皮10克，栀子10克，黄芩20克，丹参20克。

水煎取汁，一日分二次温服。四剂。

2008年3月31日三诊：胃痛及胁痛症减，时口苦、反酸。

处方：四逆散加减。

柴胡15克，白芍40克，枳实20克，姜黄20克，延胡索20克，郁金20克，砂仁10克，木香10克，红豆蔻10克，沉香20克，降香15克，檀香20克，丹参30克，牡丹皮20克，栀子20克，黄芩15克，莲子心20克，生地黄20克，煅牡蛎30克。

二剂配水丸，一日二次，6克/次。

3）肝气郁结、瘀血停着

临床表现以胁痛、胃脘疼痛、胸闷疼痛等为主要特点，治以疏肝行气、祛瘀通络，方用四逆散加丹参饮等加减治疗。

【病例】

于某，女，72岁。

2008年3月14日一诊：右胁疼痛，右肩胛区疼痛，胃脘胀痛，食后加重，时呃逆，便秘，时胸闷疼痛，舌淡，苔薄，脉弦。西医诊断为胆囊炎。

处方：四逆散加减。

柴胡15克，白芍30克，枳实20克，姜黄20克，延胡索20克，郁金20克，砂仁10克（后下），红豆蔻10克（后下），青皮20克，厚朴20克，槟榔10克，莱菔子30克，檀香10克（后下），佛手20克，丹参20克。

水煎取汁，一日分二次温服。三剂。

2008年3月17日二诊：右胁痛，呃逆均减，现胸痹闷痛，眩晕。

处方：柴胡15克，白芍40克，枳实20克，姜黄20克，延胡索20克，郁金20克，砂仁

10克（后下），木香10克（后下），红豆蔻10克（后下），青皮20克，厚朴20克，槟榔10克，莱菔子30克，檀香10克（后下），佛手20克，丹参20克，降香10克（后下），蔓荆子20克。

水煎取汁，一日分二次温服。七剂。

2008年3月24日三诊：右胁痛，呃逆均减。

处方：柴胡15克，白芍40克，枳实20克，姜黄20克，延胡索20克，郁金20克，砂仁10克（后下），木香10克（后下），红豆蔻10克（后下），青皮20克，厚朴20克，槟榔10克，莱菔子30克，檀香10克（后下），佛手20克，丹参20克，降香10克（后下）。

水煎取汁，一日分二次温服。七剂。

4）湿热煎熬、结成砂石

临床表现以胁痛，连及肩背，胃脘胀痛等为主要特点，治以疏肝行气、清热利湿、利胆排石，方用四逆散加郁金、金钱草、海金沙、鸡内金、大黄等加减治疗。

【病例】

申某，女，40岁。

2007年1月22日一诊：右胁疼痛，晨起口苦，纳少，便难，舌淡，苔薄，脉沉弱。西医诊断为泥沙样胆结石，胆囊炎。

处方：四逆散加减。

柴胡15克，白芍40克，枳实20克，姜黄20克，延胡索20克，郁金20克，砂仁10克（后下），木香10克（后下），红豆蔻10克（后下），青皮20克，厚朴20克，槟榔10克，莱菔子20克，黄芩10克，鸡内金20克，海金沙20克（包煎），金钱草50克，大黄5克（后下）。

水煎取汁，一日分二次温服。三剂。

2007年1月29日二诊：左胁痛，胃胀痛减，纳可，心悸，便难。

处方：上方减大黄，加玄参30克，桃仁20克。

水煎取汁，一日分二次温服。七剂。

2007年2月5日三诊：症减，口干便秘。

处方：上方加红花20克，败酱草20克。

水煎取汁，一日分二次温服。七剂。

5）湿热蕴结、结成息肉

临床表现以胁痛，连及肩背，胃脘胀痛等为主要特点，疏肝理气、清热利湿，方用四逆散加鸡内金、乌梅、半枝莲、白花蛇舌草等加减治疗。

【病例】

王某，男，45岁。

2008年8月18日一诊：阵发性胁肋部窜痛，腹胀满，厌油腻食物，时烦躁易怒，舌淡，苔薄黄，脉弦。西医诊断为胆囊息肉伴炎症。

处方：四逆散加减。

柴胡20克，白芍20克，枳实20克，甘草20克，郁金20克，青皮20克，厚朴20克，槟榔10克，鸡内金20克，乌梅5克，半枝莲20克，白花蛇舌草20克。

水煎取汁，一日分二次温服。七剂。

2008年8月25日二诊：胁痛减，易怒，舌淡，苔薄黄，脉弦。

处方：四逆散加减。

柴胡 20 克，白芍 20 克，枳实 20 克，甘草 20 克，郁金 20 克，青皮 20 克，厚朴 20 克，槟榔 10 克，莱菔子 20 克，鸡内金 20 克，乌梅 5 克，半枝莲 20 克，白花蛇舌草 20 克。

水煎取汁，一日分二次温服。七剂。

2008 年 9 月 1 日三诊：胁隐痛。

处方：四逆散加减。

柴胡 20 克，白芍 20 克，枳实 20 克，甘草 20 克，莪术 15 克，郁金 20 克，青皮 20 克，厚朴 20 克，槟榔 10 克，莱菔子 20 克，鸡内金 20 克，乌梅 5 克，半枝莲 20 克，白花蛇舌草 20 克。

水煎取汁，一日分二次温服。七剂。

6）肝气郁结日久

临床表现以胁痛，连及肩背，胃脘胀痛，病程较长者等为主要特点，芳香醒脾、助脾运化，方用四逆散加木香、檀香、丁香、藿香、佩兰等加减治疗。

【病例】

李某，男，43 岁。

2007 年 1 月 10 日一诊：两胁胀痛，腹胀满，纳差，厌油腻食物，病程缠绵，舌淡，苔薄白，脉沉弦。西医诊断为慢性胰腺炎。

处方：四逆散加减。

柴胡 15 克，白芍 40 克，枳实 20 克，姜黄 20 克，延胡索 20 克，砂仁 10 克（后下），木香 10 克（后下），红豆蔻 10 克（后下），青皮 20 克，厚朴 20 克，槟榔 10 克，莱菔子 20 克，佛手 20 克，檀香 10 克（后下），丁香 10 克，藿香 15 克。

水煎取汁，一日分二次温服。七剂。

2007 年 1 月 17 日二诊：症同上。

处方：四逆散加减。

柴胡 15 克，白芍 40 克，枳实 20 克，莪术 15 克，姜黄 20 克，延胡索 20 克，砂仁 10 克（后下），木香 10 克（后下），红豆蔻 10 克（后下），王不留行 20 克。

水煎取汁，一日分二次温服。七剂。

2007 年 1 月 25 日三诊：乏力，余症好转。

处方：四逆散加减。

柴胡 15 克，白芍 40 克，枳实 20 克，莪术 15 克，姜黄 20 克，延胡索 20 克，砂仁 10 克（后下），木香 10 克（后下），红豆蔻 10 克（后下），黄芪 50 克，党参 30 克。

水煎取汁，一日分二次温服。七剂。

（2）少阳阳明合病

辨证为少阳阳明合病，治以和解少阳、内泻热结，方用大柴胡汤加减治疗。

【病例一】

孙某，女，55 岁。

1996 年 11 月 23 日一诊：右胁有痞块，胀闷不适，时有刺痛，恶心，心前区憋闷，纳呆，大便秘结，舌淡红，苔薄，脉细滑。

处方：大柴胡汤加减。

黄芩 15 克，白芍 20 克，枳实 20 克，半夏 15 克，柴胡 15 克，大黄 15 克（后下），青皮

20 克，槟榔 10 克，木香 10 克（后下），茵陈 30 克，桃仁 20 克，赤芍 20 克。

水煎取汁，一日分二次温服。三剂。

1996 年 11 月 28 日二诊：胁痛减，便秘好转，时右胁窜痛，恶心时反酸，舌淡红，苔薄，脉细滑。西医诊断为胆结石。

处方：大柴胡汤加减。

黄芩 15 克，白芍 20 克，枳实 20 克，半夏 15 克，柴胡 15 克，大黄 15 克（后下），青皮 20 克，槟榔 10 克，木香 10 克（后下），茵陈 30 克，桃仁 20 克，金钱草 50 克，莪术 15 克。

水煎取汁，一日分二次温服。三剂。

1996 年 12 月 2 日三诊：胸胁闷痛，口苦，下肢无力，舌红，苔黄腻而厚，脉细滑。

处方：大柴胡汤合龙胆泻肝汤加减。

柴胡 15 克，白芍 20 克，枳实 20 克，姜黄 15 克，大黄 5 克（后下），黄芩 25 克，青皮 20 克，延胡索 20 克，莪术 15 克，厚朴 20 克，龙胆草 15 克，栀子 15 克，半夏 20 克。

水煎取汁，一日分二次温服。四剂。

1996 年 12 月 9 日四诊：两胁闷痛，但口不苦，时胃胀，下肢无力，痰多而黏，舌淡，苔腻，脉沉弦。

处方：四逆散合二陈汤加减。

柴胡 15 克，白芍 20 克，枳实 20 克，莪术 15 克，延胡索 15 克，青皮 20 克，茯苓 20 克，半夏 20 克，陈皮 20 克，黄芩 25 克，瓜蒌 15 克，皂角刺 5 克。

水煎取汁，一日分二次温服。四剂。

1996 年 12 月 17 日五诊：症减，右腹痛，舌淡，苔腻，脉沉弦。

处方：上方加丹参 20 克，姜黄 15 克。

水煎取汁，一日分二次温服。四剂。

【病例二】

杨某，男，28 岁。

2001 年 2 月 16 日一诊：两胁胀痛甚，小腹疼痛，胃脘不适，食后尤甚，偶恶心，口不苦，舌淡，苔薄，脉沉弱。

处方：大柴胡汤加减。

柴胡 15 克，黄芩 15 克，枳实 15 克，半夏 20 克，白芍 20 克，高良姜 5 克，厚朴 20 克，青皮 15 克，木香 10 克（后下），延胡索 20 克，郁金 20 克，砂仁 10 克（后下）。

水煎取汁，一日分二次温服。四剂。

2001 年 2 月 23 日二诊：症减，时右胁痛。

处方：上方加川芎 20 克，葛根 20 克。

水煎取汁，一日分二次温服。四剂。

2001 年 3 月 1 日三诊：腹痛减，但仍肠中辘辘有声。

处方：大柴胡汤加减。

柴胡 15 克，黄芩 15 克，枳实 15 克，半夏 20 克，白芍 20 克，高良姜 5 克，厚朴 20 克，青皮 15 克，木香 10 克（后下），延胡索 20 克，郁金 20 克，砂仁 10 克（后下）。

水煎取汁，一日分二次温服。四剂。

2001 年 3 月 7 日四诊：症好转。

处方：四逆散加减。

柴胡15克，白芍30克，枳实20克，姜黄20克，延胡索20克，郁金20克，砂仁10克（后下），木香10克（后下），红豆蔻20克（后下），青皮20克，厚朴20克，莱菔子30克。

水煎取汁，一日分二次温服。四剂。

（3）肝郁血虚发热

辨证为肝郁血虚发热，治以疏肝健脾、养血清热，方用丹栀逍遥散加减治疗。

【病例一】

王某，女，45岁。

1997年1月11日一诊：右胁疼痛，口苦，恶心，胃脘胀闷，纳少，厌油腻食物，烦躁易怒，舌边红，苔黄，脉弦。西医诊断为胆囊炎。

处方：丹栀逍遥散合四逆散加减。

牡丹皮15克，栀子10克，柴胡15克，白芍20克，枳实20克，莪术15克，姜黄15克，延胡索20克，郁金15克，青皮20克，槟榔10克，黄芩15克。

水煎取汁，一日分二次温服。四剂。

1997年1月15日二诊：服药后胀满减轻，时右胁疼痛，口苦减轻，口干耳鸣，舌边红，苔黄，脉弦。

处方：丹栀逍遥散合四逆散加减。

牡丹皮15克，栀子10克，柴胡15克，白芍20克，枳实15克，莪术15克，姜黄15克，延胡索10克，郁金15克，青皮15克，槟榔10克，黄芩15克。

水煎取汁，一日分二次温服。七剂。

1997年1月21日三诊：服药后胀满减轻。

处方：丹栀逍遥散合四逆散加减。

牡丹皮15克，栀子10克，柴胡15克，白芍20克，枳实15克，莪术15克，姜黄15克，延胡索10克，郁金15克，青皮15克，槟榔10克。

水煎取汁，一日分二次温服。七剂。

【病例二】

于某，男，30岁。

1996年11月8日一诊：胸胁胀痛，脘腹胀满，厌油腻食物，纳呆，口苦，舌红，苔黄，脉弦数。西医诊断为胆囊炎。

处方：丹栀逍遥散合加减。

牡丹皮15克，栀子15克，白芍20克，延胡索15克，郁金25克，木香10克（后下），红豆蔻10克（后下），青皮20克，厚朴20克，槟榔10克，白花蛇舌草50克，黄芩20克。

水煎取汁，一日分二次温服。七剂。

1996年12月4日二诊：纳食尚可，余症减，脉弦。

处方：逍遥散加减。

当归15克，白芍20克，柴胡15克，茯苓20克，白术20克，郁金15克，红豆蔻10克（后下），延胡索15克，太子参20克，陈皮15克，砂仁5克（后下）。

水煎取汁，一日分二次温服。七剂。

1996年12月11日三诊：诸症悉减。

处方：逍遥散加减。

当归15克，白芍20克，柴胡15克，茯苓20克，白术20克，郁金15克，红豆蔻10克

（后下），延胡索 15 克，太子参 20 克，陈皮 15 克，砂仁 5 克（后下），青皮 20 克。

水煎取汁，一日分二次温服。七剂。

（4）脾胃气滞

辨证为脾胃气滞，治以行气消胀，方用自拟行气汤加减治疗。

【病例】

邢某，女，52 岁。

1996 年 11 月 4 日一诊：脘腹胀满，甚则疼痛，厌油腻食物，纳少，舌淡，苔黄厚，脉弦。西医诊断为胆结石。

处方：自拟行气方加减。

青皮 20 克，陈皮 20 克，枳实 20 克，厚朴 20 克，木香 10 克（后下），郁金 20 克，莱菔子 30 克，槟榔 10 克，砂仁 5 克（后下），金钱草 50 克，海金沙 20 克（包煎），鸡内金 10 克。

水煎取汁，一日分二次温服。三剂。

1996 年 11 月 7 日二诊：症同上。

处方：自拟行气方加减。

青皮 20 克，枳实 20 克，木香 10 克（后下），郁金 20 克，槟榔 10 克，金钱草 50 克，海金沙 30 克（包煎），鸡内金 10 克，白芍 20 克，黄芩 20 克，延胡索 20 克，茵陈 20 克，败酱草 30 克。

水煎取汁，一日分二次温服。四剂。

1996 年 11 月 14 日三诊：右腹部胀满，窜痛，腹鸣，纳少，舌淡，苔黄厚而腻，脉弦。

处方：自拟行气方加减。

青皮 20 克，陈皮 20 克，枳实 20 克，厚朴 20 克，木香 10 克（后下），郁金 15 克，槟榔 10 克，三棱 15 克，莪术 15 克，金钱草 50 克，败酱草 30 克，茵陈 20 克，山楂 15 克，神曲 15 克，麦芽 15 克。

水煎取汁，一日分二次温服。四剂。

1996 年 11 月 18 日四诊：右胁部胀满，食后尤甚，口鼻干燥，苔黄厚而腻。

处方：自拟行气方加减。

青皮 20 克，陈皮 20 克，枳实 20 克，厚朴 20 克，木香 10 克（后下），郁金 15 克，莱菔子 30 克，槟榔 10 克，砂仁 5 克（后下），白豆蔻 5 克（后下），乌药 15 克，香附 15 克。

水煎取汁，一日分二次温服。四剂。

1996 年 11 月 21 日五诊：症好转，右下腹部肠鸣音亢进。

处方：四逆散合自拟行气方加减。

柴胡 20 克，白芍 15 克，枳实 15 克，姜黄 15 克，厚朴 15 克，陈皮 15 克，青皮 15 克，何首乌 15 克，黄芪 15 克，苍术 20 克，川楝子 10 克，乌药 15 克。

水煎取汁，一日分二次温服。四剂。

1996 年 11 月 25 日六诊：右胁及后背痞塞胀痛。

处方：上方减何首乌，加莪术 20 克。

水煎取汁，一日分二次温服。四剂。

1996 年 11 月 29 日七诊：右胁下痞胀症减，时有刺痛，左侧背痛，时头痛，舌紫暗，苔薄，脉弦。

处方：血府逐瘀汤加减。

当归20克，桃仁20克，红花10克，枳壳15克，赤芍20克，川芎30克，乌药20克，延胡索20克，五灵脂20克（包煎），川楝子20克，青皮20克，莪术20克，姜黄15克。

水煎取汁，一日分二次温服。三剂。

1996年12月2日八诊：胁肋胀满。

处方：自拟行气方加减。

青皮20克，陈皮20克，枳实20克，厚朴20克，木香10克（后下），郁金15克，莱菔子30克，槟榔10克，砂仁5克（后下），红豆蔻10克（后下），莪术15克，延胡索20克。

水煎取汁，一日分二次温服。二剂。

1996年12月7日九诊：症好转，舌紫暗，苔黄，脉弦。

处方：当归20克，柴胡20克，川芎20克，牛膝20克，桑白皮20克，枳实20克，郁金20克，香附20克，连翘20克，厚朴20克。

水煎取汁，一日分二次温服。三剂。

1996年12月26日十诊：症好转。

处方：自拟行气方加减。

陈皮15克，青皮15克，木香5克（后下），厚朴20克，槟榔10克，莱菔子20克，柴胡15克，桑白皮20克，川芎20克，当归15克，枳壳15克，莪术15克，香附20克。

水煎取汁，一日分二次温服。三剂。

（5）胆胃不和、痰热内扰

治以清热除烦、化痰和胃，方用黄连温胆汤加减治疗。

【病例】

龙某，女，52岁。

2008年3月19日一诊：左胁痛，腹胀满，恶心呃逆，口苦，心烦易怒，眠差，舌淡红，苔薄黄，脉弦稍数。西医诊断为胆结石。

处方：黄连温胆汤加减。

黄连5克，陈皮20克，半夏20克，枳实20克，竹茹20克，茯苓20克，黄芩10克，厚朴20克，木香10克（后下），槟榔10克，莱菔子20克，郁金20克，檀香10克（后下），青皮20克，牡丹皮10克，栀子10克。

水煎取汁，一日分二次温服。七剂。

2008年3月24日二诊：胃痛，腹胀，恶心呃逆，口干苦，舌淡红，苔薄，脉弦数。

处方：黄连5克，陈皮20克，半夏20克，枳实20克，竹茹20克，茯苓20克，黄芩10克，厚朴20克，木香10克（后下），槟榔10克，莱菔子20克，郁金20克，檀香10克（后下），青皮20克，牡丹皮10克，栀子10克，青蒿20克（后下），滑石20克（包煎），青黛5克（包煎），芦根20克。

水煎取汁，一日分二次温服。七剂。

2008年3月31日三诊：口苦、干呕减。

处方：黄连温胆汤加减。

黄连5克，陈皮20克，半夏20克，枳实20克，竹茹20克，茯苓20克，黄芩10克，厚朴20克，麦冬20克，白豆蔻20克，佩兰20克，佛手20克，砂仁20克，枳壳20克，沉香20克，芦根20克。

二剂配水丸，每日两次，6 克/次。

2008 年 4 月 30 日四诊：症好转。

处方：黄连温胆汤加减。

黄连 5 克，陈皮 20 克，半夏 20 克，枳实 20 克，竹茹 20 克，茯苓 20 克，黄芩 15 克，厚朴 20 克，麦冬 20 克，白豆蔻 10 克（后下），佩兰 20 克，佛手 20 克，枳壳 20 克，芦根 20 克，生姜 5 克。

水煎取汁，一日分二次温服。七剂。

（6）阴虚肝郁

治以滋阴养血、清热疏肝，方用滋水清肝饮加减。

【病例】

李某，女，28 岁。

2006 年 12 月 11 日一诊：右胁隐痛，胃脘胀满，食后尤甚，头晕，心烦失眠，咽干口燥，腰酸乏力，舌红，苔少，脉沉细无力。自诉慢性乙型肝炎病史多年。

处方：滋水清肝饮加减。

熟地黄 40 克，山茱萸 20 克，山药 20 克，茯苓 15 克，泽泻 15 克，牡丹皮 15 克，当归 20 克，白芍 20 克，黄芪 50 克，党参 30 克，杜仲 20 克，续断 20 克，五味子 10 克，枸杞子 20 克，枳壳 20 克，佛手 20 克。

水煎取汁，一日分二次温服。七剂。

2006 年 12 月 18 日二诊：胁痛减，食后胃胀闷，腰酸乏力，舌红，苔少，脉沉细无力。

处方：六味地黄丸加减。

熟地黄 40 克，山茱萸 20 克，山药 20 克，茯苓 15 克，泽泻 15 克，牡丹皮 15 克，当归 20 克，白芍 20 克，杜仲 20 克，续断 20 克，黄芪 50 克，党参 30 克，五味子 10 克，枸杞子 20 克，枳壳 20 克，佛手 20 克，青皮 15 克，陈皮 15 克。

水煎取汁，一日分二次温服。七剂。

2006 年 12 月 25 日三诊：胁痛减，食后胃胀闷症减，腰酸乏力。

处方：六味地黄丸加减。

熟地黄 40 克，山茱萸 20 克，山药 20 克，茯苓 15 克，泽泻 15 克，牡丹皮 15 克，当归 20 克，白芍 20 克，杜仲 20 克，续断 20 克，黄芪 50 克，党参 30 克，五味子 10 克，枸杞子 20 克，佛手 20 克，青皮 15 克，陈皮 15 克。

水煎取汁，一日分二次温服。七剂。

2. 黄疸

（1）湿热蕴结

治以清利湿热、利胆退黄，方用茵陈蒿汤加减治疗。

【病例一】

宋某，男，61 岁。

2007 年 9 月 17 日一诊：身目黄色鲜明，脘腹胀闷，纳少，时恶心，大便秘结，小便短赤，舌红，苔黄腻，脉滑数。

处方：茵陈蒿汤加减。

茵陈 20 克，栀子 10 克，大黄 10 克（后下），败酱草 20 克，连翘 20 克，白花蛇舌草 10

克，半枝莲10克，黄芪20克，茯苓10克，半夏10克，薏苡仁20克，青皮10克，厚朴10克，槟榔10克，木香10克（后下）。

水煎取汁，一日分二次温服。七剂。

2007年9月24日二诊：腹胀同前，余症减。

处方：茵陈蒿汤加减。

茵陈20克，栀子10克，败酱草20克，白花蛇舌草10克，半枝莲10克，黄芪20克，茯苓10克，半夏10克，薏苡仁20克，连翘20克，生姜20克，青皮10克，厚朴10克，槟榔10克，木香10克（后下），柴胡10克。

水煎取汁，一日分三次温服。十四剂。

【病例二】

原某，男，50岁。

2007年11月23日一诊：身目黄色鲜明，心烦欲呕，腹胀，不欲饮食，小便短赤，消瘦，舌红，苔黄腻，脉弦。西医诊断为酒精性肝硬化早期。

处方：茵陈蒿汤合温胆汤加减。

茵陈50克，栀子15克，大黄10克（后下），竹茹20克，陈皮20克，茯苓20克，白豆蔻20克（后下），薏苡仁50克，佩兰20克，藿香20克，枳壳20克，郁金20克，败酱草30克，半枝莲20克，白花蛇舌草20克。

水煎取汁，一日分二次温服。四剂。

2007年11月27日二诊：小便正常，纳食好转。

处方：茵陈蒿汤合温胆汤加减。

茵陈50克，栀子15克，大黄10克（后下），竹茹20克，陈皮20克，茯苓20克，半夏20克，白豆蔻10克（后下），薏苡仁50克，佩兰20克，枳壳20克，郁金20克，败酱草30克，半枝莲20克，白花蛇舌草20克。

水煎取汁，一日分三次温服。七剂。

2007年12月3日三诊：诸症悉减。

处方：茵陈蒿汤合温胆汤加减。

茵陈50克，栀子15克，大黄10克（后下），竹茹20克，陈皮20克，茯苓20克，半夏20克，白豆蔻10克（后下），薏苡仁50克，枳壳20克，郁金20克，败酱草30克，半枝莲20克，白花蛇舌草20克。

水煎取汁，一日分三次温服。七剂。

（2）脾虚湿滞

治以健脾益气、利湿退黄，方用自拟方治疗。

【病例】

张某，男，47岁。

1996年10月21日一诊：身目黄色且鲜明，脘闷腹胀且软，有波动感，胁肋胀痛，食后尤甚，口渴喜饮，牙龈出血，乏力倦怠，舌淡，苔腻，脉弦稍滑。西医诊断为胆囊炎、肝硬化、糖尿病。

处方：黄芪50克，茵陈20克，败酱草30克，水蛭15克，鳖甲10克（先煎），莪术15克，金钱草30克，青皮20克，地龙15克，天花粉50克，太子参25克，枸杞子20克，五味子5克，旱莲草25克。

水煎取汁，一日分二次温服。七剂。

1996年10月29日二诊：口仍渴，余症减。

处方：黄芪50克，茵陈20克，败酱草30克，水蛭15克，鳖甲10克（先煎），莪术15克，金钱草30克，青皮20克，地龙15克，天花粉50克，太子参25克，枸杞子20克，五味子5克，旱莲草25克，玄参30克。

水煎取汁，一日分二次温服。七剂。

1996年11月12日三诊：诸症明显好转。

处方：黄芪30克，茵陈20克，败酱草30克，鳖甲10克（先煎），苍术15克，金钱草30克，煅牡蛎50克（先煎），水蛭15克，青皮20克，地龙15克，天花粉50克，太子参25克。

水煎取汁，一日分二次温服。七剂。

3. 鼓胀

肝郁脾虚、气滞水停：辨证为肝郁脾虚、气滞水停，治以活血化瘀、行气利水，方用木香流气饮或自拟方加减治疗。

【病例】

纪某，女，72岁。

2008年3月5日一诊：自诉肝硬化病史多年，近3个月出现腹水，并逐渐加重，曾入院治疗。现1个月来又出现腹水，腹部膨隆如鼓，胸闷胁痛，腹胀痞满，下肢浮肿，身黄及目黄如烟熏，头晕，不思饮食，大便黏滞，小便短赤，舌淡胖，苔滑，脉弦滑。B超示：肝硬化、脾大、大量腹水。化验：谷丙转氨酶50U/L，谷草转氨酶偏高130U/L，总胆红素增高，血清蛋白降低，碱性磷酸酶升高。

处方：木香流气饮加减。

党参30克，白术20克，茯苓20克，陈皮20克，半夏20克，砂仁10克（后下），佛手20克，厚朴20克，青皮20克，枳实20克，木香10克（后下），檀香10克（后下），槟榔10克，沉香5克（后下），三棱10克，莪术10克，猪苓20克，大腹皮20克，泽泻30克，黄芪50克。

水煎取汁，一日分二次温服。七剂。

2008年3月12日二诊：服药后患者矢气频频，大便泻下如水，尿量增加，腹胀减轻，余症同前。

处方：上方减三棱、泽泻，加茵陈30克，败酱草30克，车前子20克（包煎）。

水煎取汁，一日分二次温服。七剂。

2008年3月19日三诊：尿量增加，腹胀减轻，余症同前。

处方：木香流气饮加减。

党参30克，白术20克，茯苓20克，陈皮20克，半夏20克，砂仁10克（后下），佛手20克，厚朴20克，青皮20克，木香10克（后下），檀香10克（后下），沉香5克（后下），莪术10克，猪苓20克，大腹皮20克，黄芪50克，茵陈30克，鳖甲20克（先煎），车前子20克（包煎）。

水煎取汁，一日分二次温服。七剂。

2008年4月4日四诊：腹胀减轻，余症同前。

处方：木香流气饮加减。

党参30克，白术20克，茯苓20克，陈皮20克，半夏20克，砂仁10克（后下），佛手20克，厚朴20克，青皮20克，木香10克（后下），檀香10克（后下），沉香5克（后下），莪术10克，猪苓20克，大腹皮20克，黄芪50克，茵陈30克，鳖甲20克（先煎），半枝莲20克，白花蛇舌草20克。

水煎取汁，一日分二次温服。七剂。

2008年4月10日五诊：腹水消，腹胀除，饮食增，精神佳。

处方：木香流气饮加减。

党参30克，白术20克，茯苓20克，陈皮20克，半夏20克，砂仁10克（后下），佛手20克，厚朴20克，青皮20克，木香10克（后下），檀香10克（后下），沉香5克（后下），莪术10克，猪苓20克，大腹皮20克，黄芪50克，茵陈30克，鳖甲20克（先煎），半枝莲20克，白花蛇舌草20克。

水煎取汁，一日分二次温服。七剂。

4. 疝气

寒疝：辨证为寒疝，属实寒证，治以温经散寒、疏肝理气，方用暖肝煎合橘核丸加减治疗。

【病例】

刘某，男，27岁。

2008年3月26日一诊：阴囊肿硬而冷，伴冷汗，小腹时痛，小便不痛，畏寒肢冷喜暖，畏寒喜热，舌淡，苔白，脉沉弦。自诉西医诊断为前列腺炎、睾丸炎。

处方：暖肝煎合橘核丸加减。

荔枝核20克，小茴香10克，橘核20克，山楂核20克，吴茱萸10克，生牡蛎50克（先煎），肉桂5克（后下），厚朴20克，延胡索20克，海藻20克，海带20克，昆布20克，川楝子20克，半枝莲20克，白花蛇舌草20克，砂仁10克（后下），乌药20克。

水煎取汁，一日分二次温服。七剂。

2008年4月3日二诊：阴囊下坠，疼痛时发时止，余症好转。

处方：暖肝煎合橘核丸加减。

乌药20克，小茴香10克，肉桂5克（后下），橘核20克，海藻20克，昆布20克，川楝子20克，厚朴20克，延胡索20克，荔枝核20克，山楂核20克，吴茱萸10克，生牡蛎50克（先煎），半枝莲20克，白花蛇舌草20克，砂仁10克（后下），枳实20克。

水煎取汁，一日分二次温服。七剂。

2008年4月18日三诊：现腰痛，小便赤，余症好转。

处方：萆薢分清饮加减。

萆薢20克，益智仁15克，石菖蒲20克，乌药20克，巴戟天20克，杜仲20克，续断20克，茯苓20克，半枝莲20克，白花蛇舌草20克，枸杞子20克，补骨脂20克，芦巴子20克，莲须20克，龙骨30克（先煎），山茱萸20克，土茯苓50克。

水煎取汁，一日分二次温服。七剂。

2008年5月3日四诊：腰痛减，余症均好转。

处方：萆薢分清饮加减。

萆薢20克，益智仁15克，石菖蒲20克，乌药20克，茯苓20克，土茯苓30克，半枝莲20克，白花蛇舌草20克，杜仲20克，续断20克，枸杞子20克，巴戟天20克，补骨脂20克，芦巴子20克，鹿角胶20克，龟甲30克，蛤蚧1对，莲须20克。

二剂配水丸，一日二次，6克/次。

（四）外感病证

1. 感冒

（1）风热感冒

治以辛凉解表、祛风清热，方用银翘散加减治疗。

【病例】

庞某，女，41岁。

1996年12月4日一诊：自述近日受寒后，发热，微恶风寒，汗出，头痛，鼻塞，流涕，咽喉肿痛，口干，舌淡，苔薄，脉数。

处方：银翘散加减。

金银花20克，连翘20克，竹叶15克，荆芥穗15克，牛蒡子20克，薄荷10克（后下），鱼腥草50克，板蓝根30克，黄芩25克，山豆根15克，贯众15克，重楼15克。

水煎取汁，一日分二次温服。三剂。

1996年12月12日二诊：症好转，咽仍红肿，时咽干痒。

处方：党参30克，麦冬20克，五味子10克，牛蒡子20克，板蓝根30克，贯众20克，山豆根20克，薄荷10克（后下），射干10克，重楼10克，丹参20克，大青叶20克。

水煎取汁，一日分二次温服。四剂。

（2）外感风寒湿

辨证为外感风寒湿、兼有里热，治以发汗祛湿、兼清里热，方用九味羌活汤加减治疗。

【病例】

杨某，女，38岁。

2000年11月28日一诊：感冒，恶寒，发热，头痛项强，全身关节酸楚，后背疼痛，咽赤，头昏沉，嗜睡，口微渴，舌淡，苔薄，脉沉数。

处方：九味羌活汤加减。

羌活20克，防风15克，苍术20克，细辛5克，白芷20克，川芎20克，黄芩20克，生地黄20克，鱼腥草30克，白花蛇舌草20克，补骨脂15克，板蓝根30克，山豆根10克，木蝴蝶20克。

水煎取汁，一日分二次温服。三剂。

2000年12月1日二诊：感冒症好转，咽仍赤，关节不痛，舌淡，苔薄，脉沉。

处方：金银花20克，连翘20克，桑叶20克，菊花20克，荆芥穗15克，葶苈子20克，鱼腥草30克，板蓝根30克，山豆根10克，白花蛇舌草20克，玄参15克，芦根20克。

水煎取汁，一日分二次温服。三剂。

（3）伤寒少阳证

治以和解少阳，方用小柴胡汤加减治疗。

【病例】

钟某，男，60岁。

2001年1月5日一诊：自述感冒二十余日，寒热往来，咽赤，头晕，胸胁苦满，恶心，默默不欲食，心烦喜呕，口苦，咽干，舌淡，苔薄白，脉沉。

处方：小柴胡汤加减。

柴胡15克，半夏25克，党参30克，甘草10克，黄芩20克，生姜5克，大枣3枚，竹茹15克，白花蛇舌草20克，连翘20克，金银花20克，荆芥穗15克。

水煎取汁，一日分二次温服。三剂。

2001年1月8日二诊：午后低热，有痰，咽痛，恶心好转，乏力身倦，动则汗出，食少，舌淡，苔薄，脉弱。

处方：上方加槟榔10克，山楂15克，麦芽15克，神曲15克，鱼腥草30克，山豆根10克。

水煎取汁，一日分二次温服。三剂。

2001年1月12日三诊：咽痛，恶心好转，纳食尚可，乏力，身倦，舌淡，苔薄，脉弦。傍晚体温37.3℃。

处方：原方加鱼腥草30克，射干20克，补骨脂20克。

水煎取汁，一日分二次温服。四剂。

2001年1月16日四诊：低热，动则自汗，气短乏力，少气懒言，面色萎黄，胸前区隐痛，饮食较前多，不腹胀，便溏。体温36.8～36.9℃。

处方：补中益气汤加减。

黄芪50克，生晒参20克（另煎），白术20克，当归10克，升麻10克，柴胡10克，陈皮10克，丹参20克，降香10克（后下），川芎20克，葛根20克，桑寄生50克，酸枣仁20克，石菖蒲20克，珍珠母50克（先煎）。

水煎取汁，一日分二次温服。四剂。

2001年3月2日五诊：咽中黏腻，痰质黏，呃逆，不痞闷，饮食尚可，腰冷甚，脉沉弱。

处方：都气丸加减。

生地黄40克，山茱萸20克，茯苓20克，泽泻15克，牡丹皮15克，五味子15克，柿蒂20克，前胡20克，海浮石20克（先煎），枳壳20克，瓜蒌30克，红豆蔻20克（后下）。

水煎取汁，一日分二次温服。四剂。

（4）气虚外感

治以发汗解表、散风祛湿，方用败毒散加减治疗。

【病例】

王某，女，58岁。

2007年1月8日一诊：全身肢体酸痛不适，晨起痛甚，胸闷，心悸，眠可，舌淡，苔白，脉沉弱无力。西医诊断为糖尿病、高血压。

处方：人参养荣汤加减。

生晒参20克（另煎），陈皮20克，黄芪50克，当归15克，白芍20克，五味子10克，远志20克，川芎20克，鸡血藤20克，木瓜20克，丹参20克，合欢花20克，天花粉25克，玉竹20克，黄精20克，虎杖20克。

水煎取汁，一日分二次温服。七剂。

2007年1月15日二诊：近日感冒，发热恶寒，肢体酸痛，无汗，咳嗽有痰，鼻塞声重，胸膈满闷，咽红，舌淡，苔白，脉浮无力。

处方：败毒散加减。

党参20克，羌活15克，独活15克，柴胡15克，前胡20克，薄荷10克（后下），麦冬15克，玄参15克，荆芥穗15克，半夏20克，当归10克，蔓荆子20克，防风15克，枳壳20克，鱼腥草30克，白花蛇舌草20克。

水煎取汁，一日分二次温服。七剂。

2. 中暑

中暑阳证：辨证为中暑阳证，暑热伤津耗气，治以清暑益气、养阴生津，方用清暑益气汤加减治疗。

【病例】

李某，男，16岁。

2008年6月18日一诊：发热恶寒，身倦乏力，形体消瘦，恶心纳少，舌尖红，边有齿痕，脉沉数。于某院住院检查治疗。现体温在38℃左右。

处方：清暑益气汤加减。

党参30克，黄芪50克，当归15克，白术20克，苍术20克，升麻10克，葛根20克，泽泻30克，麦冬20克，五味子10克，青皮20克，陈皮20克，黄柏15克，柴胡10克，青蒿20克（后下），白薇20克，半夏20克。

水煎取汁，一日分二次温服。五剂。

2008年6月23日二诊：发热症减，下午潮热，身倦乏力，形体消瘦，恶心纳少，舌尖红，边有齿痕，脉沉数。

处方：清暑益气汤加减。

党参30克，黄芪50克，当归15克，白术20克，升麻10克，葛根20克，陈皮20克，黄柏15克，柴胡10克，青蒿20克（后下），白薇20克，半夏20克，鱼腥草50克，白花蛇舌草30克，连翘20克，银柴胡20克，胡黄连10克。

水煎取汁，一日分二次温服。七剂。

2008年7月2日三诊：已不发热，现身倦乏力，形体消瘦，晨起恶心，纳少，舌淡，苔薄，脉沉无力。

处方：补中益气汤加减。

党参30克，黄芪50克，白术20克，陈皮20克，升麻10克，柴胡10克，当归15克，半夏20克，西洋参20克（另煎），竹茹20克，枳壳20克，茯苓20克，葛根20克，木香10克（后下），连翘20克，黄芩10克。

水煎取汁，一日分二次温服。七剂。

（五）肺系病证

1. 咳嗽

（1）风热犯肺

治以疏风清热、宣肺化痰，方用桑菊饮加减治疗。桑菊饮药物组成：桑叶 20 克，菊花 20 克，桔梗 15 克，苦杏仁 20 克，鱼腥草 50 克，大青叶 20 克，浙贝母 20 克，前胡 20 克，板蓝根 30 克，重楼 15 克，白花蛇舌草 20 克，牛蒡子 20 克，黄芩 15 克。

【病例】

罗某，女，56 岁。

1996 年 11 月 25 日一诊：近日感冒，咳嗽，痰多，咽喉肿痛，鼻塞，流涕，微恶风寒，身热，口干，舌红，苔薄黄，脉沉滑。

处方：桑菊饮加减。

桑叶 20 克，菊花 20 克，桔梗 20 克，苦杏仁 20 克，鱼腥草 50 克，板蓝根 30 克，重楼 15 克，牛蒡子 15 克，黄芩 25 克，连翘 20 克，山豆根 15 克，贯众 15 克。

水煎取汁，一日分二次温服。四剂。

1996 年 11 月 29 日二诊：咳嗽减轻，仍有痰，胸闷，头昏沉，下肢无力，舌红，苔薄黄，脉滑。

处方：师传鱼腥草止咳方加减。

鱼腥草 50 克，桑白皮 20 克，前胡 20 克，麦冬 20 克，苦杏仁 20 克，半夏 20 克，桔梗 20 克，黄芩 25 克，浙贝母 20 克，莱菔子 30 克，紫菀 20 克，款冬花 20 克，枇杷叶 20 克，枳实 15 克。

水煎取汁，一日分二次温服。三剂。

（2）外感风邪、邪热壅肺

治以辛凉疏表、清肺平喘，方用麻杏石甘汤加减治疗。

【病例】

杨某，女，39 岁。

1996 年 10 月 30 日一诊：喘急气促，痰多色黄而黏，不易咳出，口燥咽干，尿急，尿频，溺时涩痛，淋漓不畅，纳食减少，舌红，苔黄，脉滑数。

处方：八正散加减。

萹蓄 30 克，瞿麦 30 克，厚朴 20 克，茯苓 20 克，冬葵子 15 克，半枝莲 20 克，白花蛇舌草 30 克，凤眼草 15 克，石韦 20 克，马齿苋 20 克，黄柏 10 克，鱼腥草 50 克。

水煎取汁，一日分二次温服。三剂。

1996 年 11 月 2 日二诊：同前，身热有汗，咳逆气喘，口渴，苔黄，脉数。

处方：麻杏石甘汤加减。

麻黄 5 克（先煎去上沫），苦杏仁 15 克，石膏 30 克（先煎），甘草 10 克，鱼腥草 50 克，白花蛇舌草 30 克，大青叶 20 克，厚朴 20 克，羌活 20 克，白果 5 克，五味子 5 克，细辛 5 克，半枝莲 25 克，地龙 20 克。

水煎取汁，一日分二次温服。三剂。

1996 年 11 月 12 日三诊：症好转，怕冷疼痛，怕风，肢节麻木，脉弦细有力。

处方：麻杏石甘汤加减。

麻黄 5 克（先煎去上沫），苦杏仁 15 克，石膏 30 克（先煎），甘草 10 克，鱼腥草 50 克，白花蛇舌草 30 克，大青叶 20 克，厚朴 20 克，羌活 25 克，白果 5 克，五味子 5 克，细辛 5 克，半枝莲 25 克，地龙 20 克，制川乌 5 克（先煎），泽泻 30 克。

水煎取汁，一日分二次温服。七剂。

（3）痰热壅肺

邪热壅肺，治以清热化痰、肃肺止咳，方用师传鱼腥草止咳方加减治疗。师传鱼腥草止咳方药物组成：鱼腥草 50 克，桑白皮 20 克，前胡 20 克，麦冬 20 克，苦杏仁 20 克，半夏 20 克，桔梗 15 克，黄芩 20 克，浙贝母 20 克，白花蛇舌草 20 克，莱菔子 20 克。

【病例】

李某，女，16 岁。

1996 年 12 月 2 日一诊：咳嗽，晨起咳甚，咳嗽不止，咳痰不爽，胸闷，口干口苦，咽干红肿疼痛，纳差，苔薄，舌黄腻，脉沉滑。

处方：师传鱼腥草止咳方加减。

鱼腥草 50 克，桑白皮 15 克，前胡 15 克，麦冬 15 克，半夏 15 克，桔梗 15 克，黄芩 25 克，浙贝母 15 克，莱菔子 30 克，枇杷叶 15 克，紫菀 15 克，山豆根 10 克。

水煎取汁，一日分二次温服。七剂。

1996 年 12 月 24 日二诊：自述近日感冒，恶寒发热，咳嗽痰多，咽喉红肿疼痛加重，头痛，苔薄，脉沉滑。

处方：桑菊饮加减。

桑叶 15 克，菊花 15 克，桔梗 15 克，苦杏仁 15 克，鱼腥草 50 克，板蓝根 30 克，重楼 15 克，牛蒡子 15 克，黄芩 15 克，连翘 15 克，山豆根 10 克，贯众 15 克。

水煎取汁，一日分二次温服。三剂。

1996 年 12 月 31 日三诊：咳嗽转好，痰少，苔薄，脉沉。

处方：止嗽散加减。

百部 10 克，紫菀 30 克，白前 15 克，桔梗 15 克，荆芥穗 15 克，前胡 20 克，枳壳 20 克，苦杏仁 20 克，款冬花 20 克，茯苓 20 克，鱼腥草 50 克，生地榆 20 克。

水煎取汁，一日分二次温服。四剂。

（4）热毒壅滞、痰瘀互结

治以清肺化痰、逐瘀排脓，方用千金苇茎汤合小陷胸汤加减治疗。

【病例】

杨某，女，37 岁。

1996 年 12 月 10 日一诊：咳嗽，痰黄稠，胸闷气短而喘，发热两个月余，时恶寒发热，体温最高达 38.9℃，舌淡，苔薄，脉沉缓。X 线显示左肺感染。

处方：千金苇茎汤合小陷胸汤加减。

冬瓜仁 20 克，薏苡仁 50 克，桃仁 20 克，瓜蒌 30 克，黄连 5 克，半夏 20 克，芦根 20 克，鱼腥草 50 克，连翘 20 克，郁金 20 克，重楼 15 克，金银花 20 克。

水煎取汁，一日分二次温服。七剂。

1996 年 12 月 19 日二诊：咳嗽，痰黄稠，胸闷气短而喘，时恶寒发热，胃脘胀闷，舌淡，苔薄，脉沉缓。

处方：千金苇茎汤合小陷胸汤加减。

冬瓜仁 20 克，薏苡仁 50 克，桃仁 20 克，瓜蒌 30 克，黄连 5 克，半夏 20 克，芦根 20 克，鱼腥草 50 克，连翘 20 克，郁金 20 克，重楼 15 克，金银花 20 克。

水煎取汁，一日分二次温服。四剂。

（5）风热余邪、上蒸咽喉

辨证为风热余邪、上蒸咽喉，治以清热疏风、润喉止咳，方用自拟喉痒止咳方加减治疗。自拟喉痒止咳方药物组成：金银花20克，桑叶20克，菊花20克，麦冬20克，胖大海5克，诃子20克，桔梗15克，甘草10克，玄参20克，沙参20克，牛蒡子20克。

【病例】

王某，男，70岁。

2007年9月26日一诊：咽喉作痒，痒则呛咳，有痰难咳，口干咽燥，咽后壁色红，舌淡，苔薄白，脉数。

处方：自拟喉痒止咳方加减。

金银花20克，菊花20克，麦冬20克，胖大海5克，诃子20克，桔梗15克，薄荷10克（后下），木蝴蝶20克，射干10克，白果10克，五味子5克，白前10克，佛手20克，香橼20克，细辛5克。

水煎取汁，一日分二次温服。七剂。

2007年10月8日二诊：咳嗽减轻，有痰难咳，因受风肩背窜痛，喘则加重。

处方：白花蛇舌草20克，紫菀20克，白前20克，白果10克，细辛5克，五味子10克，羌活20克，海浮石20克（先煎）。

水煎取汁，一日分二次温服。七剂。

2007年10月30日三诊：咳嗽减轻，咽肿，喉痒，舌淡，苔薄，脉沉。

处方：师传鱼腥草止咳方加减。

鱼腥草50克，桑白皮20克，前胡20克，麦冬20克，苦杏仁20克，半夏20克，桔梗15克，黄芩20克，浙贝母15克，白花蛇舌草30克，莱菔子20克，生地榆30克，玄参20克，沙参20克，白前20克，款冬花20克，紫菀20克。

水煎取汁，一日分二次温服。七剂。

（6）风邪犯肺、痰饮内停

治以疏风宣肺、祛痰止咳，方用止嗽散合射干麻黄汤加减治疗。

【病例】

王某，女，47岁。

2001年2月5日一诊：咳嗽有痰，多沫色白，喘急，气短，纳少，乏力，口干唇燥，全身痒，大便溏，舌淡，苔白，脉弱。

处方：止嗽散合射干麻黄汤加减。

百部20克，紫菀30克，白前20克，桔梗20克，前胡20克，枳壳20克，苦杏仁20克，麻黄5克（先煎去上沫），白果10克，细辛5克，干姜5克，鱼腥草50克，厚朴20克，射干10克，黄芪50克，莱菔子20克，五味子10克。

水煎取汁，一日分二次温服。四剂。

2001年2月12日二诊：仍喘，劳累后加重，晨起舌红，月经前期，经行腰腹痛，脉沉。

处方：上方减麻黄，加麦冬20克。

水煎取汁，一日分二次温服。四剂。

2001年2月16日三诊：咳嗽减轻，痰易咯出，气短，喘减，口干，苔薄，脉沉。

处方：原方减麻黄，加麦冬20克，白花蛇舌草20克。

水煎取汁，一日分二次温服。四剂。

2001年2月19日四诊：咳嗽轻，有痰，咽干，哮喘轻，苔薄，脉沉。

处方：自拟养肺膏加减。

黄芪50克，生晒参50克，百合50克，川贝母50克，紫菀50克，款冬花50克，蛤蚧1对。

以上诸药加1000ml水浸泡1小时武火煮，煮开后改文火再煮2小时后去药渣，取药汁约400ml，冷却后加蜂蜜500ml文火加热成膏，存放入冰箱4℃保存，一日二次，一次二汤勺。

（7）气阴两虚

治以益气养阴、润肺止咳，方用生脉饮或自拟养肺膏加减等治疗。自拟养肺膏药物组成：黄芪50克，生晒参50克，百合40克，白果20克，川贝母50克，紫菀50克，款冬花50克，麦冬40克，五味子10克，蛤蚧1对，以上诸药加1000ml水浸泡1小时武火煮，煮开后改文火再煮2小时后去药渣，取药汁约400ml，冷却后加蜂蜜500ml文火加热成膏，存放入冰箱4℃保存，一日二次，一次二汤勺。

【病例一】

刘某，男，36岁。

2000年11月24日一诊：咳嗽无力，时口渴，心悸气短，自汗，食后腹胀，身倦乏力，用药后身长疹，且仍有感染，肩背疼，舌红，苔黄，脉沉弱。西医诊断为肺感染。

处方：生脉饮加减。

生晒参20克（另煎），五味子10克，麦冬20克，黄芩50克，百合20克，沙参15克，浙贝母15克，前胡15克，鱼腥草20克，半夏10克，白花蛇舌草20克，茯苓20克。

水煎取汁，一日分二次温服。二剂。

2000年11月27日二诊：咳喘无力，胸闷痞满，胁肋胀痛，肩膀酸痛，胃中不适，食积不化，苔薄，脉沉。

处方：上方加枳壳20克，羌活10克。

水煎取汁，一日分二次温服。七剂。

2000年12月4日三诊：诸症悉减。

处方：原方加枳壳20克。

水煎取汁，一日分二次温服。七剂。

【病例二】

郑某，女，72岁。

2014年1月22日一诊：微咳，痰少，咳痰不爽，胸闷，身倦，气短，乏力，面色萎黄，纳少，舌淡，苔黄，脉沉弱。

处方：黄芪50克，太子参20克，茯苓20克，生地黄20克，麦冬20克，天冬20克，半枝莲20克，白花蛇舌草20克，百合20克，大青叶20克，连翘20克，重楼15克，枸杞子20克，地骨皮20克，桑叶20克，桑白皮20克。

水煎取汁，一日分二次温服。七剂。

2014年1月29日二诊：症减。

处方：上方减半枝莲、大青叶、重楼、枸杞子、地骨皮、桑叶，加生晒参20克（另煎）、黄精20克、牛蒡子20克、蝉蜕20克 。

水煎取汁，一日分二次温服。七剂。

2014年2月7日三诊：症好转。

处方：原方加生晒参20克（另煎）、黄精20克、牛蒡子20克、桔梗15克。

水煎取汁，一日分二次温服。七剂。

2014 年 2 月 14 日四诊：症好转。

处方：原方加生晒参 20 克（另煎）、黄精 20 克、桔梗 15 克、炙百部 20 克、枇杷叶 20 克、苦杏仁 20 克。

水煎取汁，一日分二次温服。七剂。

2014 年 2 月 24 日五诊：胸闷，气短，乏力，身倦，苔薄，脉弱。

处方：黄芪 50 克，党参 30 克，太子参 20 克，枸杞子 20 克，补骨脂 20 克，旱莲草 20 克，黄精 20 克，生晒参 20 克（另煎），麦冬 20 克，天冬 20 克，桔梗 15 克，百合 20 克，枇杷叶 20 克，黑芝麻 20 克，五味子 5 克，苦杏仁 20 克。

水煎取汁，一日分二次温服。七剂。

【病例三】

董某，女，45 岁。

2001 年 1 月 10 日一诊：咳嗽，有痰，咳痰偶有血丝，胸中烦满，鼻衄，乏力，舌淡，苔薄，脉沉。西医诊断为肺脓肿。

处方：自拟养肺膏加减。

西洋参 50 克，百合 50 克，川贝母 50 克，紫菀 50 克，款冬花 50 克，蛤蚧 1 对，知母 30 克。

以上诸药加 1000ml 水浸泡 1 小时武火煮，煮开后改文火再煮 2 小时后去药渣，取药汁约 400ml，冷却后加蜂蜜 500ml 文火加热成膏，存放入冰箱 4℃保存，一日二次，一次二汤勺。

2001 年 2 月 19 日二诊：近日感冒有痰，苔薄，脉沉。

处方：自拟养肺膏加减。

西洋参 50 克，百合 50 克，川贝母 50 克，紫菀 50 克，款冬花 50 克，太子参 50 克。

以上诸药加 1000ml 水浸泡 1 小时武火煮，煮开后改文火再煮 2 小时后去药渣，取药汁约 400ml，冷却后加蜂蜜 500ml 文火加热成膏，存放入冰箱 4℃保存，一日二次，一次二汤勺。

（8）脾肺气虚

治以益气健脾、养肺化痰，方用保和丸合师传鱼腥草止咳方加减或自拟方治疗。

【病例一】

李某，男，6 岁。

2007 年 10 月 7 日一诊：咳嗽，纳食少，腕腹痞满，嗳气吞酸，呃逆，舌腻，苔白，脉弱。

处方：保和丸加减。

山楂 10 克，莱菔子 20 克，神曲 10 克，半夏 10 克，陈皮 10 克，茯苓 10 克，连翘 10 克，麦芽 10 克，厚朴 10 克，佛手 10 克，槟榔 10 克，党参 10 克，白术 10 克，枳壳 10 克，木蝴蝶 5 克，鱼腥草 15 克，白花蛇舌草 15 克。

水煎取汁，一日分二次温服。七剂。

2007 年 11 月 14 日二诊：纳食好转，但仍咳，咽中不利，口干唇燥，舌微红，脉微数。

处方：师传鱼腥草止咳方加减。

鱼腥草 15 克，桑白皮 10 克，前胡 10 克，麦冬 10 克，苦杏仁 10 克，半夏 10 克，桔梗 10 克，黄芩 10 克，浙贝母 10 克，白花蛇舌草 15 克，莱菔子 20 克，木蝴蝶 5 克，菊花 10 克。

水煎取汁，一日分二次温服。七剂。

2007 年 11 月 21 日三诊：仍微咳。

处方：师传鱼腥草止咳方加减。

鱼腥草 15 克，桑白皮 10 克，前胡 10 克，麦冬 10 克，苦杏仁 10 克，半夏 10 克，桔梗 10 克，黄芩 10 克，浙贝母 10 克，白花蛇舌草 15 克，莱菔子 20 克，菊花 10 克。

水煎取汁，一日分二次温服。七剂。

【病例二】

王某，女，50 岁。

1996 年 10 月 21 日一诊：咳嗽痰白，胸闷气短，腹胀痞闷，胃中不适，眠差，易醒，舌淡，苔白，脉沉。

处方：佛手 20 克，香橼 20 克，枳实 20 克，沙参 20 克，麦冬 20 克，青皮 20 克，陈皮 20 克，厚朴 20 克，海浮石 20 克（先煎），半夏 20 克，瓜蒌 30 克，莱菔子 10 克。

水煎取汁，一日分二次温服。三剂。

1996 年 10 月 24 日二诊：咳嗽，痰多，痰咳难出，胸闷心悸，腹胀痞满，脉滑数。

处方：佛手 20 克，香橼 20 克，桑白皮 20 克，麦冬 20 克，半夏 20 克，前胡 25 克，苦杏仁 20 克，枇杷叶 15 克，桔梗 15 克，浙贝母 15 克，海浮石 20 克（先煎），瓜蒌 30 克。

水煎取汁，一日分二次温服。三剂。

1996 年 10 月 28 日三诊：咳嗽转好，痰已少，腹胀已消，但仍胸中憋闷。

处方：佛手 20 克，香橼 20 克，桑白皮 20 克，麦冬 20 克，半夏 20 克，苦杏仁 20 克，枇杷叶 15 克，桔梗 15 克，浙贝母 15 克，海浮石 20 克（先煎），瓜蒌 30 克，五味子 5 克，陈皮 20 克。

水煎取汁，一日分二次温服。三剂。

2. 哮喘

（1）痰饮内停

治以温肺化饮、宣肺平喘，方用定喘汤合苓甘五味姜辛汤或射干麻黄汤加减治疗。

【病例一】

赵某，女，61 岁。

2013 年 10 月 3 日一诊：胸满不舒，咳喘气急，咳嗽痰多，手足时逆冷，胸闷气短，时心悸不适，舌淡，苔腻，脉沉滑。

处方：苓甘五味姜辛汤合定喘汤加减。

茯苓 20 克，五味子 5 克，细辛 5 克，桂枝 20 克，白果 10 克，款冬花 20 克，紫菀 20 克，厚朴 20 克，枳壳 20 克，佛手 20 克，黄芪 50 克，丹参 20 克，降香 10 克（后下），瓜蒌 30 克，白芍 20 克，郁金 20 克。

水煎取汁，一日分二次温服。七剂。

2013 年 11 月 8 日二诊：时喘，胸部闷塞，咳痰减少。

处方：上方减枳壳、佛手、白芍，加苦杏仁 20 克，前胡 20 克，炮姜 10 克，射干 10 克。

水煎取汁，一日分二次温服。七剂。

2013 年 11 月 17 日三诊：胸闷气喘减、痰少。

处方：苓甘五味姜辛汤合定喘汤加减。

茯苓20克，五味子5克，细辛5克，桂枝20克，白果10克，款冬花20克，紫菀20克，厚朴20克，黄芪50克，丹参20克，降香10克（后下），瓜蒌30克，白芍20克，郁金20克，苦杏仁20克，前胡20克，射干10克。

水煎取汁，一日分二次温服。七剂。

【病例二】

费某，男，49岁。

2009年3月20日一诊：自诉过敏性哮喘20余年，发作时打喷嚏、流涕，胸闷不舒，气急而喘，咯白色泡沫痰，舌淡，苔白滑，脉沉滑。现口服氯苯那敏，外喷激素等药物。

处方：苓甘五味姜辛汤合定喘汤加减。

茯苓20克，桂枝15克，五味子10克，细辛5克，白果10克，款冬花20克，桑白皮20克，紫菀20克，黄芪50克，生晒参30克（另煎），党参20克，枸杞子20克，厚朴20克，薏苡仁50克，黄精20克，淫羊藿20克。

水煎取汁，一日分二次温服。七剂。

2009年3月27日二诊：时喷嚏、流涕，胸闷不舒，气急而喘，痰少。

处方：上方减生晒参、枸杞子、黄精、淫羊藿。

水煎取汁，一日分二次温服。七剂。

2009年4月3日三诊：时喷嚏、流涕，胸闷不舒。

处方：苓甘五味姜辛汤合定喘汤加减。

茯苓20克，桂枝15克，五味子10克，细辛5克，白果10克，款冬花20克，桑白皮20克，紫菀20克，黄芪50克，生晒参30克（另煎），党参20克，枸杞子20克，厚朴20克，薏苡仁50克，黄精20克。

水煎取汁，一日分二次温服。七剂。

（2）肺阴亏虚

治以滋阴保肺、止咳平喘，方用月华丸合定喘汤加减。

【病例一】

姜某，女，35岁。

1996年10月24日一诊：气喘，咳嗽，咳血，痰多，胸膈满闷，咽干口燥，乏力，少量盗汗，舌淡，苔薄，脉沉。西医诊断为肺气肿。

处方：月华丸合定喘汤加减。

麦冬20克，天冬15克，熟地黄15克，生地黄20克，白果5克，款冬花20克，半夏15克，苦杏仁15克，紫菀30克，桔梗15克，白花蛇舌草30克，五味子5克，红参10克（另煎），枸杞子20克。

水煎取汁，一日分二次温服。七剂。

1996年10月30日二诊：近日病情转重，气喘，咳嗽，咳血，胸中闷塞，形体肥胖，胃脘胀闷，舌红，苔腻，脉弦。

处方：射干麻黄汤加减。

射干20克，麻黄5克（先煎去上沫），干姜5克，细辛5克，紫菀30克，款冬花30克，五味子10克，白果10克，鱼腥草50克，前胡20克，白花蛇舌草30克，莱菔子30克，白及30克，厚朴20克。

水煎取汁，一日分二次温服。七剂。

1996年11月18日三诊：症好转。

处方：定喘汤加减。

白果5克，麻黄5克（先煎去上沫），款冬花20克，半夏15克，桑白皮20克，紫苏20克，苦杏仁20克，前胡20克，鱼腥草50克，紫菀30克，陈皮20克，茯苓20克。

水煎取汁，一日分二次温服。七剂。

【病例二】

付某，男，70岁。

2000年12月26日一诊：自发气胸，手术后气憋不能动，胸闷，气短，身倦，乏力，口干，舌边尖红，苔薄，脉沉。自诉患肺结核病史多年。

处方：月华丸加减。

天冬20克，麦冬20克，生地黄20克，熟地黄20克，阿胶15克（烊化），紫菀20克，款冬花20克，马兜铃15克，苦杏仁20克，牛蒡子20克，百合20克，黄芪50克，生晒参20克（另煎）。

水煎取汁，一日分二次温服。四剂。

2001年2月1日二诊：咳喘，身倦，乏力，苔薄，脉沉。

处方：上方加夏枯草20克，炙百部20克，白果10克。

水煎取汁，一日分二次温服。七剂。

2001年2月8日三诊：咳喘症减，身倦，乏力。

处方：月华丸加减。

天冬20克，麦冬20克，生地黄20克，熟地黄20克，阿胶15克（烊化），紫菀20克，款冬花20克，马兜铃15克，苦杏仁20克，牛蒡子20克，百合20克，黄芪50克，生晒参20克（另煎），夏枯草20克，炙百部20克。

水煎取汁，一日分二次温服。七剂。

3. 肺胀

痰热壅肺：辨证为痰热壅肺，治以清肺化痰、降逆平喘，方用师传鱼腥草止咳方加减治疗。

【病例】

张某，女，75岁。

2008年4月15日一诊：气急，胸胀满，咳喘烦躁，咳吐白泡沫稍黄，胸痛，胸闷气短，夜不能平卧，自汗，劳累后诸症加重，舌红，苔黄腻，脉弱。西医诊断为慢性支气管炎合并肺气肿。

处方：师传鱼腥草止咳方加减。

鱼腥草50克，桑白皮20克，前胡20克，麦冬20克，苦杏仁20克，半夏20克，桔梗15克，黄芩20克，浙贝母20克，白花蛇舌草30克，莱菔子30克，厚朴20克，白果10克，五味子10克，细辛5克，煅牡蛎50克（先煎），远志20克。

水煎取汁，一日分二次温服。七剂。

2008年4月30日二诊：气急、胸胀满、咳嗽等症减。

处方：师传鱼腥草止咳方加减。

鱼腥草50克，桑白皮20克，前胡20克，麦冬20克，苦杏仁20克，半夏20克，桔梗

15 克，黄芩 20 克，浙贝母 20 克，白花蛇舌草 30 克，莱菔子 30 克，厚朴 20 克，五味子 10 克，细辛 5 克，黄芪 50 克，远志 20 克，紫菀 20 克。

水煎取汁，一日分二次温服。七剂。

2008 年 5 月 8 日三诊：气急、胸胀满、咳嗽等症减。

处方：师传鱼腥草止咳方加减。

鱼腥草 50 克，桑白皮 20 克，前胡 20 克，麦冬 20 克，苦杏仁 20 克，半夏 20 克，桔梗 15 克，浙贝母 20 克，白花蛇舌草 30 克，莱菔子 30 克，厚朴 20 克，五味子 10 克，细辛 5 克，黄芪 50 克，紫菀 20 克，枇杷叶 20 克。

水煎取汁，一日分二次温服。七剂。

4. 肺痨

（1）痰热壅肺

治以清热化痰，方用师传鱼腥草止咳方合苓甘五味姜辛汤加减治疗。

【病例】

冯某，女，37 岁。

2008 年 3 月 7 日一诊：胸闷气喘，劳累后加重，咳嗽，痰多色黄或白，口苦，时心悸，潮热盗汗，形体消瘦，舌淡，苔白腻边有齿痕，脉沉。西医诊断为肺结核，现口服抗结核药物。

处方：师传鱼腥草止咳方合苓甘五味姜辛汤加减。

鱼腥草 50 克，桑白皮 20 克，前胡 20 克，麦冬 20 克，苦杏仁 20 克，半夏 20 克，桔梗 10 克，黄芩 20 克，浙贝母 20 克，白花蛇舌草 30 克，莱菔子 30 克，白果 10 克，五味子 10 克，细辛 5 克，厚朴 20 克，远志 20 克。

水煎取汁，一日分二次温服。七剂。

2008 年 3 月 14 日二诊：仍喘，痰少，口苦，舌淡，苔白腻边有齿痕，脉沉。

处方：师传鱼腥草止咳方合苓甘五味姜辛汤加减。

鱼腥草 50 克，桑白皮 20 克，前胡 20 克，麦冬 20 克，苦杏仁 20 克，半夏 20 克，桔梗 10 克，黄芩 20 克，浙贝母 20 克，白花蛇舌草 30 克，莱菔子 30 克，白果 10 克，五味子 10 克，细辛 5 克，茯苓 20 克，白前 20 克，厚朴 20 克，远志 20 克。

水煎取汁，一日分二次温服。七剂。

2008 年 3 月 21 日三诊：喘减，痰仍有但量减少，胸闷，口苦，脉滑数。

处方：师传鱼腥草止咳方合苓甘五味姜辛汤加减。

鱼腥草 50 克，桑白皮 20 克，前胡 20 克，麦冬 20 克，苦杏仁 20 克，半夏 20 克，桔梗 10 克，黄芩 20 克，浙贝母 20 克，白花蛇舌草 30 克，莱菔子 30 克，白果 10 克，五味子 10 克，细辛 5 克，茯苓 20 克，白前 20 克，厚朴 20 克，远志 20 克，瓜蒌 20 克。

水煎取汁，一日分二次温服。七剂。

2014 年 4 月 9 日四诊：喘减，痰少，口苦。

处方：师传鱼腥草止咳方合苓甘五味姜辛汤加减。

鱼腥草 50 克，桑白皮 20 克，前胡 20 克，麦冬 20 克，苦杏仁 20 克，半夏 20 克，桔梗 10 克，黄芩 20 克，浙贝母 20 克，白花蛇舌草 30 克，莱菔子 30 克，白果 10 克，五味子 10 克，细辛 5 克，远志 20 克，厚朴 20 克，海浮石 20 克（先煎），佛手 20 克。

水煎取汁，一日分二次温服。七剂。

2014 年 4 月 17 日五诊：症减，已服四周。

处方：师传鱼腥草止咳方合苓甘五味姜辛汤加减。

鱼腥草 50 克，桑白皮 20 克，前胡 20 克，麦冬 20 克，苦杏仁 20 克，半夏 20 克，桔梗 10 克，黄芩 20 克，浙贝母 20 克，白花蛇舌草 30 克，莱菔子 30 克，白果 10 克，五味子 10 克，细辛 5 克，远志 20 克，厚朴 20 克，海浮石 20 克（先煎），黄芪 30 克。

水煎取汁，一日分二次温服。七剂。

2014 年 5 月 23 日六诊：咽中不适，仍咳，有痰。

处方：止嗽散加减。

炙百部 20 克，紫菀 20 克，白前 20 克，桔梗 15 克，荆芥穗 15 克，前胡 20 克，苦杏仁 20 克，枳壳 20 克，补骨脂 20 克，玄参 20 克，浙贝母 20 克，黄芩 15 克，白花蛇舌草 20 克，重楼 15 克，山豆根 20 克，葶苈子 20 克，黄芪 50 克。

水煎取汁，一日分二次温服。七剂。

（2）气阴两虚

治以益气养阴，方用自拟方治疗。

【病例】

李某，男，35 岁。

2009 年 3 月 12 日一诊：咳嗽，胸痛，乏力，身倦，潮热，夜间盗汗，胃脘胀闷，消瘦，大便干，舌淡，苔薄，脉沉弱。西医诊断为肺结核，胸膜炎。现口服抗结核药物。

处方：炙百部 20 克，丹参 20 克，黄芪 50 克，功劳叶 20 克，夏枯草 20 克，百合 20 克，鱼腥草 50 克，白芡 20 克，白花蛇舌草 20 克，麦冬 20 克，太子参 20 克，瓜蒌 20 克，葶苈子 30 克，大黄 10 克（后下），党参 30 克，紫菀 20 克，天花粉 20 克。

水煎取汁，一日分二次温服。七剂。

2009 年 3 月 30 日二诊：咳嗽减，但胃部不适，有灼烧感，口干，口苦，苔薄，脉沉。

处方：炙百部 20 克，丹参 20 克，黄芪 50 克，功劳叶 20 克，夏枯草 20 克，百合 20 克，鱼腥草 50 克，白芡 20 克，白花蛇舌草 20 克，麦冬 20 克，太子参 20 克，瓜蒌 20 克，葶苈子 30 克，大黄 10 克（后下），紫菀 20 克，生晒参 20 克（另煎），薏苡仁 50 克。

水煎取汁，一日分二次温服。七剂。

2009 年 4 月 7 日三诊：咳嗽减。

处方：炙百部 20 克，丹参 20 克，黄芪 50 克，功劳叶 20 克，夏枯草 20 克，百合 20 克，鱼腥草 50 克，白芡 20 克，白花蛇舌草 20 克，麦冬 20 克，太子参 20 克，瓜蒌 20 克，葶苈子 30 克，紫菀 20 克，生晒参 20 克（另煎），薏苡仁 50 克。

水煎取汁，一日分二次温服。七剂。

5. 失音

肺阴亏虚：辨证为肺阴亏虚，治以养阴清肺，方用养阴清肺汤加减治疗。

【病例】

李某，男，70 岁。

1996 年 12 月 24 日一诊：自述感冒后喑哑，咳嗽气喘，痰多，不易咳出，口干唇燥，大便干，舌红，苔少，脉细数。

处方：养阴清肺汤加减。

玄参20克，甘草10克，白芍20克，麦冬20克，生地黄20克，川贝母10克，牡丹皮20克，金银花20克，诃子5克，补骨脂20克，乌梅3个，沙参20克。

水煎取汁，一日分二次温服。三剂。

1997年1月11日二诊：失音，气喘，口舌干燥，舌质暗红，苔少，脉细数。

处方：养阴清肺汤加减。

玄参30克，甘草10克，白芍20克，麦冬20克，生地黄20克，薄荷10克（后下），川贝母10克，牡丹皮20克，金银花20克，乌梅3个，青黛5克（包煎），补骨脂20克。

水煎取汁，一日分二次温服。七剂。

1997年1月18日三诊：失音、气喘症减。

处方：养阴清肺汤加减。

玄参30克，甘草10克，白芍20克，麦冬20克，生地黄20克，薄荷10克（后下），川贝母10克，牡丹皮20克，金银花20克，乌梅3个，补骨脂20克。

水煎取汁，一日分二次温服。七剂。

6. 鼻渊

热壅肺窍：辨证为热壅肺窍，治以疏风清热、辛宣利窍，方用苍耳子散加减或自拟方治疗。

【病例一】

王某，男，32岁。

2008年6月20日一诊：近日感冒，发热，恶风寒，身楚，阵发性鼻塞，香臭难辨，流清涕，伴头痛，自汗，时耳鸣如蝉，舌淡，苔少津，脉沉稍数。CT示上颌筛窦炎。

处方：苍耳子散合银翘散加减。

辛夷20克（包煎），苍耳子20克，白芷20克，金银花20克，连翘20克，竹叶20克，荆芥穗15克，牛蒡子20克，芦根20克，柴胡10克，黄芩20克，鱼腥草50克，白花蛇舌草20克，板蓝根20克，重楼15克。

水煎取汁，一日分二次温服。七剂。

2008年6月28日二诊：症减，苔薄，脉沉。

处方：苍耳子散合银翘散加减。

辛夷20克（包煎），苍耳子20克，白芷20克，连翘20克，金银花20克，荆芥穗15克，郁金20克，石菖蒲20克，黄芩20克，川芎20克，重楼15克，板蓝根20克，鱼腥草50克，白花蛇舌草20克，泽泻15克，煅牡蛎50克（先煎）。

水煎取汁，一日分二次温服。七剂。

【病例二】

孙某，女，33岁。

2008年8月18日一诊：自述过敏性鼻炎，近年来每逢7～8月发作，鼻塞，流涕，打喷嚏，头痛，目赤，胸闷气短，眠差，纳少，乏力，身倦，舌淡，苔薄，脉沉。

处方：苍耳子散合银翘散加减。

苍耳子20克，辛夷20克（包煎），白芷20克，薄荷20克（后下），连翘20克，金银花20克，荆芥穗15克，黄芪50克，白术20克，防风20克，川芎20克，远志20克，酸枣仁20克，瓜蒌20克，半夏20克，党参30克。

水煎取汁，一日分二次温服。七剂。

2008年8月25日二诊：症减，苔薄，脉弱。

处方：上方改川芎30克，瓜蒌30克，加当归15克。

水煎取汁，一日分二次温服。七剂。

2008年9月2日三诊：症减。

处方：苍耳子散合银翘散加减。

苍耳子20克，辛夷20克（包煎），白芷20克，薄荷20克（后下），连翘20克，金银花20克，荆芥穗15克，黄芪50克，白术20克，防风20克，川芎30克，远志20克，酸枣仁20克，瓜蒌30克，半夏20克，党参30克，当归15克。

水煎取汁，一日分二次温服。七剂。

（六）肾系病证

1. 淋证

（1）劳淋

辨证为脾虚气陷，治以补中益气、升阳举陷，方用补中益气汤加减治疗。补中益气汤药物组成：黄芪50克，党参30克，白术20克，陈皮20克，升麻10克，柴胡10克，当归15克，半枝莲20克，白花蛇舌草20克，茯苓20克，冬葵子20克，凤眼草20克，马齿苋20克，石韦20克。

【病例一】

吴某，女，59岁。

2007年1月23日一诊：小便赤涩，淋漓不已，或点滴而出，时作时止，遇劳即发，小腹坠胀，腰痛，下肢浮肿，口干，舌淡，苔薄，脉沉稍数。

处方：补中益气汤加减。

黄芪50克，党参30克，陈皮25克，升麻10克，柴胡10克，当归15克，半枝莲20克，白花蛇舌草20克，茯苓20克，冬葵子20克，凤眼草20克，马齿苋20克，石韦20克，车前子20克（包煎），连翘20克。

水煎取汁，一日分二次温服。七剂。

2007年1月30日二诊：尿频稍减，夜间甚，仍有痛感，小腹坠痛，腰痛，余症好转。

处方：补中益气汤加减。

黄芪50克，党参30克，陈皮10克，升麻10克，柴胡10克，白术10克，当归10克，半枝莲20克，白花蛇舌草20克，茯苓20克，冬葵子20克，凤眼草20克，马齿苋20克，石韦20克，黄柏10克，连翘20克。

水煎取汁，一日分二次温服。七剂。

2007年2月7日三诊：尿频减，腰痛，余症好转。

处方：补中益气汤加减。

黄芪50克，党参30克，陈皮10克，升麻10克，柴胡10克，白术10克，当归10克，半枝莲20克，白花蛇舌草20克，茯苓20克，冬葵子20克，凤眼草20克，马齿苋20克，石韦20克，黄柏10克。

水煎取汁，一日分二次温服。七剂。

【病例二】

隋某，女，67岁。

2008年2月26日一诊：失眠十余日，彻夜不眠，入冬尤甚，小便赤涩，淋漓不已，或点滴而出，时作时止，遇劳即发，小腹坠胀，腰痛，大便秘结，口苦，舌暗，苔薄，脉沉弦。

处方：血府逐瘀汤加减。

生地黄20克，当归15克，桃仁20克，红花10克，枳壳20克，甘草10克，赤芍20克，柴胡10克，川芎20克，桔梗15克，牛膝20克，珍珠母50克（先煎），龙齿25克（先煎），酒大黄5克，远志20克。

水煎取汁，一日分二次温服。七剂。

2008年3月26日二诊：入睡尚可，仍小便频数短涩，滴沥刺痛，余症好转。

处方：补中益气汤加减。

黄芪50克，党参30克，白术20克，升麻10克，柴胡10克，当归10克，陈皮10克，半枝莲20克，白花蛇舌草20克，石韦20克，冬葵子20克，凤眼草20克，马齿苋20克，酸枣仁20克，远志20克，珍珠母50克（先煎），大黄10克（后下），黄柏10克。

水煎取汁，一日分二次温服。七剂。

2008年4月14日三诊：无尿频，尿痛，大便仍干，余症好转。

处方：补中益气汤加减。

黄芪50克，党参30克，白术20克，升麻10克，柴胡10克，当归10克，陈皮10克，半枝莲20克，白花蛇舌草20克，石韦20克，冬葵子20克，凤眼草20克，马齿苋20克，酸枣仁20克，远志20克，珍珠母50克（先煎），大黄10克（后下），玄参20克。

水煎取汁，一日分二次温服。七剂。

（2）热淋

辨证为膀胱湿热，治以清热利湿通淋，方用八正散加减治疗。八正散药物组成：萹蓄20克、瞿麦20克、厚朴20克、茯苓20克、冬葵子20克、半枝莲20克、白花蛇舌草20克、凤眼草20克、马齿苋20克、石韦20克、黄柏20克、连翘20克。

【病例一】

沈某，男，40岁。

1996年12月9日一诊：小便短数，灼热刺痛，溺色黄赤，痛引腰腹，舌红，苔黄腻，脉弦数。彩超示：前列腺炎。

处方：八正散加减。

萹蓄30克，瞿麦30克，半枝莲30克，白花蛇舌草30克，凤眼草20克，马齿苋30克，石韦15克，黄柏10克，王不留行15克，路路通15克，莪术15克，三棱15克，小蓟30克。

水煎取汁，一日分二次温服。三剂。

1996年12月12日二诊：仍有尿频，腰时痛，余症好转。

处方：上方减小蓟，加重楼15克。

水煎取汁，一日分二次温服。四剂。

1996年12月17日三诊：症同前。

处方：原方减黄柏、小蓟，加茯苓15克。

水煎取汁，一日分二次温服。三剂。

1996年12月20日四诊：尿意频，腰时痛，小腹坠胀，舌红，苔薄，脉弦数。

处方：八正散加减。

萹蓄30克，瞿麦30克，半枝莲30克，白花蛇舌草30克，凤眼草15克，马齿苋30克，石韦15克，黄柏10克，王不留行15克，路路通15克，三棱15克，莪术15克，小蓟30克。

水煎取汁，一日分二次温服。七剂。

1996年12月27日五诊：小腹坠胀，时腰痛，余症均好转。

处方：八正散加减。

萹蓄25克，瞿麦25克，白花蛇舌草20克，半枝莲20克，王不留行20克，路路通20克，三棱15克，莪术15克，枸杞子20克，菟丝子20克，续断20克，牛膝15克。

水煎取汁，一日分二次温服。七剂。

【病例二】

国某，女，74岁。

2008年3月7日一诊：自述因口服西药过敏致病，现小便短数，灼热刺痛，溺色黄赤，痛引腰腹，小腹坠胀，乏力身倦，下肢沉重尤甚，舌红，苔薄，脉沉。

处方：八正散加减。

萹蓄20克，瞿麦20克，厚朴20克，茯苓20克，冬葵子20克，半枝莲20克，白花蛇舌草20克，凤眼草20克，石韦20克，马齿苋20克，连翘20克，黄柏10克，续断20克，黄芪50克，萆薢20克。

水煎取汁，一日分二次温服。三剂。

2008年3月12日二诊：尿频、尿急、尿痛减轻，余症同前。

处方：八正散加减。

萹蓄20克，瞿麦20克，厚朴20克，茯苓20克，冬葵子20克，半枝莲20克，白花蛇舌草20克，凤眼草20克，石韦20克，马齿苋20克，连翘20克，续断20克，黄芪50克，萆薢20克，益智仁10克。

水煎取汁，一日分二次温服。七剂。

2008年3月20日三诊：无尿频、尿急、尿痛，但小腹坠胀，乏力身倦，舌淡，苔薄，脉沉。

处方：补中益气汤加减。

黄芪50克，党参30克，白术20克，升麻10克，柴胡10克，当归10克，陈皮15克，茯苓20克，冬葵子20克，半枝莲20克，白花蛇舌草20克，萆薢20克，续断20克。

水煎取汁，一日分二次温服。七剂。

（3）石淋

辨证为膀胱湿热，治以清热利湿、通淋排石，方用自拟石淋汤加减治疗。自拟石淋汤药物组成：萹蓄30克、瞿麦30克、冬葵子20克、石韦20克、海金沙30克、金钱草50克、鸡内金20克、王不留行20克、路路通20克、通草20克、郁金20克。

【病例一】

王某，男，28岁。

2000年12月28日一诊：小便艰涩，少腹拘急，腰腹绞痛难忍，舌红，苔薄黄，脉细数。西医诊断为肾结石。

处方：自拟石淋汤加减。

萹蓄30克，瞿麦30克，冬葵子20克，石韦20克，凤眼草20克，海金沙30克（包煎），金钱草50克，鸡内金20克，王不留行20克，路路通20克，通草20克，郁金20克，杜仲20克，续断20克，枸杞子20克，苍术10克。

水煎取汁，一日分二次温服。十四剂。

2001年1月13日二诊：尿频、尿痛减轻，腰痛，舌红，苔薄，脉弦。

处方：鱼脑石50克，鸡内金50克，郁金30克，石韦30克，冬葵子50克，枸杞子50克，杜仲50克，海金沙50克，巴戟天50克，黄芪50克，硼砂20克，蛤蚧1对。

一剂配水丸，一日二次，6克/次。

【病例二】

方某，女，78岁。

2008年8月29日一诊：小便艰涩，少腹拘急，腰腹绞痛难忍，乏力，舌红，苔薄，脉弦。西医诊断为双肾结石。

处方：自拟石淋汤加减。

萹蓄30克，瞿麦30克，冬葵子30克，石韦20克，海金沙20克（包煎），金钱草50克，王不留行20克，路路通15克，通草10克，郁金20克，黄芪50克，生晒参30克（另煎），泽泻20克。

水煎取汁，一日分二次温服。七剂。

2008年9月9日二诊：尿痛减轻，腰时痛，小腹坠胀，身倦乏力，舌淡，苔薄，脉沉。

处方：上方减泽泻、生晒参至20克（另煎），加黄芪50克。

水煎取汁，一日分二次温服。七剂。

2008年9月16日三诊：尿痛减轻，腰时痛。

处方：自拟石淋汤加减。

萹蓄30克，瞿麦30克，冬葵子30克，石韦20克，海金沙20克（包煎），金钱草50克，王不留行20克，路路通15克，通草10克，郁金20克，黄芪30克，生晒参20克（另煎）。

水煎取汁，一日分二次温服。七剂。

（4）血淋

辨证为湿热下注，治以清热通淋、凉血止血，方用八正散加小蓟、白茅根等加减治疗。

【病例一】

李某，女，51岁。

1996年11月19日一诊：小便热涩刺痛，尿色深红，余无明显不适，舌红，苔薄，脉细。西医尿常规示：尿潜血（++++），尿蛋白（+）。

处方：八正散加小蓟、白茅根等。

萹蓄30克，瞿麦30克，厚朴30克，冬葵子20克，半枝莲30克，白花蛇舌草30克，凤眼草15克，石韦15克，马齿苋20克，小蓟25克，白茅根20克，泽泻30克。

水煎取汁，一日分二次温服。三剂。

1996年11月22日二诊：上症减轻，乏力身倦，小腹坠痛。尿常规示：尿潜血（+++）。

处方：补中益气汤加小蓟、白茅根等。

黄芪50克，党参20克，白术20克，升麻10克，柴胡10克，陈皮15克，当归10克，半枝莲30克，白花蛇舌草30克，马齿苋25克，小蓟20克，白茅根20克，旱莲草50克。

水煎取汁，一日分二次温服。七剂。

1996 年 11 月 29 日三诊：诸症悉减。

处方：补中益气汤加小蓟、白茅根等。

黄芪 50 克，党参 20 克，白术 20 克，升麻 10 克，柴胡 10 克，陈皮 15 克，当归 10 克，半枝莲 30 克，白花蛇舌草 30 克，马齿苋 25 克，小蓟 20 克，白茅根 20 克，旱莲草 50 克。

水煎取汁，一日分二次温服。七剂。

【病例二】

白某，女，49 岁。

2000 年 3 月 1 日一诊：小便频数短涩，尿色深红，痛引腰腹，四肢及面部浮肿，舌淡，苔白腻，脉沉。尿常规示：尿潜血（+++）。

处方：八正散加减。

萹蓄 30 克，瞿麦 30 克，厚朴 20 克，茯苓 20 克，冬葵子 20 克，半枝莲 20 克，白花蛇舌草 20 克，凤眼草 20 克，石韦 15 克，马齿苋 20 克，萆薢 20 克，泽泻 30 克。

水煎取汁，一日分二次温服。四剂。

2000 年 3 月 6 日二诊：小便可，小腿仍胀，神倦乏力甚，小腹坠胀，舌淡，苔薄，脉沉弱无力。尿常规示：尿潜血（++）。

处方：补中益气汤加小蓟、白茅根。

黄芪 50 克，党参 30 克，白术 20 克，升麻 10 克，柴胡 10 克，陈皮 10 克，当归 10 克，冬葵子 20 克，半枝莲 20 克，白花蛇舌草 20 克，石韦 15 克，马齿苋 20 克，小蓟 15 克，白茅根 20 克。

水煎取汁，一日分二次温服。七剂。

2000 年 3 月 13 日三诊：诸症悉减。

处方：补中益气汤加小蓟、白茅根。

黄芪 50 克，党参 30 克，白术 20 克，升麻 10 克，柴胡 10 克，陈皮 10 克，当归 10 克，冬葵子 20 克，半枝莲 20 克，白花蛇舌草 20 克，石韦 15 克，马齿苋 20 克，小蓟 15 克，白茅根 20 克。

水煎取汁，一日分二次温服。七剂。

2. 腰痛

（1）肾阳亏虚

辨证为肾阳亏虚，治以温补肾阳，方用金匮肾气丸、自拟二仙汤、肾着汤或自拟方等加减治疗。自拟二仙汤药物组成：仙茅 15 克、淫羊藿 20 克、杜仲 20 克、续断 20 克、桑寄生 20 克、菟丝子 20 克、枸杞子 20 克、黄芪 50 克、党参 30 克、黄精 20 克、生晒参 20 克。

1）肾阳亏虚、腰膝失养

治以补肾助阳，方用金匮肾气丸加减治疗。

【病例】

陈某，男，33 岁。

1996 年 11 月 8 日一诊：腰痛脚软，身半以下常有冷感，下肢微肿，小便不利，身倦，乏力，舌淡，苔薄边有齿痕，尺脉沉细。

处方：金匮肾气丸加减。

附子 10 克（先煎），肉桂 10 克（后下），熟地黄 10 克，山茱萸 20 克，山药 20 克，泽泻

15克，牡丹皮15克，茯苓15克，黄芪50克，续断20克，补骨脂20克，芦巴子20克，淫羊藿20克。

水煎取汁，一日分二次温服。四剂。

1996年11月12日二诊：仍感腰痛伴双下肢冷，舌淡，苔薄边有齿痕，脉沉细，余症减。

处方：上方加牛膝20克。

水煎取汁，一日分二次温服。七剂。

1996年11月21日三诊：腰痛减轻，双下肢冷减伴微浮肿，舌淡，苔薄边有齿痕，脉沉细。

处方：原方减黄芪至30克、加牛膝20克、木瓜20克。

水煎取汁，一日分二次温服。七剂。

1996年12月2日四诊：腰痛减，余症好转。

处方：金匮肾气丸加减。

附子10克（先煎），肉桂10克（后下），熟地黄40克，山茱萸20克，山药20克，牡丹皮15克，茯苓15克，泽泻15克，黄芪20克，党参20克，牛膝15克，狗脊20克，杜仲15克。

水煎取汁，一日分二次温服。四剂。

1996年12月6日五诊：腰痛减，又觉足冷。

处方：上方加肉桂至15克（后下）、牛膝至20克。

水煎取汁，一日分二次温服。七剂。

1996年12月24日六诊：腰痛及双下肢冷感均减轻，舌淡，苔薄边有齿痕，脉沉。

处方：金匮肾气丸加减。

附子5克（先煎），肉桂10克（后下），熟地黄40克，山药20克，山茱萸20克，茯苓15克，泽泻15克，牡丹皮15克，黄芪30克，太子参30克，淫羊藿20克，枸杞子20克，菟丝子20克，牛膝15克。

水煎取汁，一日分二次温服。七剂。

2）肾阳不足、兼肝肾精虚

治以温补肾阳、补肾填精，方用自拟二仙汤加减治疗。

【病例】

陈某，女，45岁。

2008年2月13日一诊：腰痛，尿频，下肢沉重，月经量少，手足凉，脱发，头皮部油脂分泌过多，头发有油腻感，头皮搔痒，头屑多，舌淡红，苔薄，脉沉弱。西医诊断为泥沙样肾结石。

处方：自拟二仙汤加减。

仙茅15克，淫羊藿20克，杜仲20克，巴戟天20克，续断20克，桑寄生15克，菟丝子20克，枸杞子20克，黄精20克，牛膝15克，天麻20克，桑叶20克，旱莲草20克，当归15克，白芍20克，肉桂5克（后下）。

水煎取汁，一日分二次温服。十剂。

2008年2月25日二诊：仍感腰痛，脱发，余症减。自诉西医诊断为附件炎，盆腔炎。

处方：自拟二仙汤加减。

仙茅15克，淫羊藿20克，续断20克，杜仲20克，菟丝子20克，枸杞子20克，黄芪50克，黄精20克，巴戟天20克，牛膝15克，天麻20克，当归15克，白芍20克，半枝莲

20克，白花蛇舌草20克，菊花20克。

水煎取汁，一日分二次温服。七剂。

2008年3月3日三诊：脱发减，腰痛时减，乏力。

处方：自拟二仙汤加减。

仙茅15克，淫羊藿20克，杜仲20克，续断20克，菟丝子20克，枸杞子20克，黄精20克，黄芪20克，巴戟天20克，牛膝15克，天麻20克，当归15克，白芍20克，半枝莲20克，白花蛇舌草20克，菊花20克，乌药20克，桑叶20克，旱莲草20克。

水煎取汁，一日分二次温服。十剂。

2008年3月14日四诊：脱发减，腰痛，月经量少，胃不适。

处方：自拟二仙汤加减。

淫羊藿20克，续断20克，杜仲20克，菟丝子20克，枸杞子20克，黄芪50克，黄精20克，巴戟天20克，牛膝15克，天麻20克，当归15克，白芍20克，白术20克，茯苓20克，菊花20克。

水煎取汁，一日分二次温服。七剂。

2008年4月3日五诊：脱发，余症减。

处方：自拟二仙汤加减。

淫羊藿20克，续断20克，杜仲20克，菟丝子20克，枸杞子20克，黄芪50克，黄精20克，巴戟天20克，牛膝15克，当归15克，白芍30克，白术20克，茯苓20克，菊花20克。

水煎取汁，一日分二次温服。七剂。

另处方：补骨脂100克泡酒（60°，二两），外敷于斑秃脱发处，持续两天。

2008年4月14日六诊：症好转。

处方：淫羊藿30克，枸杞子50克，黄精20克，黄芪50克，党参30克，生晒参30克，何首乌80克，熟地黄50克，龟甲50克，桑椹30克，菊花30克，天麻20克，蛤蚧2对，珍珠粉50克，当归30克，白芍30克，太子参30克，巴戟天30克，鱼鳔珠30克，补骨脂30克。

一剂配水丸，一日二次，6克/次。

3）肾阳亏虚、兼寒湿停聚

治以补肾散寒除湿，方用肾着汤加杜仲、续断等或合自拟二仙汤加减治疗。

【病例】

王某，男，26岁。

2001年2月13日一诊：腰部冷痛重着，下肢沉重，阴雨天加重，畏寒喜热，自觉入冬加重，舌淡，苔白腻，脉沉弱。

处方：肾着汤加减。

干姜5克，甘草10克，白术20克，茯苓30克，杜仲20克，续断20克，桑寄生20克，狗脊20克，骨碎补20克，牛膝20克，威灵仙30克，木瓜30克，制川乌5克（先煎）。

水煎取汁，一日分二次温服。七剂。

2001年2月28日二诊：腰痛减轻，伴沉重感，余症减。

处方：上方加制川乌（先煎）至10克，加鸡血藤20克。

水煎取汁，一日分二次温服。四剂。

2001年3月5日三诊：腰痛减轻，余症均好转，舌淡，苔白，脉沉。

处方：自拟补肾方加减。

杜仲20克，续断20克，桑寄生20克，巴戟天20克，淫羊藿20克，肉苁蓉20克，芦巴子20克，补骨脂20克，木瓜30克，牛膝15克，威灵仙30克，鸡血藤30克，附子5克（先煎）。

水煎取汁，一日分二次温服。四剂。

4）肾阳亏虚、兼下焦虚寒

治以温肾固涩，方用自拟汤治疗。

【病例】

王某，女，40岁。

2001年3月2日一诊：自诉因着凉腰痛，畏寒喜热，小腹冷痛，手足冷，尿频，入夜尤甚，舌淡，苔白，脉沉细。

处方：肉桂10克（后下），附子5克（先煎），小茴香10克，川楝子15克，杜仲20克，续断20克，补骨脂15克，巴戟天15克，莲须20克，金樱子20克，芦巴子15克，茯苓20克。

水煎取汁，一日分二次温服。四剂。

2001年3月6日二诊：尿有余沥，小腹胀，余症好转。

处方：上方减附子，加桑螵蛸15克、覆盆子15克。

水煎取汁，一日分二次温服。七剂。

2001年3月13日三诊：诸症好转。

处方：肉桂10克（后下），小茴香10克，川楝子15克，杜仲20克，续断20克，补骨脂15克，巴戟天15克，莲须20克，金樱子20克，芦巴子15克，茯苓20克，桑螵蛸15克，覆盆子15克，煅牡蛎20克（先煎）。

水煎取汁，一日分二次温服。七剂。

（2）肾阴亏虚

治以滋补肾阴，方用六味地黄丸或杞菊地黄丸加减治疗。

1）肾阴不足

方用六味地黄丸加减治疗。

【病例】

曾某，男，52岁。

2008年7月3日一诊：腰酸痛，喜按，腿膝无力，遇劳尤甚，反复发作，手足心热，心烦，时汗出，舌红，苔少，脉沉细无力。

处方：六味地黄丸加减。

熟地黄40克，山药20克，山茱萸20克，牡丹皮15克，茯苓15克，淫羊藿20克，巴戟天20克，枸杞子20克，黄芪50克，党参30克，黄精20克，肉苁蓉20克，女贞子20克，知母5克，黄柏5克。

水煎取汁，一日分二次温服。五剂。

2008年7月8日二诊：腰痛减轻，手足心热，时有汗出。

处方：熟地黄40克，山药20克，山茱萸20克，牡丹皮15克，茯苓20克，淫羊藿20克，巴戟天20克，枸杞子20克，黄芪50克，党参30克，肉苁蓉20克，女贞子20克，黄精

20 克，知母 5 克，黄柏 5 克。

水煎取汁，一日分二次温服。十剂。

2008 年 8 月 4 日三诊：腰痛减轻，余症好转，舌红，苔薄，脉细。

处方：上方减女贞子，加龟甲 20 克（先煎）、生地黄 20 克。

水煎取汁，一日分二次温服。十剂。

2）肝肾阴虚

方用杞菊地黄丸加减治疗。

【病例】

王某，女，60 岁。

2009 年 2 月 8 日一诊：腰酸痛，喜按，腿膝无力，遇劳尤甚，反复发作，手足心热，头晕，目干涩，舌红，苔少，脉沉细无力。

处方：杞菊地黄丸加减。

枸杞子 15 克，菊花 15 克，熟地黄 40 克，山茱萸 20 克，山药 20 克，泽泻 15 克，茯苓 15 克，牡丹皮 15 克，当归 20 克，白芍 20 克，杜仲 20 克，茺蔚子 20 克，续断 20 克，巴戟天 20 克，狗脊 20 克，石决明 30 克（先煎）。

水煎取汁，一日分二次温服。四剂。

2009 年 2 月 13 日二诊：腰酸减轻，仍觉头晕，余症好转。

处方：上方加蔓荆子 20 克。

水煎取汁，一日分二次温服。七剂。

2009 年 2 月 20 日三诊：诸症好转。

处方：杞菊地黄丸加减。

枸杞子 15 克，菊花 15 克，熟地黄 40 克，山茱萸 20 克，山药 20 克，泽泻 15 克，茯苓 15 克，牡丹皮 15 克，当归 20 克，白芍 20 克，杜仲 20 克，茺蔚子 20 克，续断 20 克，巴戟天 20 克，狗脊 20 克，蔓荆子 20 克。

水煎取汁，一日分二次温服。七剂。

（3）肾气亏虚

治以补益肾气，方用自拟补肾方加减治疗。自拟补肾方药物组成：杜仲 20 克、续断 20 克、桑寄生 20 克、巴戟天 20 克、狗脊 20 克、补骨脂 20 克、芦巴子 20 克、菟丝子 20 克、枸杞子 20 克。

【病例】

赵某，男，34 岁。

2008 年 6 月 16 日一诊：腰痛，伴双下肢不适，阴囊潮湿，时感心慌，舌淡，苔白，脉沉。

处方：自拟补肾方加减。

杜仲 20 克，续断 20 克，桑寄生 20 克，巴戟天 20 克，狗脊 20 克，补骨脂 20 克，芦巴子 20 克，菟丝子 20 克，枸杞子 20 克，煅龙骨 20 克（先煎），煅牡蛎 20 克（先煎），黄芪 20 克，茯苓 20 克，鸡血藤 20 克，远志 20 克。

水煎取汁，一日分二次温服。七剂。

2008 年 6 月 23 日二诊：症好转。

处方：继服上方。

水煎取汁，一日分二次温服。七剂。

2008 年 6 月 30 日三诊：腰痛减轻，时感心慌，善太息，舌淡，苔白，脉沉。

处方：上方减芦巴子，加珍珠母 20 克（先煎）、党参 20 克。

水煎取汁，一日分二次温服。七剂。

2008 年 8 月 11 日四诊：腰痛减轻，现时有汗出，阴囊潮湿。

处方：自拟二仙汤加减。

淫羊藿 20 克，杜仲 20 克，续断 20 克，桑寄生 20 克，菟丝子 20 克，枸杞子 20 克，黄芪 20 克，党参 20 克，巴戟天 20 克，狗脊 20 克，鱼鳔珠 20 克，煅牡蛎 20 克（先煎），煅龙骨 20 克（先煎），茯苓 20 克，远志 20 克。

水煎取汁，一日分二次温服。七剂。

2008 年 8 月 18 日五诊：腰痛减轻，汗出减少，眠差，余症好转。

处方：上方加酸枣仁 30 克、益智仁 20 克、柏子仁 20 克。

水煎取汁，一日分二次温服。七剂。

2008 年 8 月 25 日六诊：现腰痛减轻，眠可，余症均好转，舌淡，苔白，脉沉。

处方：自拟二仙汤加减。

淫羊藿 20 克，杜仲 20 克，续断 20 克，桑寄生 20 克，菟丝子 20 克，枸杞子 20 克，黄精 20 克，黄芪 20 克，党参 20 克，巴戟天 20 克，远志 20 克，煅牡蛎 20 克（先煎），酸枣仁 20 克，山茱萸 20 克，金樱子 20 克，益智仁 20 克。

水煎取汁，一日分二次温服。七剂。

（4）湿热下注

治以清利湿热，方用四妙丸加减治疗。

【病例】

柴某，女，57 岁。

1996 年 11 月 7 日一诊：腰酸痛，喜按，腿膝无力，遇劳尤甚，反复发作，伴双下肢疼痛重着，倦怠嗜卧，口干，口舌生疮，舌红，苔黄腻，脉沉弱无力。

处方：四妙丸加减。

黄柏 10 克，苍术 15 克，牛膝 20 克，薏苡仁 50 克，狗脊 20 克，补骨脂 20 克，续断 20 克，杜仲 20 克，没药 20 克，木瓜 30 克，威灵仙 20 克，地龙 20 克。

水煎取汁，一日分二次温服。四剂。

1996 年 11 月 11 日二诊：腰腿痛减轻，余症好转，舌淡红，苔白，脉沉弱。

处方：继服上方。

水煎取汁，一日分二次温服。七剂。

1996 年 11 月 18 日三诊：诸症好转。

处方：继服上方。

水煎取汁，一日分二次温服。七剂。

（5）血瘀夹湿

治以活血祛瘀、祛风除湿、通痹止痛，方用身痛逐瘀汤加减治疗。

【病例】

陈某，男，35 岁。

2009 年 5 月 15 日一诊：腰痛甚，痛引右侧下肢，不敢俯身，腰部喜热畏寒，舌淡，苔白，脉沉弦。西医诊断为腰间盘突出。

处方：身痛逐瘀汤加减。

桃仁20克，当归15克，川芎20克，秦艽20克，羌活15克，香附15克，地龙20克，牛膝15克，红花15克，刘寄奴20克，苏木20克，丹参20克，降香10克（后下），狗脊20克，补骨脂20克。

水煎取汁，一日分二次温服。十四剂。

2009年6月1日二诊：现腰痛减。

处方：当归30克，川芎15克，白芍15克，延胡索20克，五灵脂15克，杜仲20克，续断20克，地龙20克，三棱15克，莪术15克，泽泻20克，泽兰20克，防己15克，车前子15克，黄芪40克，全蝎5克，蜈蚣3条，土鳖虫5克。

二剂配水丸，每日两次，6克/次。

3. 阳痿

肾精不足：辨证为肾精不足，治以补肾固精，方用水陆二仙丹或自拟二仙汤加减治疗。

【病例一】

史某，男，43岁。

1996年10月23日一诊：阳痿，早泄，阴囊潮湿，腰冷痛，神疲乏力，舌淡，苔白，脉沉细。

处方：水陆二仙丹加减。

金樱子20克，芡实20克，太子参10克，鹿角胶10克（烊化），枸杞子20克，龟甲15克（先煎），煅牡蛎30克（先煎），五味子10克，山茱萸20克，附子5克（先煎），肉桂5克（后下），紫霄花15克。

水煎取汁，一日分二次温服。七剂。

1996年12月7日二诊：寐差，口干，余症好转。

处方：天王补心丸加减。

生地黄20克，柏子仁20克，五味子10克，茯苓20克，麦冬20克，玄参20克，党参30克，丹参15克，珍珠母50克（先煎），酸枣仁20克，枸杞子20克，当归15克。

水煎取汁，一日分二次温服。七剂。

1996年12月14日三诊：诸症好转。

处方：天王补心丸加减。

生地黄20克，柏子仁20克，五味子10克，茯苓20克，麦冬20克，玄参20克，党参30克，丹参15克，珍珠母50克（先煎），酸枣仁20克，金樱子20克，芡实20克，山茱萸20克，煅牡蛎30克（先煎）。

水煎取汁，一日分二次温服。七剂。

【病例二】

王某，男，34岁。

2008年3月4日一诊：阳痿，早泄，阴囊潮湿，腰痛，遇冷加重，身倦乏力，舌淡，苔白，脉沉。

处方：自拟二仙汤加减。

淫羊藿20克，杜仲20克，续断20克，桑寄生50克，菟丝子20克，枸杞子20克，黄芪

50 克，生晒参 20 克（另煎），巴戟天 20 克，煅牡蛎 50 克（先煎），金樱子 20 克，旱莲草 20 克，益智仁 20 克，肉桂 5 克（后下），莲须 20 克，山茱萸 20 克。

水煎取汁，一日分二次温服。七剂。

2008 年 4 月 9 日二诊：诸症好转。

处方：自拟二仙汤加减。

仙茅 15 克，淫羊藿 20 克，杜仲 20 克，续断 20 克，桑寄生 20 克，枸杞子 10 克，黄芪 50 克，党参 30 克，巴戟天 20 克，煅牡蛎 50 克（先煎），补骨脂 20 克，芦巴子 20 克，鱼鳔珠 20 克，牛膝 15 克，肉苁蓉 15 克，莲须 20 克，山茱萸 20 克，五味子 10 克。

水煎取汁，一日分二次温服。七剂。

2008 年 4 月 16 日三诊：诸症好转。

处方：自拟二仙汤加减。

仙茅 15 克，淫羊藿 20 克，杜仲 20 克，续断 20 克，桑寄生 20 克，枸杞子 10 克，黄芪 50 克，党参 30 克，巴戟天 20 克，煅牡蛎 50 克，补骨脂 20 克，芦巴子 20 克，鱼鳔珠 20 克，牛膝 15 克，肉苁蓉 15 克，莲须 20 克，山茱萸 20 克，五味子 10 克。

二剂配水丸，一日二次，6 克/次。

4. 尿浊

湿热内蕴：辨证为湿热内蕴，治以清热化湿，方用萆薢分清饮加减治疗。萆薢分清饮药物组成：萆薢 20 克、石菖蒲 20 克、乌药 20 克、益智仁 10 克、茯苓 20 克、半枝莲 20 克、白花蛇舌草 20 克、土茯苓 20 克、续断 20 克。

【病例】

张某，女，43 岁。

1996 年 11 月 6 日一诊：小便浑浊，色黄，次数正常，腰痛，左侧甚，久立痛甚，卧则不痛，舌红，苔薄边有齿痕，脉沉弦。

处方：萆薢分清饮加减。

萆薢 25 克，石菖蒲 20 克，乌药 15 克，益智仁 15 克，茯苓 15 克，甘草 10 克，黄芪 25 克，党参 20 克，升麻 10 克，柴胡 10 克，枸杞子 15 克，枳壳 15 克，杜仲 15 克。

水煎取汁，一日分二次温服。三剂。

1996 年 11 月 8 日二诊：小便已不浑浊，小便频，量少，晨起面睑肿，腹不痛，腰痛，舌红，苔薄边有齿痕，脉沉弦。

处方：萆薢分清饮加减。

萆薢 10 克，石菖蒲 20 克，乌药 15 克，益智仁 15 克，茯苓 20 克，土茯苓 30 克，续断 15 克，甘草 10 克，石韦 15 克，山药 15 克，白术 15 克，枸杞子 20 克。

水煎取汁，一日分二次温服。五剂。

1996 年 11 月 13 日三诊：上症好转，西医实验室检查结果正常。

处方：上方减土茯苓。

水煎取汁，一日分二次温服。五剂。

1996 年 11 月 18 日四诊：上症均好转。

处方：萆薢分清饮加减。

萆薢 10 克，石菖蒲 20 克，乌药 15 克，益智仁 15 克，茯苓 20 克，续断 15 克，甘草 10

克，石韦 15 克，山药 15 克，白术 15 克，枸杞子 20 克，黄芪 30 克。

水煎取汁，一日分二次温服。五剂。

5. 耳鸣、耳聋

（1）肾阴亏虚

治以滋补肾阴，方用六味地黄丸加减治疗。

【病例】

战某，女，63 岁。

2007 年 10 月 22 日一诊：近日因遇事着急后，自觉脑鸣，耳鸣，头昏，记忆力下降，纳食尚可，舌干，苔少有裂纹，脉弦细。

处方：六味地黄丸加减。

熟地黄 40 克，山药 20 克，山茱萸 20 克，泽泻 15 克，茯苓 15 克，牡丹皮 15 克，石斛 20 克，磁石 20 克（先煎），石决明 30 克（先煎），龟甲 15 克（先煎），麦冬 20 克，五味子 10 克，郁金 20 克，石菖蒲 20 克，菊花 20 克，茺蔚子 20 克。

水煎取汁，一日分二次温服。七剂。

2007 年 10 月 31 日二诊：脑鸣、耳鸣减轻，余症好转。

处方：六味地黄丸加减。

熟地黄 40 克，山药 20 克，山茱萸 20 克，泽泻 15 克，茯苓 15 克，牡丹皮 15 克，磁石 20 克（先煎），石决明 30 克（先煎），党参 30 克，黄芪 50 克，丹参 20 克，连翘 20 克，郁金 20 克，莲子心 20 克，肉桂 5 克（后下）。

水煎取汁，一日分二次温服。七剂。

2007 年 11 月 7 日三诊：诸症好转。

处方：六味地黄丸加减。

熟地黄 40 克，山药 20 克，山茱萸 20 克，泽泻 15 克，茯苓 15 克，牡丹皮 15 克，磁石 20 克（先煎），石决明 30 克（先煎），党参 30 克，黄芪 50 克，丹参 20 克，连翘 20 克，郁金 20 克，肉桂 5 克（后下）。

水煎取汁，一日分二次温服。七剂。

（2）肝肾亏虚

治以补益肝肾，方用杞菊地黄丸加减治疗。

【病例】

周某，女，50 岁。

1990 年 12 月 28 日一诊：左耳鸣，按之则减，头痛，腰痛，舌淡，苔薄，脉弦细。

处方：杞菊地黄丸加减。

枸杞子 20 克，菊花 20 克，山茱萸 20 克，茯苓 25 克，泽泻 30 克，黄精 20 克，女贞子 20 克，石菖蒲 20 克，郁金 15 克，石决明 20 克（先煎），珍珠母 50 克（先煎），木贼 15 克，白蒺藜 15 克。

水煎取汁，一日分二次温服。五剂。

1996 年 12 月 31 日二诊：仍有耳鸣，余症好转。

处方：杞菊地黄丸加减。

枸杞子 20 克，菊花 20 克，山茱萸 30 克，茯苓 25 克，泽泻 30 克，黄精 20 克，女贞子

20克，石菖蒲20克，郁金15克，石决明20克（先煎），珍珠母50克（先煎），白蒺藜15克，沙苑子15克。

水煎取汁，一日分二次温服。七剂。

1997年1月8日二诊：时耳鸣，余症好转。

处方：杞菊地黄丸加减。

枸杞子20克，菊花20克，山茱萸30克，茯苓25克，泽泻30克，黄精20克，女贞子20克，石菖蒲20克，郁金15克，石决明20克（先煎），珍珠母50克（先煎），白蒺藜15克，沙苑子15克，熟地黄40克。

水煎取汁，一日分二次温服。七剂。

（3）阴虚火旺

治以滋阴降火，方用知柏地黄丸加减治疗。

【病例】

于某，男，56岁。

1996年10月29日一诊：耳鸣，听力下降，咳喘，眠差，自汗，舌红，苔少，脉弦细数。

处方：知柏地黄丸加减。

知母10克，黄柏10克，生地黄20克，龟甲10克（先煎），百合15克，前胡15克，太子参20克，茯苓20克，半夏10克，玉竹15克，黄芪50克，黄芩20克，石菖蒲20克，地龙20克，柏子仁15克。

水煎取汁，一日分二次温服。七剂。

1996年11月13日二诊：仍有耳鸣，咳嗽有痰，不易咯出，唇色暗红，汗出减轻，余症同前。

处方：当归六黄汤加减。

当归10克，黄芪50克，生地黄25克，熟地黄20克，黄连5克，黄芩20克，黄柏20克，五味子10克，前胡20克，枸杞子20克，龟甲20克（先煎），续断20克，珍珠母50克（先煎），煅牡蛎30克（先煎），煅龙骨30克（先煎）。

水煎取汁，一日分二次温服。七剂。

1996年11月20日三诊：时有耳鸣，余症同前。

处方：知柏地黄丸加减。

知母10克，黄柏10克，生地黄20克，龟甲10克（先煎），百合15克，前胡15克，太子参20克，茯苓20克，半夏10克，玉竹15克，黄芪50克，黄芩20克，石菖蒲20克，地龙20克，柏子仁15克，煅牡蛎30克（先煎），煅龙骨30克（先煎）。

水煎取汁，一日分二次温服。七剂。

（七）脑系病证

1. 眩晕

（1）肝阳上亢

治以平肝潜阳，方用自拟降压方加减治疗。自拟降压方药物组成：杜仲20克、桑寄生50克、夏枯草20克、豨莶草30克、罗布麻20克、葛根20克、钩藤20克、石决明30克。

【病例一】

王某，男，48岁。

1996年11月5日一诊：近日头晕，头痛且胀，时耳鸣，烦躁易怒，心悸，乏力，时发口疮，舌淡，苔白，脉沉缓无力。自诉突发右侧半身不遂，经西医治疗好转，血压160/100mmHg。

处方：自拟降压方加减。

桑寄生40克，豨莶草50克，葛根20克，地龙20克，川芎20克，当归20克，黄芪50克，木瓜20克，五味子10克。

水煎取汁，一日分二次温服。七剂。

1996年11月12日二诊：眩晕、头痛症减。

处方：上方加丹参20克、胆南星10克。

水煎取汁，一日分二次温服。三剂。

1996年11月15日三诊：症减，已无麻木感。血压140/90mmHg。

处方：自拟降压方加减。

桑寄生50克，豨莶草50克，葛根20克，钩藤20克（后下），地龙20克，川芎20克，泽泻30克，枳实10克，青皮10克，丹参20克，黄芪20克，五味子10克。

水煎取汁，一日分二次温服。七剂。

1996年11月22日四诊：症减，近日头痛而胀。血压130/100mmHg。

处方：上方减五味子，加白芷20克。

水煎取汁，一日分二次温服。五剂。

1996年11月27日五诊：症减。血压130/90mmHg。

处方：自拟降压方加减。

桑寄生50克，豨莶草50克，葛根20克，丹参20克，川芎20克，泽泻30克，白芷20克，青皮10克，枳实10克，石菖蒲20克，酸枣仁15克，珍珠母50克（先煎）。

水煎取汁，一日分二次温服。七剂。

1996年12月5日六诊：诸症悉减。

处方：自拟降压方合师传宁心汤加减。

桑寄生150克，豨莶草100克，黄芪50克，丹参50克，太子参50克，川芎50克，葛根50克，降香30克，珍珠粉100克，石菖蒲50克，酸枣仁50克，地龙50克，鸡血藤50克，赤芍50克，郁金30克。

一剂配水丸，一日二次，6克/次。

【病例二】

邹某，女，72岁。

1996年12月17日一诊：头晕，时耳鸣，胃脘胀闷，腰痛，平素烦躁易怒，舌红，苔黄厚，脉沉弦，尺脉沉弱。血压170/100mmHg。

处方：自拟降压方加减。

桑寄生50克，夏枯草20克，葛根20克，钩藤20克（后下），石决明20克（先煎），白芍20克，珍珠母50克（先煎），白蒺藜20克，决明子20克，青皮15克，牡丹皮15克，栀子15克。

水煎取汁，一日分二次温服。三剂。

1996年12月23日二诊：头晕，纳食减少，苔滑，脉弦。

处方：苓桂术甘汤加减。

茯苓20克，桂枝20克，白术20克，甘草10克，川芎25克，白芍20克，地龙20克，泽泻30克，白蒺藜15克，太子参15克，丹参20克，栀子20克。

水煎取汁，一日分二次温服。七剂。

1996年12月30日三诊：时头晕。

处方：自拟降压方加减。

桑寄生50克，夏枯草20克，葛根20克，钩藤20克（后下），石决明20克（先煎），白芍20克，珍珠母50克（先煎），白蒺藜20克，决明子20克，青皮15克，牡丹皮15克。

水煎取汁，一日分二次温服。七剂。

（2）痰浊内阻

治以燥湿化痰、健脾和胃，方用半夏白术天麻汤加减治疗。

【病例一】

白某，男，55岁。

2008年10月14日一诊：头晕而见头重如蒙，恶心呕吐，动则眩晕，自汗，舌淡，苔白腻，脉沉弱。西医诊断：梅尼埃综合征。

处方：半夏白术天麻汤加减。

半夏20克，白术20克，天麻20克，茯苓30克，泽泻30克，石决明30克（先煎），决明子20克，白蒺藜20克，沙苑子20克，茺蔚子20克，荆芥穗15克，煅牡蛎50克（先煎），白豆蔻10克（后下），佩兰20克，砂仁10克（后下），蔓荆子20克。

水煎取汁，一日分二次温服。七剂。

2008年10月21日二诊：症减，右侧头晕耳鸣。

处方：半夏白术天麻汤加减。

半夏20克，白术20克，天麻20克，茯苓30克，泽泻30克，石决明30克（先煎），决明子20克，白蒺藜20克，沙苑子20克，茺蔚子20克，荆芥穗15克，砂仁10克（后下），蔓荆子20克，郁金20克，石菖蒲20克，益智仁10克，珍珠母50克（先煎），柴胡10克。

水煎取汁，一日分二次温服。七剂。

2008年10月28日三诊：症减，呕吐止，现耳鸣耳聋，时眩晕，体位改变头晕甚，目干涩，睡眠饮食尚可，脉沉。

处方：苓桂术甘汤加减。

茯苓30克，桂枝10克，白术20克，炙甘草10克，泽泻30克，黄芩10克，薄荷10克（后下），细辛5克，郁金20克，石菖蒲20克，石决明30克（先煎），决明子30克，连翘20克，升麻20克，柴胡15克，黄连5克。

水煎取汁，一日分二次温服。七剂。

2008年11月10日四诊：眩晕耳鸣症减。

处方：半夏白术天麻汤加减。

半夏20克，白术20克，天麻20克，茯苓30克，泽泻30克，石决明30克（先煎），决明子20克，白蒺藜20克，沙苑子20克，蔓荆子20克，郁金20克，石菖蒲20克，益智仁10克，珍珠母50克（先煎），荆芥穗15克，柴胡10克。

水煎取汁，一日分二次温服。七剂。

【病例二】

那某，女，47岁。

1996 年 10 月 25 日一诊：头晕，后头痛，耳鸣，恶心，心烦，健忘，手足凉，夜间五心烦热，舌淡，苔白，脉沉。经颅多普勒示：右侧脑动脉血管明显扩张，血流量异常增多；左侧脑动脉血管痉挛，血液供应强度减弱；血管神经调节不良。

处方：半夏白术天麻汤加减。

半夏 20 克，白术 20 克，天麻 10 克，茯苓 20 克，泽泻 30 克，白蒺藜 15 克，沙苑子 20 克，石决明 20 克（先煎），决明子 15 克，荆芥穗 15 克，木贼 20 克，厚朴 20 克。

水煎取汁，一日分二次温服。五剂。

1996 年 10 月 30 日二诊：症减。

处方：上方减白蒺藜、石决明、决明子，加白芷 20 克、旱莲草 50 克。

水煎取汁，一日分二次温服。五剂。

（3）饮邪上冒

辨证为水停心下、清阳不升，治以健脾化痰，方用泽泻汤合归脾汤加减治疗。

【病例】

邓某，女，34 岁。

2000 年 11 月 17 日一诊：头晕目眩二十余日，甚时泛恶作呕，如坐舟车之中，动则加重，时心悸，面色萎黄，舌淡，苔滑，脉沉细。血压 80/50mmHg。

处方：归脾汤合泽泻汤加减。

白术 20 克，泽泻 30 克，黄芪 50 克，党参 30 克，当归 20 克，远志 15 克，五味子 10 克，白芍 15 克，茯苓 20 克，天麻 10 克，荆芥穗 15 克，沙苑子 20 克。

水煎取汁，一日分二次温服。四剂。

2000 年 11 月 21 日二诊：活动后眩晕。

处方：上方加枸杞子 20 克、菊花 10 克。

水煎取汁，一日分二次温服。四剂。

2000 年 11 月 25 日三诊：偶感头晕，余好转。

处方：上方加菊花至 20 克。

水煎取汁，一日分二次温服。四剂。

（4）风湿阻络

治以祛风胜湿，方用羌活胜湿汤加减治疗。

【病例】

郭某，女，45 岁。

1996 年 11 月 4 日一诊：眩晕，头痛，腰痛，不能转侧，身重，视物不清，舌淡，苔腻，脉弦滑。血压 150/90mmHg。

处方：羌活胜湿汤加减。

羌活 20 克，独活 20 克，蔓荆子 20 克，藁本 15 克，防风 15 克，川芎 25 克，葛根 20 克，石决明 15 克（先煎），决明子 15 克，白蒺藜 20 克，沙苑子 30 克，天麻 5 克，珍珠母 50 克（先煎）。

水煎取汁，一日分二次温服。四剂。

1996 年 11 月 13 日二诊：头痛、眩晕已减，现时胸闷，足腕冷痛。血压 160/90mmHg。

处方：上方减白蒺藜、决明子，加地龙 20 克、制川乌 5 克（先煎）。

水煎取汁，一日分二次温服。五剂。

1996 年 11 月 18 日三诊：时心悸，胸痛，肢麻，余症悉减。

处方：原方加地龙 30 克、制川乌 5 克（先煎）、豨莶草 50 克。

水煎取汁，一日分二次温服。四剂。

（5）湿热内蕴三焦

治以宣畅三焦气机、清利湿热，方用三仁汤加减治疗。

【病例】

崔某，女，20 岁。

2008 年 4 月 21 日一诊：头晕，嗜睡，身重疼痛，肢体倦怠，心烦，胸闷不饥，舌红，苔黄腻，脉弦细稍数。

处方：三仁汤加减。

白豆蔻 10 克（后下），薏苡仁 20 克，滑石 10 克（包煎），佩兰 20 克，郁金 20 克，苍术 20 克，党参 20 克，茯苓 20 克，牡丹皮 10 克，栀子 15 克，泽泻 20 克，枳壳 20 克，莲子心 20 克，菊花 20 克，石菖蒲 20 克，黄芪 20 克。

水煎取汁，一日分二次温服。十剂。

2008 年 5 月 8 日二诊：头晕，仍嗜睡，身酸痛，乏力，偶有心烦，但晨起胃灼热，服药后食欲渐佳。

处方：三仁汤加减。

白豆蔻 10 克（后下），滑石 20 克（包煎），茯苓 20 克，薄荷 10 克（后下），泽泻 20 克，白扁豆 20 克，佩兰 20 克，藿香 20 克，厚朴 20 克，郁金 20 克，石菖蒲 20 克，牡丹皮 20 克，栀子 10 克，菊花 20 克，枳壳 20 克，苍术 20 克。

水煎取汁，一日分二次温服。十剂。

2008 年 5 月 15 日三诊：头晕症减。

处方：三仁汤加减。

白豆蔻 10 克（后下），滑石 20 克（包煎），茯苓 20 克，薄荷 10 克（后下），泽泻 20 克，白扁豆 20 克，佩兰 20 克，藿香 20 克，厚朴 20 克，郁金 20 克，石菖蒲 20 克，牡丹皮 15 克，栀子 10 克，菊花 20 克，枳壳 20 克。

水煎取汁，一日分二次温服。七剂。

（6）风痰阻络

治以涤痰开窍，方用涤痰汤加减治疗。

【病例】

刘某，女，40 岁。

1996 年 11 月 19 日一诊：眩晕，自觉头部麻木感，手足麻木，下肢无力，身倦，胸闷，善太息，自汗出，舌淡，苔黄腻，脉滑。

处方：涤痰汤加减。

党参 20 克，石菖蒲 20 克，胆南星 10 克，茯苓 20 克，枳实 20 克，半夏 20 克，陈皮 20 克，豨莶草 50 克，地龙 15 克，前胡 15 克，泽泻 20 克，黄芪 25 克。

水煎取汁，一日分二次温服。七剂。

1996 年 11 月 28 日二诊：头木已轻，手足仍有麻木感，余症好转。

处方：涤痰汤加减。

党参 20 克，石菖蒲 20 克，胆南星 10 克，茯苓 20 克，枳实 20 克，半夏 20 克，陈皮 20

克，豨莶草50克，地龙15克，前胡15克，泽泻20克，黄芪25克，鸡血藤20克。

水煎取汁，一日分二次温服。七剂。

1996年12月5日三诊：诸症好转。

处方：涤痰汤加减。

党参20克，石菖蒲20克，胆南星10克，茯苓20克，枳实20克，半夏20克，陈皮20克，豨莶草50克，地龙15克，泽泻20克，黄芪30克，鸡血藤20克，厚朴20克。

水煎取汁，一日分二次温服。七剂。

（7）瘀血阻窍

治以活血通窍，方用血府逐瘀汤加减治疗。

【病例】

武某，女，40岁。

2000年12月22日一诊：头晕，左侧头痛尤甚，项强，转侧不利，眠差，舌质暗，苔薄，脉沉弦缓。

处方：血府逐瘀汤加减。

当归15克，生地黄20克，桃仁20克，红花10克，枳壳20克，赤芍20克，柴胡15克，川芎30克，桔梗15克，牛膝20克，龙齿25克（先煎），珍珠母30克（先煎），细辛5克，白芷20克，荆芥穗15克，天麻20克。

水煎取汁，一日分二次温服。四剂。

2000年12月25日二诊：症减，仍头晕，舌质暗，苔薄，脉沉弦缓。

处方：血府逐瘀汤加减。

当归15克，生地黄20克，桃仁20克，枳壳20克，赤芍20克，柴胡15克，川芎35克，牛膝20克，龙齿25克（先煎），珍珠母30克（先煎），细辛5克，白芷20克，荆芥穗15克，天麻20克，茺蔚子20克，决明子20克。

水煎取汁，一日分二次温服。四剂。

2000年12月29日三诊：目痒，入睡困难，双下肢无力，舌质暗，苔薄，脉沉弦缓。

处方：血府逐瘀汤加减。

生地黄20克，当归15克，桃仁20克，枳壳20克，赤芍20克，柴胡15克，川芎30克，牛膝20克，龙齿25克（先煎），珍珠母30克（先煎），白芷20克，天麻20克，黄芪30克，茺蔚子20克，太子参25克，石决明20克（先煎），决明子20克。

水煎取汁，一日分二次温服。四剂。

2001年1月5日四诊：头晕减轻，眼稍觉不适，便秘，二天到三天一行，眠差，面色晦滞，舌质紫暗，苔薄，脉沉涩。

处方：血府逐瘀汤加减。

生地黄20克，当归15克，桃仁20克，枳壳15克，赤芍20克，柴胡10克，川芎15克，远志20克，酸枣仁20克，珍珠母50克（先煎），石菖蒲20克，首乌藤20克，合欢花20克，龙齿25克（先煎）。

水煎取汁，一日分二次温服。四剂。

2001年1月8日五诊：头目不适，便秘，鼓动无力，眠差，面色晦滞，舌质紫暗，苔薄，脉沉涩。

处方：血府逐瘀汤加减。

生地黄20克，当归50克，桃仁20克，枳壳15克，赤芍20克，柴胡50克，桃仁20克，酸枣仁20克，珍珠母50克（先煎），石菖蒲20克，首乌藤20克，合欢皮20克，龙齿25克（先煎），五味子10克，柏子仁15克。

水煎取汁，一日分二次温服。七剂。

2001年1月15日六诊：白天头晕，目涩，便秘，眠差，面色晦滞，舌质紫暗，苔薄，脉沉涩。

处方：自拟天王补心丹加减。

柏子仁20克，五味子10克，生地黄20克，麦冬20克，酸枣仁20克，远志20克，首乌藤20克，珍珠母50克（先煎），茯神20克，当归50克，丹参20克，党参20克，合欢皮20克，酒大黄5克。

水煎取汁，一日分二次温服。七剂。

2001年2月5日七诊：手麻，便秘，面色晦滞，舌质紫暗，苔薄，脉沉涩。

处方：癫狂梦醒汤加减。

桃仁25克，香附20克，通草20克，赤芍20克，半夏20克，大腹皮20克，青皮20克，陈皮20克，桑白皮20克，莲子15克，酸枣仁20克，石菖蒲20克，珍珠母50克（先煎），柏子仁20克，知母15克，川芎15克，鸡血藤25克，酒大黄5克。

水煎取汁，一日分二次温服。四剂。

2001年2月9日八诊：偶感头昏痛，项强，胸闷，烦躁，便干，眠差，面色晦滞，舌质紫暗，苔薄，脉沉涩。

处方：癫狂梦醒汤加减。

桃仁25克，香附20克，青皮20克，通草10克，半夏20克，陈皮20克，大腹皮20克，赤芍20克，桑白皮20克，紫苏子15克，大黄10克（后下），酸枣仁20克，石菖蒲20克，珍珠母50克（先煎），柏子仁20克，知母15克，川芎15克，远志20克。

水煎取汁，一日分二次温服。四剂。

2001年2月14日九诊：头晕，两目不适，便秘，眠差。

处方：癫狂梦醒汤加减。

桃仁25克，香附20克，青皮20克，半夏20克，陈皮20克，大腹皮20克，赤芍20克，桑白皮20克，酸枣仁20克，石菖蒲20克，珍珠母50克（先煎），柏子仁20克，知母15克，川芎15克，大黄10克（后下），荆芥穗15克。

水煎取汁，一日分二次温服。四剂。

2001年2月19日十诊：大便调。

处方：癫狂梦醒汤加减。

桃仁25克，香附20克，青皮20克，半夏20克，陈皮20克，大腹皮20克，赤芍20克，桑白皮20克，大黄10克（后下），远志20克，酸枣仁20克，石菖蒲20克，珍珠母50克（先煎），柏子仁20克，知母15克，川芎15克。

水煎取汁，一日分二次温服。四剂。

2001年2月23日十一诊：心悸，眠差，情绪激动时甚，便不干但便无力。

处方：癫狂梦醒汤加减。

桃仁20克，香附20克，青皮20克，半夏20克，陈皮15克，大腹皮20克，赤芍20克，丹参20克，远志20克，酸枣仁20克，珍珠母50克（先煎），川芎20克，知母20克，柏子仁20克，黄芪50克，太子参30克。

水煎取汁，一日分二次温服。四剂。

2001 年 2 月 26 日十二诊：两目不适，仍眠差。

处方：癫狂梦醒汤加减。

桃仁 20 克，香附 20 克，青皮 20 克，半夏 20 克，陈皮 15 克，大腹皮 20 克，赤芍 20 克，丹参 20 克，远志 20 克，酸枣仁 20 克，珍珠母 50 克（先煎），川芎 20 克，知母 20 克，柏子仁 20 克，黄芪 50 克，太子参 30 克，首乌藤 30 克。

水煎取汁，一日分二次温服。四剂。

2001 年 3 月 8 日十三诊：近日心烦抑郁，气短，脉弦细。

处方：生地黄 20 克，玄参 10 克，麦冬 15 克，五味子 10 克，百合 20 克，酸枣仁 20 克，远志 20 克，枳壳 20 克，丹参 20 克，知母 15 克，川芎 20 克，珍珠母 50 克（先煎）。

水煎取汁，一日分二次温服。四剂。

（8）痰瘀互结

治以活血化痰通络，方用自拟方治疗。

【病例】

曹某，女，56 岁。

1996 年 11 月 28 日一诊：头晕，头面浮肿，鼻尖发麻，上肢及手部麻木肿胀，舌质暗，苔薄，脉弦滑。

处方：薏苡仁 50 克，泽泻 30 克，豨莶草 50 克，地龙 20 克，赤芍 20 克，泽兰 20 克，桃仁 30 克，葛根 20 克，茯苓 20 克，僵蚕 10 克，天麻 10 克。

水煎取汁，一日分二次温服。四剂。

1996 年 12 月 9 日二诊：眩晕、浮肿症减，时肢体麻木。

处方：上方减薏苡仁、泽兰、桃仁、僵蚕，加半夏 20 克、白芷 20 克。

水煎取汁，一日分二次温服。七剂。

1996 年 12 月 16 日三诊：诸症悉减。

处方：泽泻 30 克，豨莶草 50 克，地龙 20 克，赤芍 20 克，葛根 20 克，茯苓 20 克，僵蚕 10 克，天麻 10 克，半夏 20 克，白芷 20 克，薏苡仁 20 克。

水煎取汁，一日分二次温服。七剂。

（9）气虚血瘀

治以补气活血，方用师传宁心汤加减治疗。

【病例】

宋某，女，43 岁。

2000 年 11 月 24 日一诊：头晕，后头部麻木，肩背酸痛，神倦乏力，失眠多梦，健忘，舌淡，苔薄，脉沉弱。

处方：师传宁心汤加减。

黄芪 20 克，生晒参 20 克（另煎），丹参 20 克，川芎 20 克，葛根 20 克，酸枣仁 20 克，石菖蒲 20 克，珍珠母 50（先煎），豨莶草 50 克，地龙 20 克，天麻 10 克，荆芥穗 15 克。

水煎取汁，一日分二次温服。四剂。

2000 年 11 月 28 日二诊：头昏沉，时呵欠，左肩背劳累后痛。

处方：上方加鸡血藤 20 克。

水煎取汁，一日分二次温服。七剂。

2000年12月5日三诊：诸症悉减。

处方：师传宁心汤加减。

黄芪20克，生晒参20克（另煎），丹参20克，川芎20克，葛根20克，酸枣仁20克，石菖蒲20克，珍珠母50（先煎），豨莶草50克，地龙20克，天麻10克，荆芥穗15克，鸡血藤20克，柏子仁20克。

水煎取汁，一日分二次温服。七剂。

（10）肝血不足

治以滋补阴血，方用《医学六要》补肝汤加减治疗。

【病例】

孟某，女，35岁。

2008年8月14日一诊：眩晕，耳鸣，目干畏光，视物昏花，急躁易怒，嗜睡，舌干红，脉弦细数者。

处方：补肝汤加减。

熟地黄20克，当归15克，川芎20克，白芍20克，酸枣仁20克，木瓜20克，远志20克，珍珠母50克（先煎），石决明30克（先煎），鸡血藤20克，阿胶20克（烊化），龙齿20克（先煎），生牡蛎50克（先煎）。

水煎取汁，一日分二次温服。七剂。

2008年8月25日二诊：眩晕症减。

处方：补肝汤加减。

熟地黄20克，当归15克，川芎20克，白芍20克，酸枣仁20克，木瓜20克，远志20克，珍珠母50克（先煎），石决明30克（先煎），鸡血藤20克，阿胶20克（烊化），龙齿20克（先煎），生牡蛎50克（先煎），党参30克，枳壳20克。

水煎取汁，一日分二次温服。七剂。

2008年9月1日三诊：诸症悉减。

处方：补肝汤加减。

熟地黄20克，当归15克，川芎20克，白芍20克，酸枣仁20克，木瓜20克，远志20克，珍珠母50克（先煎），石决明30克（先煎），鸡血藤20克，阿胶20克（烊化），龙齿20克（先煎），生牡蛎50克（先煎），党参30克，钩藤20克（后下）。

水煎取汁，一日分二次温服。七剂。

（11）肝郁脾虚

治以疏肝解郁、养血健脾，方用逍遥散加减治疗。

【病例】

孙某，女，46岁。

2008年8月22日一诊：头晕目涩，时有头痛，胸闷气短时心慌，近一周时有鼻衄，口臭，现右侧麻木，烘热汗出，寐差，舌红，苔薄黄，脉弦数。

处方：逍遥散加减。

当归20克，白芍20克，柴胡15克，茯苓20克，白术20克，生地黄20克，水牛角15克（先煎），远志20克，酸枣仁20克，珍珠母50克（先煎），天麻20克，杜仲20克，煅牡蛎30克（先煎），菊花20克，枸杞子20克，旱莲草20克。

水煎取汁，一日分二次温服。四剂。

2008 年 8 月 25 日二诊：胸闷鼻衄症减，现头晕，时烘热汗出，全身关节痛，手麻。

处方：上方加黄芪 50 克、续断 20 克。

水煎取汁，一日分二次温服。七剂。

2008 年 9 月 2 日三诊：诸症悉减。

处方：逍遥散加减。

当归 20 克，白芍 20 克，柴胡 15 克，茯苓 20 克，白术 20 克，远志 20 克，酸枣仁 20 克，珍珠母 50 克（先煎），天麻 20 克，杜仲 20 克，煅牡蛎 30 克（先煎），枸杞子 20 克，黄芪 50 克，续断 20 克。

水煎取汁，一日分二次温服。七剂。

（12）肝肾亏虚

治以滋补肝肾，方用杞菊地黄丸加减治疗。

【病例】

王某，男，50 岁。

1996 年 10 月 14 日一诊：近日头晕，嗜睡，精神委靡，腰膝酸软，两目干涩，耳鸣，舌淡，苔白，尺脉沉弱无力。

处方：杞菊地黄丸加减。

枸杞子 20 克，菊花 20 克，熟地黄 40 克，山药 20 克，山茱萸 20 克，杜仲 20 克，牛膝 5 克，桑寄生 50 克，沙苑子 20 克，茺蔚子 20 克，龟甲 20 克（先煎），王不留行 15 克，葛根 20 克。

水煎取汁，一日分二次温服。七剂。

1996 年 10 月 23 日二诊：症减。血压 160/110mmHg。

处方：上方减桑寄生、王不留行，加罗布麻 30 克、淫羊藿 20 克、仙茅 20 克。

水煎取汁，一日分二次温服。四剂。

1996 年 10 月 30 日三诊：现腰膝酸软，早泄，余症好转。

处方：自拟二仙汤加减。

淫羊藿 20 克，仙茅 15 克，杜仲 15 克，牛膝 20 克，巴戟天 15 克，熟地黄 40 克，山茱萸 20 克，龟甲 15 克（先煎），茺蔚子 20 克，王不留行 15 克，路路通 15 克，莪术 15 克，芡实 15 克，金樱子 15 克，煅牡蛎 50 克（先煎）。

水煎取汁，一日分二次温服。七剂。

2. 头痛

（1）气滞血瘀

治以行气活血、祛风止痛，方用散偏汤加减治疗。散偏汤药物组成：川芎 30 克、白芍 20 克、白芷 20 克、白芥子 10 克、柴胡 15 克、香附 15 克、菊花 20 克、天麻 20 克、蔓荆子 20 克、葛根 20 克、荆芥穗 15 克、藁本 20 克、羌活 10 克。

【病例】

徐某，女，40 岁。

1996 年 11 月 5 日一诊：头部太阳穴处跳痛，痛处固定不移，经久不愈，劳累后胸憋闷疼痛，时作时止，两目干涩，舌淡，苔薄，脉细涩。西医诊断为血管神经性头痛。

处方：散偏汤加减。

川芎50克，白芷15克，白芥子5克，柴胡15克，香附15克，天麻5克，葛根15克，蔓荆子15克，珍珠母50克（先煎），石决明20克（先煎），决明子20克，白蒺藜20克。

水煎取汁，一日分二次温服。三剂。

1996年11月8日二诊：头痛减轻，多梦。

处方：散偏汤加减。

川芎50克，白芍30克，白芷25克，白芥子5克，柴胡15克，香附15克，天麻5克，葛根15克，蔓荆子15克，细辛5克，黄芪50克，当归10克，珍珠母50克（先煎）。

水煎取汁，一日分二次温服。三剂。

1996年11月12日三诊：头痛又作，头前额两侧及后头痛，时跳痛，或胀痛，劳累后加重，口不干，睡眠尚可，舌淡，苔薄，脉弦。

处方：散偏汤加减。

川芎30克，白芷25克，菊花20克，蔓荆子20克，葛根15克，藁本20克，荆芥穗20克，羌活25克，当归20克，太子参25克，白蒺藜20克，细辛5克。

水煎取汁，一日分二次温服。三剂。

1996年11月15日四诊：头痛减轻，月经不畅，经水少。

处方：上方减太子参，加黄芪50克、旱莲草50克。

水煎取汁，一日分二次温服。三剂。

（2）风热上攻

治以祛风清热，方用芎芷石膏汤加减治疗。

【病例】

孙某，女，35岁。

1997年3月12日一诊：前额部疼痛，时痛及后头，发热，咽赤，苔黄，脉数。

处方：芎芷石膏汤合散偏汤加减。

川芎30克，白芷20克，石膏30克（先煎），藁本15克，羌活15克，菊花20克，柴胡15克，天麻15克，蔓荆子20克，葛根20克，荆芥穗15克，薄荷10克（后下）。

水煎取汁，一日分二次温服。三剂。

1997年3月15日二诊：头痛减轻，但头晕，时腰痛。

处方：半夏白术天麻汤合散偏汤加减。

半夏15克，白术15克，天麻15克，茯苓20克，泽泻30克，白芷20克，蔓荆子15克，荆芥穗20克，羌活15克，菊花20克，枸杞子20克，黄精20克。

水煎取汁，一日分二次温服。七剂。

1997年3月22日三诊：诸症悉减。

处方：芎芷石膏汤合散偏汤加减。

川芎30克，白芷20克，藁本15克，羌活15克，菊花20克，柴胡15克，天麻15克，蔓荆子20克，葛根20克，荆芥穗15克，薄荷10克（后下）。

水煎取汁，一日分二次温服。三剂。

（3）风热邪毒上攻

治以清热解毒、疏风散邪，方用普济消毒饮加减治疗。

【病例】

王某，女，60岁。

1996 年 12 月 23 日一诊：头晕且胀痛，咽喉不利，甚则疼痛，咽赤，夜寐欠佳，舌燥口渴，舌红苔白而黄，脉浮数有力。

处方：普济消毒饮加减。

黄芩 15 克，黄连 5 克，薄荷 5 克（后下），甘草 5 克，柴胡 10 克，升麻 10 克，桔梗 15 克，僵蚕 20 克，陈皮 20 克，牛蒡子 20 克，板蓝根 30 克，玄参 20 克，鱼腥草 50 克。

水煎取汁，一日分二次温服。四剂。

1996 年 12 月 27 日二诊：咽肿痛，鼻痛，余症减。

处方：普济消毒饮加减。

栀子 10 克，黄芩 15 克，黄连 5 克，柴胡 10 克，升麻 10 克，僵蚕 10 克，薄荷 5 克（后下），桔梗 5 克，陈皮 20 克，牛蒡子 20 克，板蓝根 30 克，玄参 20 克。

水煎取汁，一日分二次温服。三剂。

1996 年 12 月 30 日三诊：余症悉减。

处方：原方减甘草、鱼腥草，加栀子 10 克、黄柏 10 克、重楼 15 克。

水煎取汁，一日分二次温服。三剂。

（4）胃热阴虚

治以清胃热、滋肾阴，方用玉女煎合散偏汤加减治疗。

【病例】

李某，女，48 岁。

2008 年 2 月 19 日一诊：太阳穴及后头部跳痛，恶心，已发作十余日，口渴，易饿，心悸，月经半月一行，月经量少，舌紫暗，苔黄，脉弦稍数。

处方：玉女煎合散偏汤加减。

川芎 30 克，白芍 20 克，白芷 20 克，白芥子 10 克，柴胡 10 克，香附 20 克，天麻 20 克，蔓荆子 20 克，葛根 20 克，藁本 20 克，荆芥穗 15 克，熟地黄 30 克，石膏 50 克（先煎），知母 20 克，牛膝 20 克，玄参 20 克。

水煎取汁，一日分二次温服。七剂。

2008 年 2 月 27 日二诊：症好转。

处方：玉女煎合散偏汤加减。

川芎 30 克，白芍 20 克，白芷 20 克，白芥子 10 克，柴胡 10 克，香附 20 克，天麻 20 克，葛根 20 克，蔓荆子 20 克，藁本 20 克，荆芥穗 15 克，石膏 50 克（先煎），知母 20 克，牛膝 20 克，玄参 20 克，天花粉 20 克。

水煎取汁，一日分二次温服。七剂。

2008 年 3 月 3 日三诊：时头痛。

处方：玉女煎合散偏汤加减。

川芎 30 克，白芍 20 克，白芷 20 克，白芥子 10 克，柴胡 10 克，香附 20 克，天麻 20 克，葛根 20 克，蔓荆子 20 克，藁本 20 克，荆芥穗 15 克，石膏 30 克（先煎），知母 20 克，牛膝 20 克，玄参 20 克。

水煎取汁，一日分二次温服。七剂。

（5）血虚夹瘀

治以滋阴养血、化瘀止痛，方用散偏汤合四物汤加减治疗。

【病例】

赵某，女，35 岁。

2008 年 3 月 19 日一诊：右侧偏头痛、窜痛，伴麻胀感，眩晕，眠差，月经延迟，经前乳房胀痛，面色少华，舌质淡，苔薄，脉细。西医诊断为子宫肌瘤。

处方：散偏汤合四物汤加减。

白芷 20 克，柴胡 15 克，菊花 20 克，天麻 20 克，蔓荆子 20 克，葛根 20 克，荆芥穗 15 克，羌活 15 克，白芍 20 克，川芎 30 克，当归 15 克，生地黄 20 克，丹参 20 克，降香 10 克（后下），酸枣仁 20 克，远志 20 克。

水煎取汁，一日分二次温服。七剂。

2008 年 3 月 27 日二诊：头痛稍减，余症同前。

处方：散偏汤合四物汤加减。

白芷 20 克，柴胡 15 克，菊花 20 克，天麻 25 克，蔓荆子 20 克，葛根 20 克，荆芥穗 15 克，羌活 15 克，白芍 20 克，川芎 30 克，当归 15 克，生地黄 20 克，丹参 20 克，酸枣仁 20 克，远志 20 克，珍珠母 50 克（先煎）

水煎取汁，一日分二次温服。七剂。

2008 年 4 月 8 日三诊：心烦，时眩晕，眠差。

处方：散偏汤合四物汤合加减。

白芷 20 克，柴胡 15 克，菊花 20 克，天麻 20 克，蔓荆子 20 克，葛根 20 克，荆芥穗 15 克，白芍 20 克，川芎 30 克，当归 15 克，生地黄 20 克，丹参 20 克，酸枣仁 20 克，远志 20 克，黄芪 50 克，石决明 30 克（先煎），党参 30 克。

水煎取汁，一日分二次温服。七剂。

2008 年 4 月 16 日四诊：头痛如裹，近日外感咽痛。

处方：散偏汤合四物汤加减。

白芷 20 克，柴胡 15 克，菊花 20 克，蔓荆子 20 克，葛根 20 克，荆芥穗 15 克，天麻 20 克，白芍 20 克，川芎 30 克，当归 15 克，生地黄 20 克，丹参 20 克，酸枣仁 20 克，远志 20 克，黄芪 50 克，黄芩 20 克，珍珠母 50 克（先煎）。

水煎取汁，一日分二次温服。七剂。

（6）肾虚夹瘀

治以补肾填精，方用杞菊地黄丸合散偏汤加减治疗。

【病例】

曲某，女，44 岁。

2006 年 12 月 11 日一诊：头痛且空，劳累或生气后头痛加重，日久不愈，腰酸痛不适，心烦，困倦嗜睡，两目干涩，晨起口苦，小便短赤，大便稍干，舌质暗，苔薄，脉弦数。

处方：散偏汤加减。

川芎 30 克，白芍 20 克，白芷 20 克，白芥子 10 克，香附 10 克，柴胡 10 克，郁李仁 20 克，菊花 20 克，葛根 20 克，羌活 20 克，天麻 20 克，黄芩 20 克，藁本 20 克。

水煎取汁，一日分二次温服。七剂。

2007 年 1 月 18 日二诊：后头部疼痛，两目不适，腰酸痛，善惊易恐，舌质暗，苔薄，脉弦无力。

处方：杞菊地黄丸合散偏汤加减。

枸杞子 20 克，菊花 20 克，生地黄 40 克，山茱萸 20 克，茯苓 15 克，泽泻 15 克，牡丹皮 15 克，天麻 20 克，蔓荆子 20 克，葛根 20 克，藁本 20 克，磁石 20 克（先煎），石决明 30 克

（先煎），黄芪 50 克，茺蔚子 20 克。

水煎取汁，一日分二次温服。七剂。

2007 年 1 月 29 日三诊：诸症悉减。

处方：杞菊地黄丸合散偏汤加减。

白芍 20 克，菊花 20 克，天麻 20 克，藁本 20 克，葛根 20 克，蔓荆子 20 克，生地黄 40 克，茯苓 20 克，牡丹皮 10 克，茺蔚子 20 克，僵蚕 15 克，石决明 30 克（先煎），钩藤 20 克（后下），珍珠母 50 克（先煎），石菖蒲 20 克，麦冬 20 克。

水煎取汁，一日分二次温服。七剂。

2007 年 2 月 27 日四诊：诸症悉减。

处方：杞菊地黄丸合散偏汤加减。

白芍 20 克，白芷 20 克，菊花 20 克，天麻 20 克，藁本 20 克，葛根 20 克，蔓荆子 20 克，荆芥穗 15 克，羌活 15 克，生地黄 40 克，牡丹皮 10 克，茯苓 20 克，茺蔚子 20 克，僵蚕 15 克，石决明 30 克（先煎），珍珠母 50 克（后下），石菖蒲 20 克。

水煎取汁，一日分二次温服。七剂。

3. 中风

（1）中经络

1）肝风夹痰、化热阻络。

治以清热化痰、活血通络，方用涤痰汤加减治疗。

【病例】

王某，男，54 岁。

1996 年 10 月 23 日一诊：一侧肢体麻木，形体肥胖，心胸憋闷，时气短，心悸，易发口疮，入睡后鼻鼾声重，舌体胖大，舌苔腻微黄，脉沉弦滑。自诉高血压病史多年。

处方：涤痰汤加减。

太子参 20 克，陈皮 20 克，胆南星 10 克，半夏 20 克，石菖蒲 20 克，玄参 30 克，地龙 30 克，鸡血藤 20 克，葛根 20 克，钩藤 20 克（后下），杜仲 25 克，夏枯草 20 克，桑寄生 50 克。

水煎取汁，一日分二次温服。四剂。

1996 年 10 月 27 日二诊：症减，近日口疮复发。

处方：涤痰汤加减。

太子参 20 克，陈皮 20 克，胆南星 10 克，半夏 20 克，石菖蒲 20 克，玄参 30 克，地龙 30 克，鸡血藤 20 克，葛根 20 克，钩藤 20 克（后下），杜仲 25 克，夏枯草 20 克，桑寄生 50 克，青黛 5 克（包煎）。

水煎取汁，一日分二次温服。四剂。

1996 年 11 月 1 日三诊：症减。

处方：涤痰汤加减。

太子参 20 克，石菖蒲 20 克，胆南星 10 克，玄参 30 克，陈皮 20 克，半夏 20 克，地龙 30 克，鸡血藤 20 克，葛根 20 克，钩藤 20 克（后下），夏枯草 20 克，桑寄生 50 克，青黛 5 克（包煎），金樱子 20 克。

水煎取汁，一日分二次温服。四剂。

1996年11月8日四诊：自诉前列腺肥大多年，现小便不利，口疮已好。

处方：八正散加减。

瞿麦30克，扁蓄30克，冬葵子20克，白花蛇舌草25克，半枝莲25克，王不留行20克，路路通20克，莪术15克，豨莶草50克，地龙15克，青黛5克（包煎），滑石20克（包煎）。

水煎取汁，一日分二次温服。七剂。

2）经络空虚、风邪入中。

治以祛风通络，方用小续命汤加减治疗。

【病例】

何某，女，66岁。

2007年6月30日一诊：半侧肢体感觉减退，半身自汗出，手足不麻、不凉，时心悸，眠差，舌尖稍歪，苔薄白，脉弦细。

处方：小续命汤加减。

麻黄10克（先煎去上沫），苦杏仁15克，桂枝20克，白芍20克，党参30克，当归15克，川芎20克，葛根20克，丹参20克，煅牡蛎50克（先煎），降香15克（后下），桑寄生50克，酸枣仁20克。

水煎取汁，一日分二次温服。七剂。

2007年7月5日二诊：诸症好转。

处方：小续命汤加减。

麻黄10克（先煎去上沫），苦杏仁15克，桂枝20克，白芍20克，党参30克，当归15克，川芎20克，葛根20克，丹参20克，煅牡蛎50克（先煎），降香15克（后下），桑寄生50克，酸枣仁20克，珍珠母50克（先煎）。

水煎取汁，一日分二次温服。七剂。

2007年7月12日三诊：诸症好转。

处方：小续命汤加减。

麻黄10克（先煎去上沫），苦杏仁15克，桂枝20克，白芍20克，党参30克，当归15克，川芎20克，葛根20克，丹参20克，煅牡蛎50克（先煎），降香15克（后下），桑寄生50克，酸枣仁20克，珍珠母50克（先煎），地龙20克。

水煎取汁，一日分二次温服。七剂。

（2）后遗症

1）肝风夹痰、化热阻络。

治以清热化痰、活血通络，方用涤痰汤加减治疗。

【病例】

李某，男，73岁。

2008年8月24日一诊：自诉一个月前因多发性脑梗死入院治疗半个月，后经康复治疗半个月余，现半身不遂，运动不便，轻微呛咳，时流涎，纳少，心烦，眠差，大便正常，舌淡胖，苔腻，脉沉滑。血压130/80mmHg。

处方：涤痰汤加减。

茯苓20克，陈皮20克，半夏20克，胆南星15克，党参30克，白术20克，僵蚕20克，石菖蒲20克，天竺黄20克，山楂20克，神曲20克，麦芽20克，鸡内金20克，枳壳20克，佛手 20 克，香橼 20 克，前胡 20 克，麦冬 20 克。

水煎取汁，一日分二次温服。七剂。

2008 年 9 月 4 日二诊：现仍咽中有痰，食欲转佳。

处方：上方加海浮石 20 克（先煎）、槟榔 10 克。

水煎取汁，一日分二次温服。七剂。

2008 年 9 月 11 日三诊：半身不利，运动不灵。

处方：涤痰汤加减。

茯苓 20 克，陈皮 20 克，半夏 20 克，胆南星 15 克，党参 30 克，白术 20 克，僵蚕 20 克，石菖蒲 20 克，天竺黄 20 克，鸡内金 20 克，枳壳 20 克，佛手 20 克，香橼 20 克，豨莶草 50 克，地龙 20 克，鸡血藤 20 克。

水煎取汁，一日分二次温服。七剂。

2）瘀血阻络。

治以活血化瘀通络，方用自拟活血通络汤加减治疗。自拟活血通络汤药物组成：豨莶草 50 克、地龙 20 克、鸡血藤 20 克、葛根 20 克、桃仁 20 克、赤芍 20 克、丹参 20 克、川芎 20 克。

【病例】

田某，男，49 岁。

1996 年 11 月 19 日一诊：两个月前因脑出血入院治疗，近日血压不稳，现右侧肢体麻木，运动不灵，时眩晕，下肢冷痛，舌淡，苔腻，脉弦。

处方：自拟活血通络汤加减。

豨莶草 50 克，地龙 20 克，鸡血藤 20 克，当归 15 克，泽泻 30 克，枳实 15 克，制川乌 5 克（先煎），青风藤 20 克，海风藤 20 克，葛根 20 克，桑寄生 50 克。

水煎取汁，一日分二次温服。三剂。

1996 年 11 月 22 日二诊：头昏沉，余症好转。

处方：自拟活血通络汤加减。

豨莶草 100 克，地龙 70 克，鸡血藤 70 克，葛根 50 克，桃仁 50 克，赤芍 50 克，泽泻 70 克，石菖蒲 50 克，桑寄生 50 克，石决明 50 克。

一剂配水丸，一日二次，6 克/次。

3）气虚血瘀阻络

治以益气活血通络，方用师传宁心汤加减治疗。

【病例】

储某，男，64 岁。

2006 年 6 月 16 日一诊：左侧上肢麻木，运动不灵，舌体运动不灵，言语不清，时头晕，胸闷气短，偶胸痛，乏力倦怠，舌质暗，苔薄，脉沉弦细无力。自诉多发性脑梗死、高血脂病史多年。

处方：师传宁心汤加减。

黄芪 50 克，生晒参 50 克，丹参 30 克，川芎 30 克，葛根 50 克，桑寄生 50 克，降香 30 克，珍珠粉 50 克，豨莶草 50 克，地龙 30 克，鸡血藤 40 克，茯苓 30 克，泽泻 30 克，虎杖 30 克，三七 50 克，琥珀 30 克，水蛭 20 克。

一剂配水丸，一日二次，6 克/次。

2006 年 7 月 18 日二诊：左侧上肢麻木，运动不灵，舌体运动不灵，言语不清。

处方：上方减茯苓、泽泻、生晒参，加西洋参 50 克、蜈蚣 25 克、血竭 30 克。

一剂配水丸，一日二次，6 克/次。

2006 年 10 月 16 日三诊：左侧上肢麻木，运动不灵，舌体运动不灵，言语不清。

处方：原方减茯苓、泽泻、生晒参，加西洋参 50 克、蜈蚣 25 克、血竭 30 克、木瓜 30 克、杜仲 30 克。

两剂配水丸，一日二次，6 克/次。

2007 年 3 月 23 日四诊：症好转。

处方：原方减茯苓、泽泻、生晒参，加西洋参 50 克、蜈蚣 25 克、血竭 30 克、姜虫 30 克。

两剂配水丸，一日二次，6 克/次。

2007 年 8 月 29 日五诊：症好转。

处方：原方减茯苓、泽泻、生晒参，加西洋参 50 克、蜈蚣 25 克、血竭 30 克、天竺黄 30 克、半夏 30 克。

两剂配水丸，一日二次，6 克/次。

2008 年 8 月 24 日六诊：时头晕，肢麻，余症好转。

处方：原方减茯苓、泽泻、生晒参，加西洋参 50 克、蜈蚣 30 克、血竭 30 克、杜仲 30 克、王不留行 30 克、路路通 30 克。

两剂配水丸，一日二次，6 克/次。

4）肾精亏虚、兼痰瘀阻窍。

治以补肾填精、化痰开窍，方用地黄饮子加减治疗。

【病例】

盖某，男，60 岁。

2008 年 1 月 8 日一诊：健忘，情感脆弱易激动，哭笑无常，言语不清，肢体运动不灵，眠差，舌淡胖，苔腻，脉沉弦无力，尺脉尤甚。家属代诉高血压病史多年，多发性腔隙性脑梗死反复发作多次，西医诊断为血管性痴呆。

处方：地黄饮子加减。

熟地黄 50 克，山茱萸 30 克，麦冬 50 克，五味子 20 克，石斛 30 克，肉苁蓉 30 克，巴戟天 30 克，桂枝 30 克，附子 20 克，石菖蒲 50 克，远志 30 克，薄荷 20 克，茯苓 30 克，豨莶草 50 克，地龙 50 克，鸡血藤 50 克，丹参 30 克，三七 50 克，杜仲 30 克，罗布麻 30 克。

一剂配水丸，一日二次，6 克/次。

2008 年 4 月 8 日二诊：活动不利，易激动哭，尿频，睡眠差。

处方：地黄饮子加减。

熟地黄 50 克，山茱萸 30 克，麦冬 50 克，五味子 20 克，石斛 30 克，肉苁蓉 30 克，巴戟天 30 克，桂枝 30 克，附子 20 克，石菖蒲 50 克，远志 30 克，薄荷 20 克，茯苓 30 克，豨莶草 50 克，地龙 50 克，鸡血藤 50 克，丹参 30 克，三七 50 克，杜仲 30 克，罗布麻 30 克，水蛭 30 克。

一剂配水丸，一日二次，6 克/次。

2008 年 8 月 11 日三诊：易情绪激动，乏力，便不尽，失禁。血压 140/80mmHg。

处方：地黄饮子加减。

熟地黄50克，山茱萸30克，麦冬30克，五味子20克，石斛30克，肉苁蓉30克，巴戟天30克，桂枝30克，附子20克，石菖蒲50克，远志30克，白芍20克，茯苓30克，豨莶草50克，地龙50克，鸡血藤50克。

一剂配水丸，一日二次，6克/次。

4. 癫瘀阻窍

辨证为癫瘀阻窍，治以活血理气、解郁化痰，方用癫狂梦醒汤加减治疗。

【病例】

赵某，男，68岁。

2008年3月3日一诊：精神亢奋，狂躁不安，喧扰不宁，骂詈毁物，动而多怒，哭笑不休，口干欲饮，眠差，舌红，舌苔黄腻，脉滑数。

处方：癫狂梦醒汤加减。

桃仁30克，香附20克，柴胡15克，半夏20克，通草10克，青皮20克，陈皮20克，大腹皮20克，赤芍20克，桑白皮20克，紫苏子20克，龙齿25克（先煎），珍珠母50克（先煎），合欢花20克，栀子10克，郁金20克。

水煎取汁，一日分二次温服。七剂。

2008年3月11日二诊：症减，口干，失眠好转，痰多。

处方：癫狂梦醒汤加减。

桃仁30克，香附20克，柴胡15克，半夏20克，通草10克，青皮20克，陈皮20克，大腹皮20克，赤芍20克，桑白皮20克，紫苏子20克，龙齿25克（先煎），珍珠母50克（先煎），合欢花20克，栀子10克，郁金20克，佛手20克。

水煎取汁，一日分二次温服。三剂。

2008年3月14日三诊：症减。

处方：癫狂梦醒汤加减。

桃仁30克，香附20克，柴胡15克，半夏20克，通草10克，青皮20克，陈皮20克，大腹皮20克，赤芍20克，桑白皮20克，紫苏子20克，龙齿25克（先煎），珍珠母50克（先煎），合欢花20克，栀子10克，郁金20克，莲子心20克。

水煎取汁，一日分二次温服。七剂。

2008年3月24日四诊：咽哑，口干欲饮，睡眠差，舌红，舌苔腻，脉滑数。

处方：凉膈散加减。

栀子20克，连翘20克，黄芩20克，薄荷10克（后下），黄连10克，麦冬20克，酸枣仁20克，远志20克，珍珠母50克（先煎），龙齿25克（先煎），桃仁20克，赤芍20克，茯神20克，石决明30克（先煎），白芍20克，青皮20克。

水煎取汁，一日分二次温服。七剂。

2008年4月15日五诊：头晕，嗜睡，饮食正常，大便正常，舌红少苔质暗，脉滑稍数。

处方：天王补心丹加减。

生地黄20克，当归15克，麦冬20克，柏子仁20克，远志20克，茯神20克，五味子10克，丹参20克，玄参20克，党参30克，酸枣仁20克，龙齿20克（先煎），珍珠母50克

（先煎），茯苓20克，瓜蒌20克。

水煎取汁，一日分二次温服。七剂。

2008年4月22日六诊：口渴，头晕，无嗜睡，舌绛少苔，脉细数。

处方：天王补心丹加减。

生地黄20克，当归15克，麦冬20克，柏子仁20克，远志20克，茯神20克，五味子10克，丹参20克，玄参20克，党参30克，茯苓20克，珍珠母50克（先煎），龙齿25克（先煎），合欢花20克，沙参20克。

水煎取汁，一日分二次温服。七剂。

5. 痫病

肝风夹痰：辨证为肝风夹痰，治以涤痰息风、开窍安神，方用定痫丸加减治疗。

【病例】

谢某，女，11岁。

2007年9月25日一诊：癫痫发作频繁，忽然眩仆倒地，目睛上视，口吐白沫，喉中痰鸣，叫喊作声，甚或手足抽搐，发作后胸闷，健忘，舌苔白腻，脉弦滑。

处方：定痫丸加减。

珍珠母60克，僵蚕20克，钩藤20克，清半夏10克，天竺黄20克，琥珀6克，天麻12克，煅牡蛎60克，龙齿30克，胆南星12克，全蝎3克，蜈蚣1克，白芍20克，远志12克，石菖蒲12克，厚朴18克。

以上为天江中药免煎颗粒，混匀，约为一个月剂量，每日约10克，一日分二次温水冲服。

2007年10月29日二诊：癫痫病三日前发作两次，忽然发作，眩仆倒地，目睛上视，口吐白沫，喉中痰鸣，叫喊作声，甚或手足抽搐。发作后心烦，口干，胸闷，健忘，舌苔白腻微黄，脉弦滑略数。

处方：定痫丸加减。

珍珠母60克，僵蚕20克，钩藤20克，清半夏10克，天竺黄20克，琥珀6克，天麻12克，煅牡蛎60克，龙齿30克，胆南星12克，全蝎3克，蜈蚣1克，白芍20克，远志12克，石菖蒲12克，厚朴18克，黄连3克。

以上为天江中药免煎颗粒，混匀，约为一个月剂量，每日约10克，一日分二次温水冲服。

2007年12月3日三诊：痫证，近一个月未发作，小便频数。

处方：珍珠母60克，僵蚕20克，钩藤20克，清半夏12克，天竺黄20克，琥珀6克，天麻12克，煅牡蛎60克，龙齿30克，胆南星12克，全蝎3克，蜈蚣1克，白芍20克，远志12克，石菖蒲12克，益智仁20克，茯神20克。

以上为天江中药免煎颗粒，混匀，约为一个月剂量，每日约10克，一日分二次温水冲服。

（八）经络肢体病证

1. 痹证

（1）风寒湿痹

1）风寒夹湿、痹阻肢体经络。

治以祛风散寒、除湿通络，临床表现以肢体酸楚疼痛等为主要特点，方用九味羌活汤加减治疗。九味羌活汤药物组成：羌活15克、防风15克、细辛5克、苍术20克、白芷20克、川芎20克、威灵仙30克、木瓜30克、青风藤20克、海桐皮20克。

【病例】

赵某，女，50岁。

2000年11月23日一诊：肢体关节酸楚肿胀疼痛，屈伸不利，晨起尤甚，遇寒痛增，时腹胀，食后尤甚，纳少，舌淡，苔薄，脉沉弱。自诉患类风湿性关节炎多年。

处方：九味羌活汤加减。

羌活20克，防风15克，细辛5克，苍术20克，白芷20克，川芎20克，木瓜30克，青风藤30克，海桐皮20克，五加皮20克，鸡血藤20克，豨莶草30克，淫羊藿30克，茯苓30克，党参30克，白术20克，砂仁10克（后下）。

水煎取汁，一日分二次温服。四剂。

2000年11月28日二诊：晨起手胀，遇冷足浮肿，时腰痛，多梦，苔薄，脉沉弱。

处方：党参30克，白术20克，茯苓20克，当归15克，黄芪50克，桑寄生50克，木瓜20克，续断20克，薏苡仁50克，淫羊藿20克，川芎20克，白芍20克，桂枝15克，杜仲20克，珍珠母50克（先煎）。

水煎取汁，一日分二次温服。七剂。

2000年12月5日三诊：关节疼痛减轻。

处方：党参30克，白术20克，茯苓20克，当归15克，黄芪50克，桑寄生50克，木瓜20克，续断20克，淫羊藿20克，川芎20克，白芍20克，桂枝15克，杜仲20克，珍珠母50克（先煎）。

水煎取汁，一日分二次温服。七剂。

2）风寒夹湿、痹阻头项肩背经络。

临床表现以头及肩背疼痛等为主要特点，治以祛风散寒、除湿通络，方用羌活胜湿汤加减治疗。

【病例】

姜某，女，55岁。

2008年8月27日一诊：自诉一年前受风后肩背疼痛，不可回顾，头痛身重，舌淡，苔白滑，脉沉弱无力。

处方：羌活胜湿汤加减。

羌活20克，独活20克，防风20克，蔓荆子20克，藁本20克，川芎20克，续断20克，天麻20克，杜仲20克，连翘20克，薏苡仁20克，木瓜20克，豨莶草20克。

水煎取汁，一日分二次温服。七剂。

2008年9月3日二诊：肩背疼痛减轻，但自觉关节骨缝间疼痛，舌淡，苔滑，脉沉。

处方：羌活胜湿汤加减。

羌活20克，独活20克，防风20克，蔓荆子20克，藁本20克，川芎20克，续断20克，天麻20克，杜仲20克，薏苡仁20克，木瓜20克，豨莶草20克，狗脊20克。

水煎取汁，一日分二次温服。七剂。

2008年9月10日三诊：肩背及头痛减轻。

处方：羌活胜湿汤加减。

羌活20克，独活20克，防风20克，蔓荆子20克，藁本20克，川芎20克，续断20克，天麻20克，杜仲20克，薏苡仁30克，木瓜20克，豨莶草20克，狗脊20克。

水煎取汁，一日分二次温服。七剂。

（2）瘀血阻滞

治以活血化瘀、通络止痛，方用身痛逐瘀汤加减治疗。

【病例】

王某，女，45岁。

1996年11月4日一诊：上肢关节疼痛，时双手麻木，左下肢痛，痛有定处，遇风寒或阴雨天气肢体疼痛加重，舌质暗，苔薄，脉沉弱。

处方：身痛逐瘀汤加减。

秦艽15克，桃仁20克，羌活20克，没药15克，地龙20克，杜仲20克，续断20克，狗脊20克，骨碎补20克，淫羊藿15克，赤芍20克，木瓜15克。

水煎取汁，一日分二次温服。七剂。

1996年11月11日二诊：时手麻，余症好转。

处方：上方减杜仲，加豨莶草20克。

水煎取汁，一日分二次温服。七剂。

1996年11月18日三诊：诸症好转。

处方：身痛逐瘀汤加减。

秦艽15克，桃仁20克，羌活20克，没药15克，地龙20克，杜仲20克，续断20克，狗脊20克，骨碎补20克，淫羊藿15克，赤芍20克，木瓜15克，豨莶草20克。

水煎取汁，一日分二次温服。七剂。

（3）痰湿痹阻

治以除湿通络、理气健脾，方用五皮散合五苓散加减治疗。

【病例】

江某，女，68岁。

1996年10月18日一诊：四肢关节沉重，肿胀疼痛，左手足麻木，头晕，面色淡白，舌淡，苔腻，脉滑。

处方：五皮散合五苓散加减。

茯苓30克，陈皮15克，姜皮15克，大腹皮20克，白术20克，泽泻30克，桂枝20克，黄芪50克，薏苡仁50克，五加皮20克，地龙20克，鸡血藤25克。

水煎取汁，一日分二次温服。四剂。

1996年10月23日二诊：便溏，日3~4次。

处方：继服上方。

水煎取汁，一日分二次温服。四剂。

1996年10月29日三诊：四肢关节沉重疼痛，头面肢肿，手足麻木腿痛，乏力。

处方：黄芪50克，制川乌10克（先煎），白术20克，茯苓30克，薏苡仁50克，泽泻30克，五加皮20克，地龙20克，陈皮15克，大腹皮20克，鸡血藤25克，豨莶草50克，太子参20克。

水煎取汁，一日分二次温服。六剂。

1996年11月5日四诊：手麻而不肿，面已不肿，多梦，症好转。

处方：黄芪50克，白术20克，茯苓30克，薏苡仁50克，泽泻30克，五加皮20克，地龙20克，陈皮15克，大腹皮20克，鸡血藤25克，制川乌10克（先煎），豨莶草50克，太子参20克。

水煎取汁，一日分二次温服。六剂。

（4）肝肾亏虚，兼风湿阻络。

治以补养肝肾、祛风除湿通络，方用自拟补肾除痹证方加减治疗。自拟痹证方药物组成：杜仲20克、续断20克、桑寄生20克、狗脊20克、骨碎补20克、威灵仙20克、木瓜20克、青风藤20克、海桐皮20克、五加皮20克、豨莶草20克。

【病例】

李某，男，67岁。

2014年2月11日一诊：肢体关节疼痛，时轻时重，日久不愈，近日下肢关节疼痛肿胀，以左下肢为甚，遇寒加重，腰膝酸软不适，两目干涩，畏寒舌淡，苔薄，脉沉弦。自诉风湿性关节炎病史十几年。

处方：自拟痹证方加减。

杜仲20克，续断20克，桑寄生20克，狗脊20克，骨碎补20克，威灵仙30克，木瓜30克，青风藤30克，海桐皮20克，五加皮20克，豨莶草30克，白术20克，茯苓20克，桃仁20克，伸筋草20克，赤芍20克，茺蔚子20克，石决明20克（先煎）。

水煎取汁，一日分二次温服。七剂。

2014年2月20日二诊：下肢关节疼痛肿胀明显减轻，五心烦热，手足热，眼干涩，舌红，少苔，脉沉。

处方：自拟痹证方加减。

杜仲20克，续断20克，桑寄生20克，狗脊20克，骨碎补20克，威灵仙30克，木瓜30克，青风藤30克，海桐皮20克，五加皮20克，豨莶草30克，黄柏10克，知母10克，生地黄30克，黄芪50克，太子参20克，茺蔚子20克。

水煎取汁，一日分二次温服。七剂。

2014年2月27日三诊：下肢关节疼痛肿胀明显减轻。

处方：自拟痹证方加减。

杜仲20克，续断20克，桑寄生20克，狗脊20克，骨碎补20克，威灵仙30克，木瓜30克，青风藤30克，海桐皮20克，五加皮20克，豨莶草30克，生地黄30克，黄芪50克，太子参20克，茺蔚子20克。

水煎取汁，一日分二次温服。七剂。

（5）气虚血瘀。

治以补气活血通络，方用补阳还五汤加减治疗。

【病例】

郭某，女，62岁。

2008年2月6日一诊：膝关节肿胀疼痛，发热，屈伸不利，甚则不能行走，活动增多时加重，休息后减轻，手指关节冷痛，乏力倦怠，自汗，口干，舌淡，苔薄，脉沉弦无力。自诉膝关节滑膜炎、骨质增生、风湿性关节炎病史多年。

处方：补阳还五汤合四妙散加减。

黄芪20克，当归15克，桃仁10克，赤芍20克，桂枝10克，白芍20克，黄柏10克，苍术15克，薏苡仁50克，牛膝20克，生地黄30克，知母10克，桑寄生20克，伸筋草20

克，木瓜20克，威灵仙20克。

水煎取汁，一日分二次温服。七剂。

2008年2月13日二诊：下肢膝部不热，但仍沉重疼痛肿胀无力。

处方：上方减生地黄、黄柏、苍术、伸筋草、桑寄生，加干姜5克、甘草10克、茯苓20克、白术20克。

水煎取汁，一日分二次温服。七剂。

2008年2月23日三诊：诸症悉减。

处方：黄芪20克，当归15克，桃仁10克，赤芍20克，桂枝10克，白芍20克，薏苡仁50克，牛膝20克，知母10克，木瓜20克，威灵仙20克，茯苓30克，白术30克，煅牡蛎50克（先煎），青风藤20克，徐长卿20克。

水煎取汁，一日分二次温服。七剂。

2. 脉痹

（1）血瘀寒凝。

治以活血化瘀、温经散寒，方用自拟刘寄奴活血方加减治疗。自拟刘寄奴活血方药物组成：刘寄奴20克、苏木20克、土鳖虫20克、桃仁20克、赤芍20克、鸡血藤20克、牛膝20克、红花20克。

【病例】

温某，女，42岁。

1996年11月11日一诊：双下肢小腿部疼痛肿胀，皮色紫暗，站立或劳累后加重，舌淡，苔薄，脉沉弦。自诉患血栓闭塞性脉管炎病史多年。

处方：自拟刘寄奴活血方加减。

刘寄奴20克，土鳖虫15克，桃仁20克，赤芍20克，鸡血藤20克，牛膝15克，生地黄25克，桑寄生50克，续断20克，地龙20克，白芍15克，枳实15克。

水煎取汁，一日分二次温服。四剂。

1996年11月15日二诊：双下肢小腿部疼痛肿胀症减。

处方：自拟刘寄奴活血方加减。

刘寄奴20克，土鳖虫15克，桃仁20克，赤芍20克，鸡血藤20克，牛膝15克，桑寄生50克，续断20克，地龙20克，白芍15克，狗脊20克，骨碎补20克。

水煎取汁，一日分二次温服。七剂。

1996年11月22日三诊：症好转。

处方：自拟刘寄奴活血方加减。

刘寄奴20克，土鳖虫15克，桃仁20克，赤芍20克，鸡血藤20克，牛膝15克，桑寄生50克，续断20克，地龙20克，白芍15克，枳实15克，狗脊20克，骨碎补20克。

水煎取汁，一日分二次温服。七剂。

（2）血虚寒凝。

治以温经散寒，养血通脉，方用当归四逆汤加减治疗。

【病例】

郑某，女，54岁。

1996年12月6日一诊：手指末梢有麻木、冷痛，手指皮肤发绀，下肢及足畏寒喜热，身倦乏力，舌淡，苔薄，脉沉细弱。

处方：当归四逆汤加减。

当归20克，桂枝20克，白芍15克，细辛5克，通草5克，甘草10克，制川乌5克（先煎），附子20克（先煎），豨莶草50克，鸡血藤20克，红参10克（另煎），地龙15克。

水煎取汁，一日分二次温服。七剂。

1996年12月13日二诊：症好转，以前足如履冰，现已转温，但头晕，视物昏蒙。

处方：上方加决明子20克、木贼20克。

水煎取汁，一日分二次温服。七剂。

1996年12月20日三诊：症好转，以前足如履冰，现已转温。

处方：当归四逆汤加减。

当归20克，桂枝20克，白芍15克，细辛5克，通草5克，甘草10克，制川乌5克（先煎），附子20克（先煎），豨莶草50克，鸡血藤20克，红参10克（另煎），地龙15克，决明子20克。

水煎取汁，一日分二次温服。七剂。

（3）阳虚寒凝。

治以温阳补血、散寒通滞，方用阳和汤加减治疗。

【病例】

刘某，男，63岁。

1996年10月28日一诊：下肢麻木，双足冷痛，足跟酸痛，手指末梢有麻木、冷痛，手指皮肤苍白，经保暖后，皮色变潮红，则有温热和胀感，继而皮色恢复正常，畏寒甚，舌淡胖有齿痕，苔滑，脉沉弦细。

处方：阳和汤加减。

熟地黄25克，鹿角胶15克（烊化），麻黄5克（先煎去上沫），白芥子5克，当归20克，白芍20克，黄芪30克，桂枝15克，制川乌5克（先煎），附子20克（先煎），鸡血藤30克，没药15克。

水煎取汁，一日分二次温服。四剂。

1996年11月4日二诊：上症减，眩晕，乏力，气短，气喘。

处方：上方减白芍、附子、桂枝，加白芥子至5克、鸡血藤至50克、豨莶草50克、地龙20克、炙草乌5克（先煎）。

水煎取汁，一日分二次温服。四剂。

1996年11月8日三诊：上症减，近日胸闷心悸气短，甚则胸痛，舌质暗，脉沉弦。自诉心绞痛病史多年。

处方：丹参20克，川芎20克，葛根20克，桑寄生50克，青皮10克，枳实10克，降香10克（后下），制川乌5克（先煎），豨莶草50克，地龙20克，牛膝20克，黄芪50克，补骨脂20克。

水煎取汁，一日分二次温服。四剂。

1996年11月14日四诊：手足麻木冷痛，胸闷心悸气短，甚则胸痛，面部及口唇颜色淡白。

处方：川芎15克，五味子15克，太子参30克，白术20克，茯苓20克，当归20克，白芍20克，黄芪50克，附子10克（先煎），豨莶草50克，桂枝20克，补骨脂20克，党参20

克，葛根15克。

水煎取汁，一日分二次温服。五剂。

1996年11月20日五诊：诸症悉减，昨夜肠鸣腹泻。

处方：上方加附子至15克、当归至30克、甘草10克。

水煎取汁，一日分二次温服。五剂。

1996年12月2日六诊：诸症悉减，面色萎黄，鼻流清涕。

处方：上方减附子、桂枝，豨莶草至20克，加枳壳10克，补骨脂增至30克。

水煎取汁，一日分二次温服。四剂。

1996年12月16日七诊：咳嗽痰少，下肢肿，身倦乏力，纳食尚可。尿常规检查正常。

处方：防己黄芪汤合五皮散、五苓散加减。

黄芪70克，防己15克，茯苓20克，大腹皮15克，陈皮15克，生姜皮10克，白术20克，泽泻30克，猪苓15克，黄精15克，旱莲草50克，薏苡仁50克，当归15克。

水煎取汁，一日分二次温服。七剂。

（九）气血津液病证

1. 郁证

（1）肝气郁结。

治以疏肝解郁，方用柴胡疏肝散加减治疗。

【病例】

侯某，女，50岁。

2008年11月5日一诊：精神抑郁，情绪不宁，胸闷，气短，善叹息，乳胀，胁肋胀满，纳呆，舌淡，苔薄腻，脉弦。自诉乳腺癌术后，化疗1次。

处方：柴胡疏肝散加减。

柴胡10克，当归15克，白芍20克，白术20克，茯苓20克，枳壳10克，苍术10克，木香10克（后下），瓜蒌20克，王不留行20克，路路通20克，半枝莲20克，白花蛇舌草20克，陈皮20克，青皮20克，檀香10克（后下）。

水煎取汁，一日分二次温服。七剂。

2008年11月13日二诊：胸闷气短减，乳胀减。

处方：柴胡疏肝散加减。

柴胡10克，当归15克，白芍20克，白术20克，茯苓20克，枳壳10克，苍术10克，木香10克（后下），瓜蒌20克，王不留行20克，路路通20克，半枝莲20克，白花蛇舌草20克，陈皮20克，青皮20克，檀香10克（后下），连翘20克，金银花20克。

水煎取汁，一日分二次温服。七剂。

2008年11月20日三诊：诸症悉减。

处方：柴胡疏肝散加减。

柴胡10克，当归15克，白芍20克，白术20克，茯苓20克，枳壳10克，木香10克（后下），瓜蒌20克，王不留行20克，路路通20克，半枝莲20克，白花蛇舌草20克，陈皮20克，青皮20克，檀香10克（后下），连翘20克。

水煎取汁，一日分二次温服。七剂。

（2）气郁化火。

治以疏肝解郁、清泻肝火，方用自拟行气方加减治疗。

【病例】

周某，女，43岁。

2001年1月8日一诊：性情急躁易怒，自觉剑突下痞满，腹胀，咽中如有物梗塞，失眠，舌红，苔黄，脉沉数。

处方：自拟行气方加减。

牡丹皮10克，栀子10克，青皮20克，枳实20克，厚朴10克，陈皮20克，木香15克（后下），郁金20克，槟榔10克，莱菔子30克，砂仁10克（后下），酸枣仁20克，白豆蔻10克（后下），珍珠母50克（先煎）。

水煎取汁，一日分二次温服。二剂。

2001年1月12日二诊：腹胀减，失眠好转，余症同前。

处方：上方加党参30克、白术20克。

水煎取汁，一日分二次温服。三剂。

2001年2月5日三诊：食少，腹胀，心悸，余症好转。

处方：上方加瓜蒌30克、远志20克。

水煎取汁，一日分二次温服。二剂。

2001年2月8日四诊：眠可，腹胀减轻，但食后腹胀加重，纳少，余症好转。

处方：山楂15克，神曲15克，麦芽15克，茯苓20克，厚朴20克，枳壳20克，鸡内金15克，槟榔10克，青皮20克，瓜蒌30克，木香15克（后下），酸枣仁20克，远志20克，白豆蔻10克（后下），珍珠母50克（先煎），砂仁10克（后下），首乌藤20克。

水煎取汁，一日分二次温服。四剂。

2001年2月13日五诊：上症均好转。

处方：上方加远志20克。

水煎取汁，一日分二次温服。七剂。

（3）痰气郁结。

治以行气开郁、化痰散结，方用半夏厚朴汤加减治疗。

【病例】

姜某，女，60岁。

2008年9月1日一诊：自觉胸前及后背有气上冲至咽，咽干赤不适，头目胀痛，乏力，舌淡，苔薄，脉弦。

处方：补中益气汤加减。

黄芪50克，党参20克，白术20克，升麻20克，柴胡20克，陈皮20克，当归20克，石决明20克（先煎），丹参20克，降香10克（后下），檀香10克（后下），蔓荆子20克，天麻20克，枳实20克，厚朴20克，青皮20克。

水煎取汁，一日分二次温服。七剂。

2008年9月16日二诊：上症好转，近日咽中不适，如有异物，口苦，烦躁易怒，失眠多梦，舌红，苔薄，脉沉弦。

处方：半夏厚朴汤加减。

半夏20克，茯苓20克，厚朴20克，紫苏20克，牡丹皮10克，栀子10克，葛根20克，木香10克（后下），枳壳20克，陈皮20克，连翘20克，川芎20克，珍珠母50克（先煎），生牡蛎50克（先煎），木蝴蝶20克。

水煎取汁，一日分二次温服。七剂。

2008年9月23日三诊：咽中不适，失眠多梦。

处方：半夏厚朴汤加减。

半夏20克，茯苓20克，厚朴20克，紫苏20克，牡丹皮10克，栀子10克，葛根20克，木香10克（后下），枳壳20克，陈皮20克，川芎20克，珍珠母50克（先煎），生牡蛎50克（先煎），木蝴蝶20克。

水煎取汁，一日分二次温服。七剂。

（4）痰热郁结。

治以清热化痰，方用小陷胸汤加减治疗。

【病例】

唐某，男，43岁。

1996年11月8日一诊：胸部闷塞，性情烦躁，心悸，胃脘胀满，眠差，舌红，苔黄腻，脉弦数。

处方：小陷胸汤加减。

瓜蒌30克，半夏20克，黄连5克，青皮20克，枳实20克，厚朴10克，佛手20克，陈皮20克，木香15克（后下），酸枣仁15克，珍珠母50克（先煎），远志15克，牡丹皮15克，栀子15克。

水煎取汁，一日分二次温服。七剂。

1996年11月22日二诊：胸部闷塞症状减轻，头窜痛而晕。

处方：芎芷石膏汤加减。

川芎30克，白芷20克，石膏20克（先煎），菊花20克，羌活20克，藁本15克，葛根20克，荆芥穗15克，蔓荆子20克，酸枣仁15克，远志15克，珍珠母50克（先煎）。

水煎取汁，一日分二次温服。七剂。

1996年11月29日三诊：胸部闷塞症状减轻。

处方：小陷胸汤加减。

瓜蒌30克，半夏20克，黄连5克，青皮20克，枳实20克，厚朴10克，佛手20克，陈皮20克，木香10克（后下），酸枣仁20克，珍珠母50克（先煎），远志15克。

水煎取汁，一日分二次温服。七剂。

（5）阴虚火旺。

治以滋阴降火，方用大补阴丸或六味地黄丸加减治疗。

【病例】

田某，女，38岁。

1996年11月15日一诊：烦躁易怒，时烘热，五心烦热，牙龈疼痛，腰膝酸软疼痛，喜热畏寒，夜尿频，身倦，乏力，舌红，苔黄，脉沉弦。

处方：大补阴丸加减。

黄柏5克，知母5克，生地黄20克，枸杞子20克，黄芪20克，红参10克（另煎），龟甲15克（先煎），鹿角胶10克（烊化），淫羊藿15克，山茱萸15克，狗脊15克，骨碎补

15 克。

水煎取汁，一日分二次温服。三剂。

1996 年 11 月 18 日二诊：腰痛，口干，舌燥，身倦，乏力，余症好转。

处方：六味地黄丸加减。

生地黄 40 克，山茱萸 20 克，山药 20 克，牡丹皮 15 克，茯苓 15 克，泽泻 20 克，玉竹 20 克，黄精 20 克，女贞子 20 克，枸杞子 15 克，枳壳 15 克，石斛 15 克，五味子 5 克。

水煎取汁，一日分二次温服。三剂。

1996 年 11 月 21 日三诊：腰仍痛，盗汗，口干，余症减轻。

处方：六味地黄丸加减。

生地黄 40 克，山茱萸 20 克，山药 20 克，牡丹皮 15 克，茯苓 15 克，泽泻 20 克，黄精 20 克，女贞子 20 克，枸杞子 15 克，石斛 15 克，五味子 5 克，黄芪 20 克，煅牡蛎 50 克（先煎）。

水煎取汁，一日分二次温服。三剂。

1996 年 11 月 25 日四诊：腰痛减，自觉胃中满闷，手足热，余症好转。

处方：小陷胸汤加减。

瓜蒌 25 克，半夏 20 克，黄连 5 克，枳实 20 克，青皮 15 克，豨莶草 50 克，茵陈 15 克，红豆蔻 10 克（后下），五味子 10 克，白芍 20 克，黄精 30 克，煅牡蛎 50 克（先煎），生地黄 20 克，枸杞子 20 克。

水煎取汁，一日分二次温服。三剂。

1996 年 11 月 28 日五诊：口干舌燥，口中黏腻，余症好转。

处方：自拟养胃阴方加减。

石斛 20 克，枇杷叶 15 克，玉竹 20 克，沙参 20 克，五味子 20 克，枸杞子 20 克，黄精 20 克，生牡蛎 50 克（先煎），山茱萸 20 克，白芍 20 克，石菖蒲 20 克，生地黄 15 克，麦冬 20 克。

水煎取汁，一日分二次温服。三剂。

1996 年 12 月 3 日六诊：仍觉口干，余症减轻。

处方：自拟养胃阴方加减。

石斛 20 克，枇杷叶 20 克，玉竹 20 克，沙参 20 克，麦冬 20 克，生地黄 20 克，枸杞子 20 克，白芍 20 克，生牡蛎 20 克（先煎），山药 20 克，白术 20 克，黄精 20 克。

水煎取汁，一日分二次温服。三剂。

1996 年 12 月 9 日七诊：口干减轻，咽痛，余症均好转。

处方：玉竹 15 克，升麻 10 克，葛根 15 克，白芷 15 克，青木香 15 克，连翘 15 克，荆芥穗 15 克，玄参 10 克，沙参 15 克，金银花 15 克，重楼 10 克，板蓝根 20 克。

水煎取汁，一日分二次温服。三剂。

2. 水肿

（1）脾阳虚衰。

治以健脾温阳利水，方用实脾饮、导水茯苓汤、防己黄芪汤合五皮饮加减治疗。

【病例】

张某，女，41 岁。

2008年2月20日一诊：头面肢体浮肿，腰以下为甚，按之凹陷不易恢复，脘腹胀闷，纳减便溏，面色不华，神倦肢冷，小便短少，眠差，舌淡，苔薄，脉沉弱。

处方：实脾饮加减。

黄芪50克，白术20克，茯苓30克，泽泻30克，猪苓20克，薏苡仁50克，通草10克，车前子20克（包煎），木瓜20克，枳壳30克，草果15克（后下），青皮20克，厚朴20克，大腹皮20克，槟榔10克，远志20克。

水煎取汁，一日分二次温服。七剂。

2008年2月26日二诊：浮肿减轻，大便正常，仍眠差，余症同前。

处方：实脾饮加减。

黄芪50克，白术20克，茯苓30克，泽泻30克，猪苓20克，薏苡仁50克，车前子20克（包煎），木瓜20克，枳壳30克，青皮20克，厚朴20克，大腹皮20克，槟榔10克，远志20克，酸枣仁20克，珍珠母50克（先煎）。

水煎取汁，一日分二次温服。七剂。

2008年3月19日三诊：头面浮肿，下肢不肿，右胁痛，余症好转。

处方：实脾饮加减。

黄芪50克，白术20克，茯苓30克，泽泻30克，猪苓20克，薏苡仁50克，通草10克，车前子20克（包煎），木瓜20克，枳壳30克，草果15克（后下），青皮20克，厚朴20克，大腹皮20克，槟榔10克，远志20克，防风15克，木香10克（后下），党参30克。

水煎取汁，一日分二次温服。七剂。

2008年3月27日四诊：诸症好转。

处方：实脾饮加减。

黄芪50克，白术20克，茯苓30克，泽泻30克，猪苓20克，薏苡仁50克，车前子20克（包煎），木瓜20克，枳实20克，青皮20克，厚朴20克，大腹皮20克，附子10克（先煎），珍珠母50克（先煎）。

水煎取汁，一日分二次温服。七剂。

（2）肾阳衰微。

治以温肾助阳、化气利水，方用真武汤加减治疗。

【病例】

陈某，男，52岁。

1996年11月5日一诊：面浮身肿二十余日，腰以下尤甚，按之凹陷不起，腰部酸重，下肢冷，小便不利，纳食正常，舌体胖大，苔白滑，两尺脉弱。血压：130/90mmHg，西医检查诊断为肾结石、前列腺炎。

处方：真武汤加减。

附子5克（先煎），茯苓20克，白术20克，白芍20克，生姜10克，车前子15克（包煎），牛膝20克，肉桂5克（后下），泽泻30克，黄芪50克，山药20克，豨莶草15克，薏苡仁50克。

水煎取汁，一日分二次温服。七剂。

1996年11月16日二诊：面仍略浮肿，腰痛减。

处方：真武汤合防己黄芪汤加减。

附子15克（先煎），茯苓30克，白术20克，白芍30克，生姜皮10克，黄芪50克，防己 30 克，桂枝 15 克，薏苡仁 50 克，泽泻 30 克，金钱草 50 克，鸡内金 15 克，枸杞子 20 克。

水煎取汁，一日分二次温服。十剂。

1996 年 11 月 23 日三诊：面仍略浮肿，腰痛减。

处方：真武汤合防己黄芪汤加减。

附子 10 克（先煎），茯苓 30 克，白术 20 克，白芍 30 克，生姜皮 10 克，黄芪 50 克，防己 30 克，桂枝 15 克，薏苡仁 50 克，泽泻 30 克，金钱草 50 克，鸡内金 15 克，枸杞子 20 克。

水煎取汁，一日分二次温服。十剂。

（3）瘀水互结

1）气虚兼瘀水互结。

治以益气活血利水，方用自拟补气活血利水方加减治疗。

【病例】

左某，女，30 岁。

2008 年 8 月 4 日一诊：面浮身肿，腰以下尤甚，按之凹陷不起，腰部酸重，小便不利，劳则诸症加重，月经过后肢体酸痛不适，舌淡，苔白，脉沉弱。实验室检查示：肌酐、尿酸均稍高，尿蛋白（++），尿潜血（+）。患者自诉妊娠期高血压之后出现肾功能不全，乳腺小叶增生。

处方：自拟补气活血利水方加减。

黄芪 80 克，白术 20 克，茯苓 20 克，泽兰 20 克，益母草 20 克，王不留行 20 克，路路通 20 克，杜仲 20 克，续断 20 克，巴戟天 20 克，桑寄生 20 克，枸杞子 20 克，党参 30 克，牡丹皮 10 克，白芍 20 克，小蓟 10 克。

水煎取汁，一日分二次温服。七剂。

2008 年 8 月 19 日二诊：头晕，余症同前。

处方：自拟补气活血利水方加减。

黄芪 80 克，白术 20 克，茯苓 20 克，泽兰 20 克，益母草 20 克，王不留行 20 克，路路通 20 克，杜仲 20 克，续断 20 克，巴戟天 20 克，桑寄生 50 克，枸杞子 20 克，党参 30 克，白芍 20 克，豨莶草 20 克，丝瓜络 20 克，罗布麻 20 克，大黄 5 克（后下）。

水煎取汁，一日分二次温服。七剂。

2008 年 11 月 13 日三诊：腰酸，小便不适感减轻，偶有头晕，舌淡，苔白，脉沉弱。

处方：自拟补气活血利水方合加减。

黄芪 50 克，益母草 20 克，泽兰 20 克，王不留行 20 克，路路通 20 克，杜仲 20 克，桑寄生 50 克，葛根 20 克，党参 20 克，石决明 20 克（先煎），钩藤 20 克（后下），小蓟 10 克，珍珠母 50 克（先煎），草果 10 克（后下），大黄 10 克（后下）。

水煎取汁，一日分二次温服。四剂。

2009 年 9 月 30 日四诊：现失眠，便秘，面部痤疮，乏力，余症好转。

处方：自拟补气活血利水方加减。

黄芪 200 克，白术 20 克，茯苓 20 克，泽兰 20 克，益母草 20 克，王不留行 20 克，路路通 20 克，石菖蒲 20 克，柏子仁 20 克，大黄 15 克（后下），草果 20 克（后下），枸杞子 20 克，远志 20 克，酸枣仁 20 克，薏苡仁 50 克，地肤子 50 克，天葵子 20 克。

水煎取汁，一日分二次温服。七剂。

2）阳不化气、兼瘀水互结。

治以活血化瘀、通阳行水，方用五苓散加减治疗。

【病例】

唐某，女，42岁。

2001年2月9日一诊：两目浮肿，经行不畅，色黑有块，腰及少腹冷痛，心悸胸闷，少寐多梦，舌淡，苔薄，脉沉弦。

处方：五苓散加减。

益母草20克，泽兰20克，当归15克，白芍20克，白茅根20克，茯苓30克，泽泻30克，白术20克，猪苓20克，肉桂10克（后下），车前子20克（包煎），桃仁20克，白茅根20克。

水煎取汁，一日分二次温服。三剂。

2001年2月13日二诊：目肿减。

处方：五苓散加减。

益母草20克，泽兰20克，当归15克，白芍20克，白茅根20克，茯苓30克，泽泻30克，白术20克，猪苓20克，肉桂10克（后下），车前子20克（包煎），木瓜20克，杜仲20克，续断20克。

水煎取汁，一日分二次温服。六剂。

2001年2月19日三诊：浮肿、腰痛减。

处方：五苓散加减。

益母草20克，泽兰20克，当归15克，白芍20克，白茅根20克，茯苓30克，泽泻30克，白术20克，猪苓20克，车前子20克（包煎），杜仲20克，续断20克，木瓜30克，通草10克。

水煎取汁，一日分二次温服。三剂。

2001年2月22日四诊：时心悸，余症减。

处方：五苓散加减。

益母草20克，泽兰20克，当归15克，白芍20克，白茅根20克，茯苓30克，泽泻30克，白术20克，猪苓20克，肉桂10克（后下），车前子20克（包煎），白茅根20克。

水煎取汁，一日分二次温服。七剂。

3. 汗证

（1）营卫不和。

治以调和营卫，方用桂枝汤合玉屏风散、牡蛎散加减。

【病例】

杜某，女，26岁。

2014年2月21日一诊：自汗，盗汗，手足冷，腰膝酸软疼痛，舌淡，苔薄，脉沉弱。

处方：桂枝汤合玉屏风散、牡蛎散加减。

黄芪50克，白术30克，防风10克，桂枝20克，白芍20克，炙甘草10克，煅龙骨30克（先煎），煅牡蛎50克（先煎），浮小麦20克，酸枣仁20克，金樱子20克，山茱萸20克，莲须20克，淫羊藿20克，杜仲20克，续断20克。

水煎取汁，一日分二次温服。七剂。

2014年2月28日二诊：自汗、盗汗减轻，时腹痛。

处方：桂枝汤合玉屏风散、牡蛎散加减。

黄芪50克，白术30克，防风10克，桂枝20克，白芍20克，炙甘草10克，煅龙骨30克（先煎），煅牡蛎50克（先煎），浮小麦20克，酸枣仁20克，金樱子20克，山茱萸20克，莲须20克，淫羊藿20克，杜仲20克，续断20克，乌药20克。

水煎取汁，一日分二次温服。七剂。

2014年3月5日三诊：自汗、盗汗减轻。

处方：桂枝汤合玉屏风散、牡蛎散加减。

黄芪50克，白术30克，防风10克，桂枝20克，白芍20克，炙甘草10克，煅龙骨30克（先煎），煅牡蛎50克（先煎），浮小麦20克，酸枣仁20克，金樱子20克，山茱萸20克，莲须20克，淫羊藿20克，杜仲20克，续断20克。

水煎取汁，一日分二次温服。七剂。

（2）阳虚不固。

治以温阳补气固摄，方用桂枝汤合玉屏风散、牡蛎散加附子等。

【病例】

周某，女，50岁。

2008年3月24日一诊：盗汗，头、前胸汗出多，手足热，手关节痛，腰及下肢畏寒喜热，舌尖灼热感，苔薄边有齿痕，脉沉细。

处方：桂枝汤合玉屏风散、牡蛎散加附子等。

黄芪50克，白术30克，防风20克，桂枝20克，白芍20克，炙甘草10克，煅牡蛎50克（先煎），浮小麦20克，金樱子20克，酸枣仁20克，山茱萸20克，五味子10克，珍珠母50克（先煎），杜仲20克，续断20克，附子5克（先煎）。

水煎取汁，一日分二次温服。四剂。

2008年3月31日二诊：仍盗汗，余症同前。

处方：桂枝汤合玉屏风散、牡蛎散加附子等。

黄芪50克，白术30克，防风20克，桂枝20克，白芍20克，炙甘草10克，煅牡蛎50克（先煎），浮小麦20克，金樱子20克，酸枣仁20克，山茱萸20克，五味子10克，珍珠母50克（先煎），杜仲20克，当归15克，附子5克（先煎）。

水煎取汁，一日分二次温服。七剂。

2008年4月7日三诊：盗汗减轻，余症同前。

处方：桂枝汤合玉屏风散、牡蛎散加附子等。

黄芪50克，白术30克，防风20克，桂枝20克，白芍20克，炙甘草10克，煅牡蛎50克（先煎），浮小麦20克，金樱子20克，酸枣仁20克，山茱萸20克，五味子10克，珍珠母50克（先煎），杜仲20克，巴戟天20克，附子5克（先煎）。

水煎取汁，一日分二次温服。四剂。

2008年4月14日四诊：汗出已少，畏寒，手关节痛减，余症好转。

处方：桂枝汤合玉屏风散、牡蛎散加附子等。

黄芪50克，白术30克，防风20克，桂枝20克，白芍20克，炙甘草10克，煅牡蛎50克（先煎），金樱子20克，酸枣仁20克，山茱萸20克，五味子10克，珍珠母50克（先煎），杜仲20克，巴戟天20克，附子3克（先煎），淫羊藿20克。

水煎取汁，一日分二次温服。七剂。

2008年4月21日四诊：诸症悉减。

处方：桂枝汤合玉屏风散、牡蛎散加附子等。

黄芪50克，白术30克，防风20克，桂枝20克，白芍20克，炙甘草10克，煅牡蛎50克（先煎），金樱子20克，酸枣仁20克，山茱萸20克，五味子10克，珍珠母50克（先煎），莲须20克，巴戟天20克，杜仲20克，补骨脂20克。

水煎取汁，一日分二次温服。七剂。

（3）阴虚火旺。

治以滋阴降火，方用当归六黄汤加减等。

【病例】

王某，男，30岁。

1997年1月8日一诊：自汗，盗汗，五心烦热，嗜睡，身倦，乏力，易感冒，腰膝酸软疼痛，舌红，苔少，脉沉数无力。

处方：黄芪50克，黄芩20克，黄连5克，黄柏10克，生地黄20克，熟地黄30克，当归15克，白术20克，防风5克，五味子15克，山茱萸15克，煅牡蛎50克（先煎）。

水煎取汁，一日分二次温服。三剂。

1996年1月11日二诊：自汗、盗汗减轻，夜寐欠佳，余症好转。

处方：当归六黄汤加减。

黄芪50克，黄芩20克，黄连5克，黄柏10克，生地黄20克，熟地黄30克，当归15克，白术20克，防风5克，五味子15克，山茱萸20克，煅牡蛎50克（先煎），麻黄根15克。

水煎取汁，一日分二次温服。三剂。

1996年1月14日三诊：自汗、盗汗减轻，余症好转。

处方：当归六黄汤加减。

黄芪50克，黄芩20克，黄连5克，黄柏10克，生地黄20克，熟地黄30克，当归15克，白术20克，防风5克，五味子10克，山茱萸20克，煅牡蛎50克（先煎），麻黄根15克。

水煎取汁，一日分二次温服。七剂。

4. 痰饮

（1）饮停心下。

治以温阳化饮、健脾利水，方用苓桂术甘汤加减。

【病例】

申某，男，38岁。

2008年6月19日一诊：自述近日感到背部寒冷如手掌大小，虽加厚衣服亦不能使其温暖，头晕，困倦，双肩沉重，饮食二便正常，舌质淡，苔薄白滑，脉沉细无力。

处方：苓桂术甘汤加减。

茯苓30克，桂枝20克，白术20克，甘草10克，佩兰20克，白豆蔻10克（后下），泽泻20克，薏苡仁50克，珍珠母50克（先煎）。

水煎取汁，一日分二次温服。七剂。

2008年6月27日二诊：背部寒冷减轻，双肩沉重减轻。

处方：苓桂术甘汤加减。

茯苓30克，桂枝20克，白术20克，甘草10克，佩兰20克，白豆蔻10克（后下），泽泻20克，薏苡仁50克，半夏20克，枳壳15克，蔓荆子20克。

水煎取汁，一日分二次温服。七剂。

（2）饮停胸肺。

治以温肺化饮，方用苓甘五味姜辛汤加减。

【病例】

赵某，男，63岁。

2001年1月3日一诊：咳痰量多，清稀色白，心前区刺痛，不能平卧，呼吸困难，食后饮水腹胀，饮食无味，便溏，舌淡，苔白，脉弦滑。

处方：苓甘五味姜辛汤合枳实薤白桂枝汤加减。

桂枝15克，茯苓30克，五味子10克，细辛5克，干姜5克，瓜蒌30克，薤白20克，半夏20克，厚朴20克，青皮20克，莱菔子30克，枳壳20克，丹参20克。

水煎取汁，一日分二次温服。四剂。

2001年1月8日二诊：近日感冒，咳嗽痰多，胸闷，咽赤，鼻干，鼻衄，舌红，苔薄黄，脉稍数。

处方：桑菊饮加减。

菊花20克，桑叶20克，桔梗15克，连翘20克，苦杏仁20克，鱼腥草50克，藕节20克，大青叶20克，前胡20克，浙贝母20克，白花蛇舌草20克，黄芩20克。

水煎取汁，一日分二次温服。四剂。

2001年1月15日三诊：时咳，痰少，鼻衄，小便余沥不净，腹胀可，余症均好转，舌红，少苔，脉细数。

处方：生地黄20克，玄参20克，白芍30克，麦冬20克，牡丹皮10克，女贞子20克，白及20克，槐花20克，藕节20克，莲须30克，煅牡蛎50克（先煎），煅龙骨20克（先煎），沙参20克，苦杏仁20克，桑叶20克。

水煎取汁，一日分二次温服。四剂。

5. 消渴

（1）气阴两虚。

治以益气养阴，方用自拟益气养阴汤。自拟益气养阴汤药物组成：黄芪50克、生晒参20克、太子参20克、党参20克、黄精20克、玉竹20克、枸杞子20克、山茱萸20克、五味子10克、玄参20克、麦冬20克、天花粉50克、虎杖20克。

【病例】

韩某，男，62岁。

2006年11月3日一诊：乏力倦怠，少气懒言，五心烦热，口干苦，腰膝酸软，心悸，大便不调，舌红，苔薄，脉沉弦。自诉糖尿病病史多年，近日测空腹血糖9.2mmol/L，餐后血糖13mmol/L。

处方：自拟益气养阴汤加减。

黄芪50克，生晒参20克（另煎），太子参20克，党参20克，黄精20克，枸杞子20克，山茱萸20克，五味子10克，玄参20克，麦冬20克，天花粉50克，虎杖20克。

水煎取汁，一日分二次温服。七剂。

另处方：西洋参50克，黄芪50克，麦冬50克，黄精50克。

水煎一小时，代茶饮，一日频服。

2006年11月17日二诊：乏力改善，五心烦热减轻，仍口干，小便不利。

处方：自拟益气养阴汤加减。

黄芪50克，生晒参20克（另煎），太子参20克，党参20克，黄精20克，枸杞子20克，山茱萸20克，五味子10克，玄参20克，麦冬20克，天花粉50克，虎杖20克，葛根20克，竹叶20克。

水煎取汁，一日分二次温服。十剂。

2006年12月11日三诊：诸症悉减，眠差。

处方：自拟益气养阴汤加减。

黄芪50克，生晒参20克（另煎），太子参20克，党参20克，黄精20克，枸杞子20克，山茱萸20克，五味子10克，玄参20克，麦冬20克，天花粉50克，酸枣仁20克，远志20克。

水煎取汁，一日分二次温服。七剂。

（2）大气下陷。

治以补气生津，方用升陷汤加减。

【病例】

丁某，女，65岁。

1996年12月2日一诊：乏力倦怠，少气懒言，口干舌燥，腰膝酸软，小便频数短涩，滴沥刺痛，舌红，苔白厚腻，脉沉弦。自诉糖尿病，胆结石病史多年。

处方：升陷汤加减。

黄芪50克，知母20克，升麻10克，桔梗15克，柴胡10克，玉竹20克，黄精20克，太子参20克，天花粉50克，牛膝15克，枳壳15克，陈皮15克。

水煎取汁，一日分二次温服。八剂。

1996年12月9日二诊：口干减轻，余症同前。

处方：升陷汤加减。

黄芪50克，知母20克，升麻10克，桔梗15克，柴胡10克，败酱草30克，金钱草50克，海金沙20克（包煎），鸡内金10克，陈皮15克，黄精15克，郁金20克。

水煎取汁，一日分二次温服。八剂。

1996年12月25日三诊：口干减轻，舌红，苔白，脉沉弦。

处方：升陷汤加减。

黄芪50克，知母15克，升麻10克，党参20克，金钱草50克，海金沙20克（包煎），鸡内金10克，郁金15克，青皮20克，厚朴15克，天花粉50克，玄参30克。

水煎取汁，一日分二次温服。八剂。

6. 瘿病

气郁痰阻：辨证为气郁痰阻，治以理气舒郁、化痰消瘿，方用自拟消瘿汤。自拟消瘿汤药物组成：黄药子20克、厚朴20克、半夏20克、瓜蒌20克、青皮20克、枳实20克、郁金20克、连翘20克、浙贝母20克、王不留行20克、皂角刺10克、鹿角霜20克、路路通20

克、夏枯草20克、生牡蛎50克。

【病例】

龙某，男，58岁。

2008年3月19日一诊：颈前结节肿大，弥漫对称，质地较坚硬，边缘清楚，转头稍受限，胸闷，心悸，腹痛，食少，胃中灼热感，易便溏，舌淡，苔薄，脉沉弦稍数。西医诊断为甲状腺结节、冠心病。

处方：自拟消瘿汤加减。

黄药子20克，厚朴20克，半夏20克，瓜蒌20克，青皮20克，枳壳20克，木香10克（后下），生牡蛎50克（先煎），丹参20克，川芎20克，降香10克（后下），珍珠母50克（先煎），苍术10克，半枝莲20克，白花蛇舌草20克，连翘20克。

水煎取汁，一日分二次温服。七剂。

2008年3月31日二诊：上症好转。

处方：自拟消瘿汤加减。

黄药子20克，厚朴20克，半夏20克，瓜蒌20克，青皮20克，木香10克（后下），生牡蛎50克（先煎），丹参20克，降香10克（后下），珍珠母50克（先煎），苍术10克，半枝莲20克，白花蛇舌草20克，连翘20克，皂角刺20克，王不留行20克，重楼15克。

水煎取汁，一日分二次温服。七剂。

2008年4月9日三诊：近日因生气颈部肿块疼痛，服药后胃不适，仍有灼热感，大便干，余症同前。

处方：自拟消瘿汤加减。

黄药子20克，厚朴20克，半夏20克，瓜蒌20克，青皮20克，木香10克（后下），檀香10克（后下），丹参20克，苍术10克，白花蛇舌草20克，连翘20克，王不留行20克，重楼15克，皂角刺20克，鹿角霜20克（先煎），大黄10克（后下），枳实20克。

水煎取汁，一日分二次温服。七剂。

2008年4月23日四诊：大便仍干，余症好转。

处方：自拟消瘿汤加减。

黄药子20克，厚朴20克，半夏20克，瓜蒌20克，青皮20克，木香10克（后下），檀香10克（后下），丹参20克，苍术10克，白花蛇舌草20克，连翘20克，王不留行20克，重楼15克，皂角刺20克，鹿角霜20克（先煎），大黄10克（后下），枳实20克。

水煎取汁，一日分二次温服。七剂。

2008年5月1日五诊：上症好转。

处方：自拟消瘿汤加减。

黄药子20克，厚朴20克，半夏20克，瓜蒌20克，青皮20克，木香10克（后下），檀香10克（后下），丹参20克，苍术10克，白花蛇舌草20克，连翘20克，王不留行20克，重楼15克，皂角刺20克，鹿角霜20克（先煎），大黄10克（后下），枳实20克。

水煎取汁，一日分二次温服。七剂。

2008年5月8日六诊：上症好转。

处方：自拟消瘿汤加减。

黄药子50克，厚朴20克，半夏20克，瓜蒌20克，青皮20克，丹参20克，枳壳20克，木香15克（后下），苍术10克，王不留行20克，当归15克，皂角刺20克，鹿角霜20克

（先煎），大黄 10 克（后下），生牡蛎 50 克（先煎），没药 10 克，浙贝母 20 克。

水煎取汁，一日分二次温服。七剂。

7. 内伤发热

（1）阴虚发热。

治以滋阴清热，方用秦艽鳖甲散加减。

【病例】

齐某，男，30 岁。

2007 年 1 月 22 日一诊：每日下午发热，体温 37.2～37.5℃，夜间 9 点左右退热，已治疗一个月余无果，经检查已排除肺结核，现乏力，晨起口干，无汗，发热时胸闷，食可，舌淡，苔薄，脉沉细。

处方：秦艽鳖甲散加减。

秦艽 20 克，鳖甲 20 克（先煎），陈皮 20 克，柴胡 15 克，青蒿 20 克（后下），当归 15 克，知母 10 克，乌梅 5 克，半枝莲 20 克，白花蛇舌草 20 克，鱼腥草 50 克，白薇 20 克，玄参 15 克，银柴胡 20 克，黄芪 50 克。

水煎取汁，一日分二次温服。七剂。

2007 年 1 月 29 日二诊：服药后，发热从中午起延至下午 5、6 点，4 天前因洗澡受寒又发热，伴胸闷，舌淡，苔薄，脉沉弦。

处方：秦艽鳖甲散加减。

柴胡 15 克，半夏 20 克，黄芪 10 克，党参 30 克，甘草 10 克，生姜 5 克，大枣 3 枚，白花蛇舌草 20 克，银柴胡 20 克，白薇 20 克，胡黄连 20 克，连翘 20 克，青蒿 20 克（后下）。

水煎取汁，一日分二次温服。七剂。

2007 年 2 月 5 日三诊：发热减轻，矢气多，伴腹泻，余症好转。

处方：补中益气汤加减。

黄芪 50 克，党参 30 克，白术 20 克，升麻 10 克，柴胡 10 克，当归 10 克，陈皮 10 克，葛根 20 克，苍术 20 克，银柴胡 20 克，青蒿 20 克（后下），白薇 20 克，乌梅 5 克，连翘 20 克，卷柏 10 克。

水煎取汁，一日分二次温服。七剂。

（2）气虚发热。

治以益气健脾、甘温除热，方用补中益气汤或香砂六君子汤加减。

【病例】

曲某，女，78 岁。

2007 年 10 月 12 日一诊：每日下午 4 点发热，体温 37～38℃，头痛，手足冷，神倦乏力，头晕，纳可，口干，舌淡，苔薄，脉沉弱。

处方：补中益气汤加减。

黄芪 50 克，党参 20 克，白术 20 克，陈皮 20 克，升麻 10 克，柴胡 10 克，当归 15 克，茯苓 20 克，青蒿 20 克（后下），天花粉 15 克，银柴胡 20 克，胡黄连 10 克，鱼腥草 50 克，白花蛇舌草 20 克，蔓荆子 20 克，荆芥穗 15 克。

水煎取汁，一日分二次温服。七剂。

2007 年 10 月 19 日二诊：昨日体温 37.2℃，寒热往来，口干苦，眩晕，关节痛，眠差，便秘，舌淡，苔薄，脉沉数。

处方：小柴胡汤加减。

柴胡15克，半夏20克，黄芩10克，党参30克，甘草10克，鱼腥草30克，白花蛇舌草20克，地骨皮20克，牡丹皮20克，蔓荆子20克，荆芥穗15克，青蒿20克（后下），白芷15克，秦艽20克，生姜5克，大枣3枚。

水煎取汁，一日分二次温服。七剂。

2007年10月27日三诊：发热减轻，余症好转。

处方：小柴胡汤加减。

柴胡15克，半夏20克，黄芩10克，党参30克，甘草10克，鱼腥草30克，白花蛇舌草20克，地骨皮20克，牡丹皮20克，蔓荆子20克，荆芥穗15克，青蒿20克（后下），白芷15克，枳壳20克，厚朴20克，天麻20克，珍珠母50克（先煎），青黛5克（包煎）。

水煎取汁，一日分二次温服。七剂。

2007年11月14日四诊：发热减轻，余症均好转。

处方：小柴胡汤加减。

柴胡15克，半夏20克，黄芩10克，党参30克，甘草10克，鱼腥草30克，白花蛇舌草20克，地骨皮20克，牡丹皮20克，蔓荆子20克，荆芥穗15克，天麻20克，珍珠母50克（先煎），青黛5克（包煎）。

水煎取汁，一日分二次温服。七剂。

（3）血虚发热。

治以养血滋阴清热，方用四物汤合秦艽鳖甲散加减。

【病例】

赵某，女，29岁。

2007年5月17日一诊：自诉因流产后受寒发热，热势不高，畏寒肢冷，全身酸痛不适，烦躁，咽干口燥，舌淡，苔薄白，脉沉细稍数。

处方：四物汤合秦艽鳖甲散加减。

生地黄20克，当归15克，白芍15克，川芎15克，秦艽20克，鳖甲20克（先煎），地骨皮20克，柴胡10克，青蒿20克（后下），知母10克，白花蛇舌草20克，鱼腥草50克，连翘20克，黄芩15克，黄芪50克，太子参20克。

水煎取汁，一日分二次温服。七剂。

2007年5月24日二诊：发热，热势不高，全身酸痛不适，咽干口燥。

处方：四物汤合秦艽鳖甲散加减。

生地黄20克，当归15克，白芍15克，川芎15克，秦艽20克，鳖甲20克（先煎），地骨皮20克，柴胡10克，青蒿20克（后下），知母10克，鱼腥草50克，黄芩15克，黄芪50克，太子参20克。

水煎取汁，一日分二次温服。七剂。

2007年5月30日三诊：诸症悉减。

处方：四物汤合秦艽鳖甲散加减。

生地黄20克，当归15克，白芍15克，川芎15克，秦艽20克，鳖甲20克（先煎），地骨皮20克，柴胡10克，青蒿20克（后下），知母10克，鱼腥草50克，黄芪50克，太子参20克。

水煎取汁，一日分二次温服。七剂。

8. 血证

（1）咳血。

辨证为燥热伤肺，治以清热润肺、宁络止血，方用清燥救肺汤加减。

【病例】

赵某，男，51岁。

2008年3月7日一诊：咳嗽一个月余，痰量不多，咳痰不爽，痰中带血，遇热及运动后加重，咽喉干燥，舌淡，苔薄白而燥，脉弦数有力。

处方：清燥救肺汤加减。

太子参20克，枇杷叶20克，石膏50克（先煎），苦杏仁20克，白及20克，桔梗10克，瓜蒌20克，麦冬20克，浙贝母20克，石斛20克，玉竹20克，射干10克，补骨脂20克，生地黄20克，沙参20克，薏苡仁50克。

水煎取汁，一日分二次温服。七剂。

2008年3月14日二诊：咳血减轻，余症同前。

处方：清燥救肺汤加减。

太子参20克，枇杷叶20克，石膏50克（先煎），苦杏仁20克，白及20克，桔梗10克，瓜蒌20克，麦冬20克，浙贝母20克，补骨脂20克，生地黄20克，沙参20克，鱼腥草50克，连翘20克，牡丹皮10克，黄芩20克。

水煎取汁，一日分二次温服。七剂。

2008年3月20日三诊：咳血减轻，痰中带血，咽部红肿，胸闷，眠差，余症好转。

处方：清燥救肺汤加减。

太子参20克，枇杷叶20克，石膏50克（先煎），苦杏仁20克，白及20克，桔梗10克，瓜蒌20克，浙贝母20克，补骨脂20克，生地黄20克，沙参20克，麦冬20克，桑叶20克，黑芝麻20克，酸枣仁20克，远志20克。

水煎取汁，一日分二次温服。七剂。

2008年3月31日四诊：无咳血，近日眠差，余症好转。

处方：清燥救肺汤加减。

太子参20克，枇杷叶20克，石膏50克（先煎），苦杏仁20克，白及20克，桔梗10克，瓜蒌20克，浙贝母20克，补骨脂20克，生地黄20克，沙参20克，麦冬20克，桑叶20克，茯苓20克，酸枣仁20克，远志20克。

水煎取汁，一日分二次温服。七剂。

（2）便血。

辨证为脾胃虚寒，治以健脾温中、养血止血，方用黄土汤加减。

【病例】

沈某，女，45岁。

1996年11月4日一诊：便血，血色紫黑，大便质稀，脘腹不舒，畏寒肢冷，身倦，乏力，口苦，有时烦躁，舌淡，苔薄，脉细。

处方：黄土汤合泻心汤加减。

白术20克，炮姜10克，侧柏叶20克，黄连5克，黄芩20克，大黄5克（后下），当归

25 克，白芍 20 克，茯苓 20 克，党参 20 克，枳壳 15 克，槐花 20 克。

水煎取汁，一日分二次温服。三剂。

2000 年 11 月 7 日二诊：便血减少，便已不稀，目胀，余症同前。

处方：黄土汤合泻心汤加减。

白术 20 克，炮姜 10 克，侧柏叶 20 克，黄芩 20 克，大黄 5 克（后下），白芍 20 克，茯苓 20 克，党参 20 克，枳壳 15 克，槐花 20 克，泽泻 20 克，荆芥穗炭 15 克，珍珠母 50 克（先煎）。

水煎取汁，一日分二次温服。三剂。

2000 年 11 月 12 日三诊：便血已无，大便顺畅，余症均好转。

处方：黄土汤合泻心汤加减。

白术 20 克，炮姜 10 克，侧柏叶 20 克，黄连 5 克，黄芩 20 克，大黄 5 克（后下），当归 25 克，白芍 20 克，茯苓 20 克，党参 20 克，枳壳 15 克，槐花 20 克。

水煎取汁，一日分二次温服。三剂。

（3）紫斑。

辨证为脾虚湿盛、兼瘀热互结，治以健脾化湿、凉血化瘀止血，方用自拟方。

【病例】

郝某，男，16 岁。

2008 年 7 月 29 日一诊：双下肢皮肤出现紫红色瘀点、瘀斑，紫斑形状不一，大小不等，色紫暗淡，时起时消，反复发作，大便溏，纳可，舌淡，苔白，脉弱。

处方：黄芪 50 克，土茯苓 50 克，葛根 20 克，黄芩 10 克，升麻 10 克，紫草 20 克，旱莲草 50 克，仙鹤草 30 克，生地黄 20 克，白芍 20 克，牡丹皮 10 克，水牛角 20 克（先煎），茯苓 20 克，白术 20 克，党参 30 克，木香 10 克（后下）。

水煎取汁，一日分二次温服。七剂。

2008 年 8 月 5 日二诊：上症好转。

处方：黄芪 50 克，土茯苓 50 克，葛根 20 克，黄芩 10 克，升麻 10 克，紫草 20 克，旱莲草 50 克，仙鹤草 30 克，生地黄 20 克，白芍 20 克，牡丹皮 10 克，水牛角 20 克（先煎），茯苓 20 克，白术 20 克，党参 30 克，白茅根 20 克。

水煎取汁，一日分二次温服。七剂。

2008 年 8 月 13 日三诊：耳垂部出现紫斑，近日饮食不节又便溏，余症好转。

处方：黄芪 50 克，土茯苓 50 克，葛根 20 克，黄芩 10 克，升麻 10 克，紫草 20 克，旱莲草 50 克，仙鹤草 30 克，生地黄 20 克，白芍 20 克，牡丹皮 10 克，水牛角 20 克（先煎），茯苓 20 克，白术 20 克，党参 30 克，木香 10 克（后下），苍术 20 克，槐花 20 克。

水煎取汁，一日分二次温服。七剂。

（十）癌症

1. 肺癌

热毒壅滞、痰瘀互结：辨证为热毒壅滞、痰瘀互结，治以清肺化痰、逐瘀排脓，方用苇茎汤加减治疗。

【病例】

赵某，男，70 岁。

2000年11月17日一诊：咳嗽不畅，咯痰不爽，痰中带血，胸胁背痛，胸闷气急，舌暗，苔白，脉弦滑。西医诊断为肺癌。

处方：苇茎汤加减。

冬瓜20克，薏苡仁50克，芦根20克，桃仁20克，半枝莲20克，白花蛇舌草20克，瓜蒌30克，重楼20克，黄芪50克，生晒参20克（另煎），鱼腥草50克，天葵子20克，红豆蔻10克（后下），延胡索20克。

水煎取汁，一日分二次温服。七剂。

2000年11月29日二诊：近日咳甚，痰少，口干，全身痒，纳差，乏力。

处方：黄芪20克，太子参30克，党参20克，瓜蒌30克，砂仁10克（后下），鸡内金10克，白豆蔻10克（后下），半枝莲20克，白花蛇舌草20克，莪术15克，薏苡仁50克，重楼20克，沙参20克，麦冬20克，苦杏仁20克。

水煎取汁，一日分二次温服。七剂。

2000年12月28日三诊：咳嗽作喘，痰少，后背骨灼热，腋下痛，纳差，时消化不良，寐差。

处方：苇茎汤加减。

瓜蒌30克，桃仁20克，芦根20克，苦杏仁20克，枳壳20克，陈皮15克，延胡索20克，半枝莲20克，白花蛇舌草20克，远志20克，石菖蒲20克，莪术15克，生牡蛎50克（先煎），重楼20克，续断20克，败酱草20克，白果10克，牡丹皮10克，栀子10克。

水煎取汁，一日分二次温服。七剂。

2001年1月2日四诊：喘促，呼多吸少，稍一活动则喘更甚，呼吸不能接续，咳嗽，痰多稀薄，舌苔白滑，脉弦紧。

处方：香薷饮合苓甘五味姜辛汤加减。

香薷5克（后下），厚朴20克，白扁豆20克，白果10克，麦冬20克，细辛5克，五味子10克，干姜5克，瓜蒌30克，苦杏仁20克，延胡索20克，半枝莲25克，白花蛇舌草25克，郁金20克，没药20克，紫菀20克。

水煎取汁，一日分二次温服。四剂。

2001年1月5日五诊：仍喘，咳嗽，咳痰，胸胁疼痛，入睡后自觉低热，胃部胀满不适，喜温，乏力。

处方：香薷饮合苓甘五味姜辛汤加减。

香薷15克（后下），厚朴20克，白扁豆20克，白果15克，麦冬20克，细辛5克，五味子15克，干姜5克，瓜蒌30克，苦杏仁20克，延胡索20克，半枝莲25克，白花蛇舌草25克，郁金20克，紫菀20克，黄芪80克，鱼腥草50克。

水煎取汁，一日分二次温服。四剂。

2001年1月10日六诊：自诉近日后背部带状疱疹，可见粟粒至黄豆大小的丘疹、水疱，簇状分布，外周绕以红晕，后背自觉发热，身倦，自汗。

处方：黄芪50克，重楼15克，龙胆10克，牡丹皮10克，栀子10克，连翘20克，半枝莲20克，白花蛇舌草20克，郁金20克，厚朴20克，紫菀20克，麦冬20克，白果10克，干姜5克，生地黄20克，水牛角20克（先煎）。

水煎取汁，一日分二次温服。四剂。

2001年1月15日七诊：疱疹减轻，乏力，身倦，小便浑浊。

处方：香薷饮合苓甘五味姜辛汤加减。

香薷20克（后下），厚朴20克，白扁豆20克，白果10克，细辛5克，五味子10克，干姜5克，紫菀20克，款冬花20克，苦杏仁20克，桔梗15克，瓜蒌30克，连翘20克，生地黄20克，紫草20克，黄芪50克。

水煎取汁，一日分二次温服。四剂。

2001年1月19日八诊：仍喘，乏力，纳差，自汗，乏力身倦，便少无力。

处方：香薷饮合苓甘五味姜辛汤加减。

香薷20克（后下），厚朴20克，白扁豆20克，白果10克，细辛5克，五味子10克，干姜5克，紫菀20克，款冬花20克，苦杏仁20克，桔梗15克，瓜蒌30克，连翘20克，生地黄20克，紫草20克，黄芪50克，太子参30克，党参20克，鸡内金15克。

水煎取汁，一日分二次温服。四剂。

2001年2月5日九诊：胸闷气喘，盗汗，身倦，便秘，七至八日一行。

处方：香薷饮合苓甘五味姜辛汤加减。

香薷20克（后下），厚朴20克，白扁豆20克，白果10克，细辛5克，干姜5克，紫菀20克，款冬花20克，苦杏仁20克，桔梗15克，瓜蒌30克，连翘20克，生地黄20克，紫草20克，黄芪80克，太子参30克，党参20克，鸡内金15克，大黄10克（后下）。

水煎取汁，一日分二次温服。四剂。

2001年2月9日十诊：胸闷气喘，自汗，手足冷，便干。

处方：香薷饮合苓甘五味姜辛汤加减。

香薷20克（后下），厚朴20克，白扁豆20克，白果10克，细辛5克，干姜5克，紫菀20克，款冬花20克，苦杏仁20克，桔梗15克，瓜蒌30克，连翘20克，生地黄20克，紫草20克，黄芪80克，太子参30克，党参20克，鸡内金15克，大黄15克（后下），附子10克（先煎），茯苓20克。

水煎取汁，一日分二次温服。四剂。

2001年2月14日十一诊：胸闷气喘，胸痛，自汗，盗汗，手足尚温，尿赤，大便三日至四日一行。

处方：莲须25克，附子15克（先煎），黄芪80克，煅牡蛎50克（先煎），大黄20克（后下），瓜蒌30克，薤白20克，檀香10克（后下），砂仁10克（后下），丹参20克，败酱草20克，鸡内金15克，半枝莲20克，降香10克（后下），厚朴20克，白花蛇舌草20克。

水煎取汁，一日分二次温服。四剂。

2001年2月19日十二诊：胸闷气喘症减，汗出减，但手足冷，便不行。

处方：附子20克（先煎），黄芪20克，煅牡蛎20克（先煎），大黄20克（后下），瓜蒌30克，檀香20克（后下），砂仁10克（后下），丹参20克，败酱草20克，鸡内金20克，半枝莲20克，降香20克（后下），莲须20克，白花蛇舌草20克。

水煎取汁，一日分二次温服。四剂。

2001年2月28日十三诊：手足冷，纳差，便溏。

处方：附子30克（先煎），大黄15克（后下），白茅根20克，黄芪80克，煅牡蛎50克（先煎），瓜蒌30克，薤白20克，檀香10克（后下），砂仁10克（后下），丹参20克，败酱草20克，鸡内金15克，半枝莲20克，降香10克（后下），厚朴20克，白花蛇舌草20克。

水煎取汁，一日分二次温服。四剂。

2001年3月5日十四诊：咳嗽重，虚汗少，手足温可，纳差，尿赤，大便不爽仍干。

处方：附子35克（先煎），大黄5克（后下），白茅根20克，黄芪80克，煅牡蛎50克

（先煎），瓜蒌30克，薤白20克，檀香10克（后下），砂仁10克（后下），丹参20克，败酱草20克，鸡内金15克，半枝莲20克，降香10克（后下），厚朴20克，白花蛇舌草20克。

水煎取汁，一日分二次温服。四剂。

2. 胃癌

（1）脾气虚弱

治以健脾益气，方用香砂六君子汤加减治疗。

【病例】

李某，男，40岁。

2009年1月5日一诊：胃癌手术后食管下端及贲门部位胀满疼痛，吞咽不畅，噎塞不通，嗳气，纳差，便难，舌淡，苔薄，脉沉弱。

处方：香砂六君子汤加减。

生晒参20克（另煎），白术20克，茯苓20克，甘草20克，半夏20克，陈皮20克，木香10克（后下），当归20克，藿香20克，桃仁20克，枳实20克，大黄5克（后下），柿蒂20克，半枝莲20克，白花蛇舌草20克。

水煎取汁，一日分二次温服。七剂。

2009年1月15日二诊：胃脘灼热胀满，大便不成形。

处方：香砂六君子汤加减。

生晒参20克（另煎），白术20克，茯苓20克，甘草20克，半夏20克，陈皮20克，木香10克（后下），当归20克，藿香20克，桃仁20克，枳实20克，大黄5克（后下），柿蒂20克，半枝莲20克，白花蛇舌草20克，黄芩10克，白芍20克。

水煎取汁，一日分二次温服。七剂。

2009年1月22日三诊：胃脘胀满，大便不成形。

处方：香砂六君子汤加减。

生晒参20克（另煎），白术20克，茯苓20克，甘草20克，半夏20克，陈皮20克，木香10克（后下），当归20克，藿香20克，桃仁20克，枳实20克，大黄5克（后下），柿蒂20克，半枝莲20克，白花蛇舌草20克，白芍20克。

水煎取汁，一日分二次温服。七剂。

2009年1月29日四诊：胃脘胀满，大便不成形。

处方：香砂六君子汤加减。

生晒参20克（另煎），白术20克，茯苓20克，甘草20克，半夏20克，陈皮20克，木香10克（后下），当归20克，藿香20克，桃仁20克，枳实20克，大黄5克（后下），柿蒂20克，半枝莲20克，白花蛇舌草20克，黄芪50克。

水煎取汁，一日分二次温服。七剂。

（2）气血两虚

治以健脾益气、养血安神，方用人参养荣汤加减治疗。

【病例】

姜某，女，45岁。

2008年8月11日一诊：胃癌手术后身倦乏力，气短懒言，不欲食，失眠多梦，心悸，五心烦热，面色淡白无华，大便难，舌淡，苔薄，脉沉弱。

处方：人参养荣汤加减。

黄芪20克，西洋参20克（另煎），白术20克，茯苓20克，当归15克，远志20克，五味子10克，陈皮20克，半枝莲20克，白花蛇舌草20克，地骨皮20克，牡丹皮10克，莲子心20克，生地黄20克，砂仁20克（后下），鸡内金20克。

水煎取汁，一日分二次温服。七剂。

2008年8月18日二诊：症减，五心烦热，纳少，食后腹胀。

处方：人参养荣汤加减。

黄芪50克，西洋参10克（另煎），白术20克，茯苓20克，当归15克，远志20克，五味子10克，陈皮20克，半枝莲20克，白花蛇舌草20克，地骨皮20克，牡丹皮10克，莲子心20克，生地黄20克，砂仁20克（后下），鸡内金20克，山楂20克，神曲20克，麦芽20克，槟榔20克，党参30克。

水煎取汁，一日分二次温服。七剂。

2008年8月25日三诊：症减，五心烦热，纳少，乏力。

处方：人参养荣汤加减。

黄芪50克，西洋参10克（另煎），白术20克，茯苓20克，当归15克，远志20克，五味子10克，陈皮20克，半枝莲20克，白花蛇舌草20克，地骨皮20克，牡丹皮10克，莲子心20克，生地黄20克，砂仁20克（后下），鸡内金20克，山楂20克，神曲20克，麦芽20克，薄荷20克（后下），枳壳20克。

水煎取汁，一日分二次温服。七剂。

2008年9月2日四诊：心悸，食后腹胀，大便不爽。

处方：人参养荣汤加减。

黄芪50克，西洋参10克（另煎），白术20克，茯苓20克，当归15克，远志20克，五味子10克，陈皮20克，半枝莲20克，白花蛇舌草20克，地骨皮20克，牡丹皮10克，生地黄20克，砂仁20克（后下），鸡内金20克，山楂20克，神曲20克，麦芽20克，薄荷20克（后下），党参30克。

水煎取汁，一日分二次温服。七剂。

2008年9月10日五诊：乏力，纳少，烦热。

处方：人参养荣汤加减。

黄芪50克，西洋参10克（另煎），白术20克，茯苓20克，当归15克，远志20克，五味子10克，陈皮20克，半枝莲20克，白花蛇舌草20克，地骨皮20克，牡丹皮10克，生地黄20克，砂仁20克（后下），鸡内金20克，山楂10克，神曲10克，麦芽10克，槟榔10克，党参30克，太子参20克。

水煎取汁，一日分二次温服。七剂。

2008年9月17日六诊：饮食尚可，胃不痛，眠差。

处方：人参养荣汤加减。

黄芪50克，党参20克，白术20克，生晒参20克（另煎），茯苓20克，远志20克，五味子10克，半枝莲20克，山楂10克，神曲10克，麦芽10克，白花蛇舌草20克，当归15克，槟榔10克，太子参20克，首乌藤20克，合欢花20克，砂仁10克（后下），鸡内金20克，珍珠母50克（先煎）。

水煎取汁，一日分二次温服。七剂。

2008年9月22日七诊：症减。

处方：人参养荣汤加减。

黄芪50克，党参20克，白术20克，生晒参20克（另煎），茯苓20克，远志20克，五味子10克，半枝莲20克，山楂10克，神曲10克，麦芽10克，白花蛇舌草20克，当归15克，槟榔10克，党参30克，太子参20克，首乌藤20克，合欢花20克，砂仁10克（后下），鸡内金20克，珍珠母50克（先煎），鸡血藤20克。

水煎取汁，一日分二次温服。七剂。

2008年9月29日八诊：症减。

处方：人参养荣汤加减。

黄芪50克，党参20克，白术20克，生晒参20克（另煎），茯苓20克，远志20克，五味子10克，半枝莲20克，山楂10克，神曲10克，麦芽10克，白花蛇舌草20克，当归15克，槟榔10克，党参30克，太子参20克，首乌藤20克，合欢花20克，砂仁10克（后下），鸡内金20克，珍珠母50克（先煎），枸杞子20克，补骨脂20克，鸡血藤20克。

水煎取汁，一日分二次温服。七剂。

2008年10月6日九诊：纳少，乏力倦怠，眠差。

处方：人参养荣汤加减。

黄芪50克，党参20克，白术20克，生晒参20克（另煎），茯苓20克，远志20克，五味子10克，半枝莲20克，山楂10克，神曲10克，麦芽10克，白花蛇舌草20克，当归15克，槟榔10克，党参30克，太子参20克，首乌藤20克，合欢花20克，砂仁10克（后下），鸡内金20克，珍珠母50克（先煎），枸杞子20克，枳壳20克，鸡血藤20克。

水煎取汁，一日分二次温服。七剂。

2008年10月16日十诊：晨起胃痛。

处方：人参养荣汤加减。

黄芪50克，党参20克，白术20克，生晒参20克（另煎），茯苓20克，远志20克，五味子10克，半枝莲20克，山楂10克，神曲10克，麦芽10克，白花蛇舌草20克，当归15克，槟榔10克，党参30克，太子参20克，首乌藤20克，合欢花20克，砂仁10克（后下），鸡内金20克，珍珠母50克（先煎），桂枝20克，杜仲20克。

水煎取汁，一日分二次温服。七剂。

2008年10月23日十一诊：乏力，眠差，口苦。

处方：人参养荣汤加减。

黄芪50克，白术20克，生晒参20克（另煎），茯苓20克，白芍20克，当归15克，鸡血藤20克，补骨脂20克，厚朴20克，郁金20克，龙眼肉20克，酸枣仁20克，远志20克，枸杞子20克，半枝莲20克，白花蛇舌草20克。

水煎取汁，一日分二次温服。七剂。

2008年10月30日十二诊：诸症悉减。

处方：人参养荣汤加减。

黄芪50克，白术30克，生晒参30克（另煎），茯苓30克，白芍20克，鸡内金20克，砂仁10克（后下），白豆蔻10克（后下），半枝莲20克，白花蛇舌草20克，桂枝20克，当归15克，远志20克，陈皮20克，薏苡仁50克，鸡血藤20克。

水煎取汁，一日分二次温服。七剂。

（3）脾阳虚衰

治以健脾温阳利水，方用实脾饮加减治疗。

【病例】

许某，女，70 岁。

2008 年 4 月 3 日一诊：自诉胃癌术后已 4 年半，手术切除 2/3 胃，现胃脘胀满，纳差，脘腹胀满，如囊裹水，身倦乏力，入睡时低热，舌中剥苔，苔根黄，脉沉弱。

处方：实脾饮加减。

黄芪 50 克，生晒参 30 克（另煎），白术 20 克，茯苓 30 克，泽泻 30 克，薏苡仁 50 克，车前子 20 克（包煎），白花蛇舌草 20 克，半枝莲 20 克，木瓜 30 克，大腹皮 20 克，槟榔 10 克，青皮 20 克，党参 30 克，三棱 20 克，厚朴 20 克。

水煎取汁，一日分二次温服。十剂。

2008 年 4 月 13 日二诊：胃脘胀满症减，脘腹胀满症减，身倦乏力，舌中剥苔，苔根黄，脉沉弱。

处方：实脾饮加减。

黄芪 50 克，生晒参 30 克（另煎），白术 20 克，茯苓 30 克，泽泻 30 克，薏苡仁 50 克，车前子 20 克（包煎），白花蛇舌草 20 克，半枝莲 20 克，木瓜 30 克，大腹皮 20 克，槟榔 10 克，青皮 20 克，党参 30 克，厚朴 20 克。

水煎取汁，一日分二次温服。十剂。

2008 年 5 月 3 日三诊：胃胀减，乏力减，现寒热往来，热势不高，胸胁苦满，不欲饮食。

处方：小柴胡汤加减。

柴胡 6 克，白芍 10 克，半夏 10 克，黄芩 10 克，党参 10 克，枳实 10 克，酒大黄 5 克，青蒿 10 克，银柴胡 10 克，鳖甲 10 克（先煎），连翘 10 克，党参 10 克，生姜 10 克。

水煎取汁，一日分二次温服。七剂。

2008 年 5 月 10 日四诊：胃脘胀满，大便不成形。

处方：香砂六君子汤加减。

生晒参 20 克（另煎），白术 20 克，茯苓 20 克，甘草 20 克，半夏 20 克，陈皮 20 克，木香 10 克（后下），当归 20 克，枳实 20 克，半枝莲 20 克，白花蛇舌草 20 克，白芍 20 克，灵芝 20 克。

水煎取汁，一日分二次温服。七剂。

2008 年 5 月 17 日五诊：胃脘胀满。

处方：香砂六君子汤加减。

生晒参 20 克（另煎），白术 20 克，茯苓 20 克，甘草 20 克，半夏 20 克，陈皮 20 克，木香 10 克（后下），当归 20 克，枳实 20 克，半枝莲 20 克，白花蛇舌草 20 克，白芍 20 克，黄芪 50 克，灵芝 20 克。

水煎取汁，一日分二次温服。七剂。

总　结

崔老广读医著，精勤临床，以中医内科称著，在内科中又以心系病证和脾胃病最为擅长。从事临床工作 60 余年，治人无数，屡起沉疴，自出机杼，总结出了行之有效的治疗方法，用之于临床，无不应手取效。

（一）心脏诸疾，补不足，泻有余

1. 胸痹心痛，通脉活血

崔老指出胸痹常见证型为胸阳不振，气虚血瘀，夹痰痹阻心脉最为常见，其在治疗上常用师传宁心汤为基础方，以益气活血、宣痹化痰、养心安神为主要治法。此方是继承前辈治疗冠心病心绞痛以及病毒性心肌炎方剂基础上，经过临床实践中不断总结和提高，进一步发展而来。在临床上，患者多以胸痛和胸闷为主要症状，还有身倦乏力等气虚为主的兼症，其痛者多为寒凝，闷者多为痰浊。若气虚重，周身无力，劳则发者加生晒参、黄芪，去青皮；若浊阴上逆，痰邪阻络而痛者，加瓜蒌、半夏、薤白；若气滞，胸脘痞闷者，加厚朴、檀香、沉香；若寒邪凝滞而痛者，加川乌、细辛。临证中须结合具体症状以师传宁心汤为基础方，加减用药，效果颇良。崔振儒治疗胸痹心痛时还重视气血理论，以通为补，通补结合，在治疗上倡导益气活血、化瘀通脉的治法。并且衷中参西，辨病与辨证相结合，结合桑寄生、葛根、丹参、川芎等药现代药理研究结果配伍使用。

2. 怔忡心悸，养心安神

崔老认为心悸气血阴阳皆不足以养心，心失所养而动悸。由此提出“活血通络，复脉止悸”为治疗原则，自拟稳心汤，方中由黄芪、生晒参、丹参、降香、甘松、重楼、苦参、功劳叶、青皮、酸枣仁、桑寄生、节菖蒲、珍珠母组成，治疗心律失常，脉络不畅的患者。甘松辛温理气止痛，现代药理可抗心律不整。苦参苦寒清热燥湿，如《神农本草经》：“主心腹结气。”又《神农本草经百种录》言：“苦参，专治心经之火。”重楼、功劳叶苦寒清热，同时助苦参清心腹结气。青皮行气化瘀止痛，珍珠母安神止悸。桑寄生滋阴，《本草逢源》言其能通调血脉。诸药相伍，气血阴阳皆调，清热郁，除湿郁，行气郁，化血瘀，安神而定悸。而心悸患者中，往往伴有夜寐不安的症状，所以，崔振儒常酌情加夜交藤、茯神、远志、龙齿、柏子仁等安神之品。

（二）治疗脾胃，四法为纲

1. 理气止痛法

崔老认为胃脘痛或脘腹疼痛发病基本病理是脘腹气机不畅，不通则痛，理气缓急止痛为其治疗大法，故治疗胀满疼痛之急症多用通法，而善用行气药，使气机条畅，纳运相得，则其痛自止。在临证中崔振儒首选芍药甘草汤以缓急止痛。芍药甘草汤的药物组成加减如下：白芍 40 克、甘草 10 克、草豆蔻 30 克、红豆蔻 10 克、延胡索 20 克、白豆蔻 5 克、郁金 15 克、陈皮 15 克、枳实 20 克、厚朴 20 克、莱菔子 30 克、砂仁 5 克。崔振儒运用自拟芍药甘草汤治疗脾胃气滞、肝气犯胃、寒邪犯胃、郁热犯胃、食滞胃脘等证，崔振儒认为以肝气犯胃或脾胃气滞证，临床见腹胀甚、发病时间短最为相宜。发病时间越短应用自拟芍药甘草汤治疗其止痛效果越好。对于反复发作病程较长如慢性胃炎等，中医辨证多为虚实寒热错杂，应用本方治疗脘腹疼痛减轻或痛止后，再进行健脾和胃调理。

2. 甘温建中法

中焦虚寒，肝脾失调，阴阳不和可以导致脘腹拘急疼痛，时发时止，喜温喜按；或者心中悸动，虚烦不宁，面色无华；兼见手足烦热，咽干口燥等。中焦虚寒，阳气失于温煦，土虚木乘，故脘腹拘急疼痛。中焦虚寒，化源匮乏，阴阳俱虚。阳气亏虚，不足以温养精神，故神疲乏力、心中动悸；营阴亏虚，失于濡润，故烦热、口燥咽干。此多见舌淡苔白、脉细弦，为虚寒与肝脾失调之象。对于此类病证，崔老惯用黄芪建中汤为基础方，常用药物组成如下：黄芪50克、白芍40克、桂枝10克、砂仁10克、延胡索20克、枳壳20克、草豆蔻30克、炙甘草10克等。诸药配伍，可健脾寒消，肝脾调和，阴阳相生，中气建立，诸症痊愈。

3. 培土益气法

脾胃虚弱的患者，主要表现为脘腹胀满，兼见气短乏力，语声低微，面色㿠白，食少便溏，舌淡苔白，脉虚缓等。故采用培土益气法，崔老用加减六君子汤为基础方治疗，常用药物组成如下：党参30克、白术20克、茯苓20克、陈皮20克、半夏20克、砂仁10克、佛手20克、香橼20克、厚朴20克、木香10克等。本方在香砂六君子汤的基础上加入香橼、佛手一味，理气和胃。加入厚朴、枳壳，和胃降逆，恢复脾胃升降功能。

4. 升阳益胃法

升阳益胃法是“补土派”李东垣在《脾胃论》中创立的治疗内伤杂病的方法，李氏认为元气为人体之根本，而元气来源于脾胃之气，李氏创立升阳益胃汤来补益脾胃，升发清阳。基于这一原理，崔振儒用此方加减治疗泄泻日久，方药为生晒参20克、黄芪20克、白术20克、白芍20克、半夏20克、陈皮20克、茯苓30克、泽泻30克、黄连5克、防风5克、羌活5克、独活5克、柴胡5克、诃子20克、赤石脂30克、五倍子15克、五味子10克等。此方为升阳益胃汤加入诃子、赤石脂、五倍子、五味子等涩肠止泻药物而成。

（三）肝为病，复其本，散其结

崔老治疗肝胆疾病，以行气养血为主，恢复肝胆生理特性，根据临床，辨证施治。崔振儒认为气滞当温行，气得温则行，得寒则凝。若脉沉实有力则宜辛散，沉弱少力则宜温养，气主煦之，总不离辛温散结也。临证中崔老常用加减四逆散治疗，往往效如桴鼓。四逆散药物组成如下：柴胡15克、白芍40克、枳实20克、莪术10克、姜黄20克、延胡索20克、郁金20克、砂仁10克、木香10克、红豆蔻10克、青皮20克、厚朴20克、槟榔10克、莱菔子30克等。

（四）肺系诸病，治疗以肺肾为要

崔老根据桑菊饮原理加减，自拟肺一方、肺二方和肺三方治疗风热感冒、咳嗽有痰和咽痛喑哑患者。肺一方针对风热犯肺，治以疏风清热、宣肺化痰，方用桑菊饮加减治疗，药物组成：桑叶20克、菊花20克、桔梗15克、苦杏仁20克、鱼腥草50克、大青叶20克、浙贝母20克、前胡20克、板蓝根30克、重楼15克、白花蛇舌草20克、牛蒡子20克、黄芩15克。肺二方针对痰热壅肺，邪热壅肺，治以清热化痰、肃肺止咳，方用肺二方又称为自拟鱼腥草止咳方加减治疗，药物组成：鱼腥草50克、桑白皮20克、前胡20克、麦冬20克、苦杏仁20克、半夏20克、桔梗15克、黄芩20克、浙贝母20克、白花蛇舌草20克、莱菔子20克。肺三方又称为自拟喉痒止咳方，药物组成：金银花20克、桑叶20克、菊花20克、麦冬20克、胖大海5克、诃子20克、桔梗15克、甘草10克、玄参20克、沙参20克、牛蒡子20克。本方清热疏风、润喉止咳，治疗风热余邪、上蒸咽喉而致的喉痒咳嗽等为主要表现的病证。

喘证为北方常见病，崔老认为实喘治肺以祛邪利气；虚喘治在肺肾，以肾为主，治以培补摄纳；虚实夹杂，下虚上实者，当分清主次，权衡标本，适当处理。喘证发作期主要用苓甘五味姜辛汤加减治疗，喘证静止期以补肾养肺为主，其中蛤蚧是一位很重要的药物，主要用自拟养肺膏（黄芪、生晒参、百合、麦冬、川贝母、紫菀、款冬花、蛤蚧、白果组成）治疗。

（五）分型治淋，圆机活法

崔老分型论治诸淋。对于热淋，根据八正散化裁，自拟方萹蓄、瞿麦、厚朴、茯苓、冬葵子、半枝莲、白花蛇舌草、凤眼草、石韦、马齿苋、萆薢治疗。崔老认为劳淋西医多为慢性反复发作尿路感染，治疗用补中益气汤加减效果明显，即黄芪、党参、白术、升麻、柴胡、陈皮、当归、冬葵子、半枝莲、白花蛇舌草、凤眼草、石韦、茯苓、马齿苋。石淋患者便在以上诸方基础上根据临床辨证配伍四金汤，即海金沙、金钱草、鸡内金、郁金治疗。崔老治疗膏淋则用《杨氏家藏方》之萆薢分清散加减，温肾利湿，分清化浊。对于下焦虚寒，水湿内停，湿浊下注所致小便频数、浑浊不清、白如米泔、凝如膏糊等症状，如现代临床中前列腺炎偏虚寒证、腰痛等有效。

二、妇科疾病

（一）闭经

肾气虚损：辨证为肾气虚损，治以补肾养肝、调理冲任，方用自拟补肾二仙汤或《妇人大全良方》柏子仁丸加减治疗。自拟补肾二仙汤药物组成：仙茅 15 克、淫羊藿 20 克、杜仲炭 20 克、续断 20 克、桑寄生 20 克、菟丝子 20 克、枸杞子 20 克、黄精 20 克、黄芪 50 克、党参 30 克。

【病例】

刘某，女，34 岁。

2013 年 10 月 18 日一诊：带下量多，色淡黄，质稠，无异味，小腹疼痛，胁痛，舌淡，苔白，脉沉弱。

处方：完带汤加减。

炒白术 20 克，白芍 20 克，茯苓 20 克，芡实 20 克，金樱子 20 克，半枝莲 15 克，白花蛇舌草 15 克，煅龙骨 30 克（先煎），煅牡蛎 30 克（先煎），延胡索 20 克，乌药 20 克，木香 10 克（后下），香附 20 克，槟榔 20 克，砂仁 10 克（后下），连翘 20 克。

水煎取汁，一日分二次温服。七剂。

2013 年 10 月 25 日二诊：症同前，阴道流出少量血性分泌物，腰膝酸软疼痛。

处方：自拟补肾二仙汤加减。

仙茅 15 克，淫羊藿 20 克，杜仲炭 20 克，续断 20 克，桑寄生 20 克，菟丝子 20 克，枸杞子 20 克，黄芪 50 克，党参 30 克，黄精 20 克，白芍 20 克，旱莲草 20 克，白花蛇舌草 15 克，金樱子 20 克。

水煎取汁，一日分二次温服。七剂。

2013 年 11 月 4 日三诊：月经未至，舌淡，苔薄白，脉沉弱。

处方：《妇人大全良方》柏子仁丸加减。

柏子仁 20 克，熟地黄 20 克，泽兰 20 克，牛膝 20 克，卷柏 20 克，续断 20 克，当归 20 克，白芍 20 克，赤芍 20 克，桃仁 20 克，益母草 15 克，王不留行 20 克，刘寄奴 20 克，降香 20 克（后下），黄芪 30 克，党参 20 克，太子参 20 克。

水煎取汁，一日分二次温服。七剂。

2013 年 11 月 11 日四诊：月经未至，腰膝酸软疼痛，少腹疼痛，舌淡，苔白，脉沉细。

处方：桃红四物汤加减。

当归 20 克，赤芍 20 克，熟地黄 15 克，川芎 20 克，桃仁 20 克，红花 20 克，刘寄奴 20 克，牛膝 20 克，黄芪 20 克，香附 20 克，丹参 20 克，降香 10 克（后下），苏木 20 克，乌药 20 克，延胡索 20 克，木香 10 克（后下）。

水煎取汁，一日分二次温服。七剂。

2013年11月21日五诊：腰痛减，月经仍未至。

处方：自拟补肾二仙汤加减。

仙茅15克，淫羊藿20克，杜仲炭20克，续断20克，桑寄生20克，菟丝子20克，枸杞子20克，黄芪30克，党参20克，黄精20克，巴戟天20克，香附20克，当归15克。

水煎取汁，一日分二次温服。七剂。

2013年12月29日六诊：月经未至，腰膝酸软，眠差，神倦乏力，舌淡，苔白，脉弱尺脉尤甚。

处方：自拟补肾二仙汤加减。

仙茅15克，淫羊藿20克，杜仲炭20克，续断20克，桑寄生20克，菟丝子20克，枸杞子20克，黄芪50克，党参30克，白术20克，茯苓20克，黄精20克，白芍20克，柴胡20克，酸枣仁20克，远志20克，合欢花20克，珍珠母50克（先煎），当归20克。

水煎取汁，一日分二次温服。七剂。

2014年1月7日七诊：症同前。

处方：自拟补肾二仙汤加减。

仙茅15克，淫羊藿20克，杜仲炭20克，续断20克，桑寄生20克，菟丝子20克，枸杞子20克，黄芪50克，党参30克，黄精20克，瓜蒌20克，王不留行20克，路路通20克，木香10克（后下），郁金20克，酸枣仁20克，远志20克，丹参20克。

水煎取汁，一日分二次温服。七剂。

2014年1月17日八诊：月经未至，近日咽中不适，余症悉减。

处方：自拟补肾二仙汤加减。

仙茅15克，淫羊藿20克，杜仲炭20克，续断20克，桑寄生20克，菟丝子20克，枸杞子20克，黄芪50克，党参30克，黄精20克，丹参20克，降香15克（后下），酸枣仁20克，远志20克，珍珠母50克（先煎），煅牡蛎50克（先煎），木蝴蝶15克，白芍20克，香附20克。

水煎取汁，一日分二次温服。七剂。

2014年1月27日九诊：月经已至，量多，淋漓不断已八天，腰膝酸软疼痛，乏力身倦，舌淡，苔白，脉沉弱无力。

处方：自拟补肾二仙汤加减。

仙茅15克，淫羊藿20克，杜仲炭20克，续断20克，桑寄生20克，菟丝子20克，枸杞子20克，黄芪50克，党参30克，黄精20克，地榆炭30克，海螵蛸30克，茜草20克，仙鹤草15克。

水煎取汁，一日分二次温服。七剂。

2014年2月7日十诊：月经已停，余症悉减，面色淡白，眠差，时腹胀满，舌淡，苔薄，脉沉细。

处方：自拟补肾二仙汤加减。

仙茅15克，淫羊藿20克，杜仲炭20克，续断20克，桑寄生20克，菟丝子20克，枸杞子20克，黄芪50克，党参30克，黄精20克，熟地黄20克，当归20克，川芎20克，白芍20克，巴戟天20克，鸡血藤30克，白豆蔻10克（后下），龙眼肉20克。

水煎取汁，一日分二次温服。七剂。

2014年2月17日十一诊：诸症痊愈，现时胃胀满。

处方：自拟补肾二仙汤加减。

仙茅15克，淫羊藿20克，杜仲炭20克，续断20克，桑寄生20克，菟丝子20克，枸杞子20克，黄芪50克，党参30克，黄精20克，川芎20克，白芍20克，巴戟天20克，鸡血藤30克，白豆蔻10克（后下），龙眼肉20克，鸡内金15克，薏苡仁50克。

水煎取汁，一日分二次温服。七剂。

（二）崩漏

1. 肾虚不固

辨证为肾虚不固，治以补肾固冲、止血调经，方用自拟补肾二仙汤合四乌贼骨一藘茹丸加减。

【病例】

刘某，女，27岁。

1996年10月18日一诊：月经淋漓不止，腰酸痛不适，面色淡白无华，舌淡，苔白，脉沉弦细。

处方：自拟补肾二仙汤加减。

仙茅15克，淫羊藿20克，枸杞子20克，黄精15克，黄芪60克，党参20克，当归15克，白芍20克，阿胶15克（烊化），女贞子20克，旱莲草30克，桑椹25克。

水煎取汁，一日分二次温服。三剂。

1996年10月22日二诊：阴下流血减少。

处方：自拟补肾二仙汤加减。

上方减阿胶、当归，加杜仲20克、续断20克。

水煎取汁，一日分二次温服。七剂。

1996年10月29日三诊：阴下流血减少，腰痛，近日外感咳嗽。

处方：自拟补肾二仙汤加减。

淫羊藿20克，仙茅15克，枸杞子20克，当归10克，白芍20克，黄芪60克，党参20克，女贞子20克，黄精15克，旱莲草30克，桑椹25克，杜仲20克，续断20克，麦冬20克，前胡20克。

水煎取汁，一日分二次温服。六剂。

1996年11月4日四诊：阴下流血减少，腰痛，白带少，咳嗽夜甚，痰黄。

处方：自拟补肾二仙汤加减。

仙茅20克，淫羊藿20克，杜仲20克，续断20克，桑寄生20克，枸杞子25克，黄芪30克，党参20克，当归10克，太子参20克，旱莲草30克，麦冬15克，前胡20克，马兜铃15克，款冬花15克。

水煎取汁，一日分二次温服。四剂。

1996年11月14日五诊：自诉经黄体酮肌内注射治疗后，现月经量多不止，腰膝酸软疼痛，舌淡，苔白，脉沉弱。

处方：自拟补肾二仙汤合四乌贼骨一藘茹丸加仙鹤草、旱莲草等。

仙茅15克，淫羊藿15克，枸杞子20克，黄芪50克，白术15克，当归20克，仙鹤草30克，旱莲草50克，海螵蛸40克，茜草10克，椿皮15克，牛膝15克，山茱萸15克。

水煎取汁，一日分二次温服。四剂。

1996年11月25日六诊：月经有血块，腹部稍痛。

处方：自拟补肾二仙汤合四乌贼骨一藘茹丸加仙鹤草、旱莲草、地榆炭等。

仙茅15克，淫羊藿15克，续断20克，桑寄生20克，枸杞子20克，黄芪50克，白芍20克，仙鹤草30克，旱莲草40克，海螵蛸40克，茜草10克，椿皮20克，地榆炭15克，阿胶15克（烊化）。

水煎取汁，一日分二次温服。四剂。

1996年11月29日七诊：月经已止。

处方：自拟补肾二仙汤合四乌贼骨一藘茹丸加仙鹤草、旱莲草、地榆炭等。

仙茅15克，淫羊藿15克，续断20克，桑寄生20克，枸杞子20克，黄芪50克，仙鹤草30克，旱莲草40克，海螵蛸40克，茜草10克，椿皮20克，地榆炭15克，阿胶15克（烊化），当归10克。

水煎取汁，一日分二次温服。四剂。

2. 冲任虚损

辨证为冲任虚损，治以调理冲任、养血止血，方用胶艾汤合四乌贼骨一藘茹丸加减治疗。

【病例】

刘某，女，40岁。

1996年11月29日一诊：月经持续一个月余，量多有块，神倦乏力，面色苍白，头晕，不寐，心烦，舌淡白，有裂痕，苔薄，脉沉弦，尺部弱。

处方：胶艾汤合四乌贼骨一藘茹丸加仙鹤草、旱莲草、地榆炭等。

生地黄15克，当归10克，川芎10克，白芍15克，艾叶炭15克，阿胶15克（烊化），仙鹤草50克，旱莲草50克，地榆炭75克，海螵蛸40克，茜草10克，血余炭15克。

水煎取汁，一日分二次温服。三剂。

1996年12月21日二诊：经量减少。

处方：上方减川芎、当归，加黄芪50克、淫羊藿15克。

水煎取汁，一日分二次温服。七剂。

1996年12月21日三诊：月经已止。

处方：原方减川芎、当归，加黄芪50克。

水煎取汁，一日分二次温服。七剂。

（三）经间期出血

肾虚不固：辨证为肾气亏虚，治以补肾固冲、调理冲任，方用自拟补肾二仙汤合四乌贼骨一藘茹丸加减。

【病例】

林某，女，29岁。

2014年1月6日一诊：经间期阴道少量出血，血色暗红，质黏无块，少腹痛，乏力身倦，纳少，舌淡，苔白，脉沉弱。

处方：自拟补肾二仙汤合四乌贼骨一藘茹丸加减。

仙茅15克，淫羊藿20克，杜仲炭20克，续断20克，桑寄生20克，菟丝子20克，枸杞子20克，黄精20克，黄芪50克，党参30克，当归20克，川芎20克，香附20克，延胡索20克，海螵蛸50克，茜草10克。

水煎取汁，一日分二次温服。七剂。

2014年1月13日二诊：症同前。

处方：自拟补肾二仙汤合四乌贼骨一藘茹丸加减。

仙茅15克，淫羊藿20克，杜仲炭20克，续断20克，桑寄生20克，菟丝子20克，枸杞子20克，黄精20克，黄芪50克，党参30克，地榆炭50克，椿皮20克，海螵蛸40克，茜草10克。

水煎取汁，一日分二次温服。五剂。

2014年1月20日三诊：症减，仍有血，点滴而出。

处方：自拟补肾二仙汤合四乌贼骨一藘茹丸加减。

仙茅15克，淫羊藿20克，杜仲炭20克，续断20克，桑寄生20克，菟丝子20克，枸杞子20克，黄精20克，黄芪50克，党参30克，地榆炭50克，椿皮20克，海螵蛸40克，茜草10克，香附20克，太子参20克。

水煎取汁，一日分二次温服。十四剂。

2014年2月14日四诊：出血减，少腹痛。

处方：自拟补肾二仙汤合四乌贼骨一藘茹丸加减。

仙茅15克，淫羊藿20克，杜仲炭20克，续断20克，桑寄生20克，菟丝子20克，枸杞子20克，黄精20克，黄芪50克，党参30克，地榆炭50克，椿皮20克，海螵蛸40克，茜草10克，砂仁10克（后下），香附20克，乌药20克，延胡索20克。

水煎取汁，一日分二次温服。七剂。

2014年2月24日五诊：少腹痛，出血已基本停止，舌淡边有齿痕，苔白，脉沉缓。

处方：温经汤加减。

当归20克，白芍20克，川芎20克，党参30克，肉桂5克（后下），半夏20克，牡丹皮10克，延胡索20克，香附20克，乌药20克，砂仁10克（后下），木香15克（后下），槟榔10克，地榆炭30克，仙鹤草30克，郁金20克。

水煎取汁，一日分二次温服。七剂。

（四）月经前期

1. 肾虚不固

辨证为肾虚不固，治以补肾固冲、调理冲任，方用自拟补肾二仙汤加减。

【病例】

何某，女，34岁。

2008年2月25日一诊：月经周期提前，色淡质清稀，腰膝酸软疼痛，乏力身倦，少寐，面色萎黄，舌淡，苔白，脉弦细。西医诊断为子宫肌瘤，直径1～2cm。

处方：自拟补肾二仙汤加减。

仙茅15克，淫羊藿20克，杜仲炭20克，续断20克，桑寄生20克，菟丝子20克，枸杞子20克，黄芪50克，党参30克，鸡血藤20克，当归15克，白芍20克。

水煎取汁，一日分二次温服。七剂。

2008 年 3 月 3 日二诊：月经量少，小腹时痛，右胁下时痛。

处方：自拟补肾二仙汤加减。

仙茅 15 克，淫羊藿 20 克，杜仲 20 克，续断 20 克，桑寄生 20 克，枸杞子 20 克，菟丝子 20 克，黄芪 50 克，党参 30 克，旱莲草 30 克，当归 15 克，白芍 20 克，香附 20 克，乌药 20 克，王不留行 20 克，延胡索 20 克。

水煎取汁，一日分二次温服。十剂。

2008 年 3 月 14 日三诊：月经量少，余症减。

处方：自拟补肾二仙汤加减。

仙茅 15 克，淫羊藿 20 克，杜仲 20 克，续断 20 克，桑寄生 20 克，枸杞子 20 克，菟丝子 20 克，黄芪 50 克，党参 30 克，旱莲草 30 克，当归 15 克，白芍 20 克，香附 20 克，乌药 20 克，王不留行 20 克，延胡索 20 克，玫瑰花 20 克。

水煎取汁，一日分二次温服。七剂。

2008 年 3 月 24 日四诊：现腹不痛，乳房不胀，行经 14 天，量少点滴而出，色淡，质稀。

处方：自拟补肾二仙汤合四乌贼骨一藘茹丸加仙鹤草、旱莲草、地榆炭等。

仙茅 15 克，淫羊藿 20 克，杜仲 20 克，续断 20 克，桑寄生 20 克，枸杞子 20 克，菟丝子 20 克，黄芪 50 克，党参 30 克，仙鹤草 40 克，旱莲草 50 克，地榆炭 60 克，海螵蛸 40 克，茜草 10 克，椿皮 20 克。

水煎取汁，一日分二次温服。七剂。

2008 年 3 月 31 日五诊：月经量少，点滴而出，现腰膝酸软疼痛，身倦乏力，乳房胀痛，生气后尤甚。

处方：自拟补肾二仙汤加减。

仙茅 15 克，淫羊藿 20 克，杜仲 20 克，续断 20 克，桑寄生 20 克，枸杞子 20 克，菟丝子 20 克，黄芪 50 克，党参 30 克，白芍 20 克，王不留行 20 克，路路通 20 克，补骨脂 20 克，芦巴子 20 克。

水煎取汁，一日分二次温服。七剂。

2008 年 4 月 7 日六诊：月经已止，时乳房胀痛，生气后尤甚，余症悉减。

处方：自拟补肾二仙汤加减。

仙茅 15 克，淫羊藿 20 克，杜仲 20 克，续断 20 克，桑寄生 20 克，枸杞子 20 克，菟丝子 20 克，黄芪 50 克，党参 30 克，当归 15 克，白芍 20 克，王不留行 20 克，路路通 20 克，玫瑰花 20 克，泽兰 20 克。

水煎取汁，一日分二次温服。七剂。

2008 年 4 月 14 日七诊：诸症悉减。

处方：自拟补肾二仙汤加减。

仙茅 15 克，淫羊藿 20 克，杜仲 20 克，续断 20 克，桑寄生 20 克，枸杞子 20 克，菟丝子 20 克，黄芪 50 克，党参 30 克，玫瑰花 20 克，泽兰 20 克，王不留行 20 克，益母草 20 克，当归 20 克，白芍 20 克。

水煎取汁，一日分二次温服。七剂。

2008 年 4 月 21 日八诊：诸症悉减。

处方：自拟补肾二仙汤加减。

仙茅 15 克，淫羊藿 20 克，杜仲 20 克，续断 20 克，桑寄生 20 克，枸杞子 20 克，菟丝子 20 克，黄芪 50 克，生晒参 50 克，白芍 30 克，龟甲 50 克，白薇 30 克，当归 30 克，蛤蚧 2

对，王不留行 30 克，路路通 30 克，玫瑰花 30 克，首乌藤 30 克，益母草 30 克。

一剂配水丸，一日二次，6 克/次。

2. 肝郁血热

辨证为肝郁血热，治以疏肝解郁、清热调经，方用丹栀逍遥散加减。

【病例】

庞某，女，42 岁。

2000 年 11 月 22 日一诊：月经周期提前，初期经色紫暗，心烦，胸闷气短，善叹息，时心悸，汗出，下肢浮肿，舌淡，苔白，脉沉弱。

处方：丹栀逍遥散加减。

牡丹皮 10 克，栀子 10 克，当归 15 克，白芍 20 克，白术 20 克，茯苓 30 克，丹参 20 克，川芎 20 克，葛根 20 克，桑寄生 50 克，酸枣仁 20 克，石菖蒲 20 克，珍珠母 50 克（先煎），枳壳 15 克，泽泻 30 克。

水煎取汁，一日分二次温服。七剂。

2000 年 12 月 1 日二诊：月经已止，现劳累后胸闷痛，下肢稍肿，余症悉减。

处方：丹栀逍遥散加减。

牡丹皮 10 克，栀子 10 克，当归 15 克，白芍 20 克，白术 20 克，茯苓 30 克，丹参 20 克，川芎 20 克，葛根 20 克，桑寄生 50 克，酸枣仁 20 克，石菖蒲 20 克，珍珠母 50 克（先煎），枳壳 15 克，泽泻 30 克，瓜蒌 20 克。

水煎取汁，一日分二次温服。七剂。

2000 年 12 月 9 日三诊：胸闷，心烦，夜寐不安，时汗出。

处方：姜黄 15 克，茯苓 20 克，白术 20 克，菊花 20 克，当归 15 克，白芍 20 克，枳壳 15 克，陈皮 15 克，瓜蒌 30 克，厚朴 20 克，青皮 20 克，酸枣仁 20 克，远志 20 克，珍珠母 50 克（先煎）。

水煎取汁，一日分二次温服。七剂。

（五）月经后期

1. 气血虚弱

辨证为气血虚弱，治以补气养血调经，方用八珍汤加减。

【病例】

王某，女，38 岁。

2008 年 4 月 1 日一诊：月经延后十余日，月经量少，色淡质稀，神倦乏力，气短懒言，面色淡白无华，舌淡白，苔薄，脉沉细弱。

处方：八珍汤加减。

黄芪 30 克，党参 20 克，白术 20 克，茯苓 20 克，生地黄 20 克，当归 15 克，川芎 15 克，白芍 20 克，阿胶 10 克（烊化），鸡血藤 15 克，益母草 15 克，泽兰 15 克。

水煎取汁，一日分二次温服。七剂。

2008 年 4 月 8 日二诊：量少，有块，脉细弱。

处方：八珍汤加减。

黄芪30克，党参20克，白术20克，茯苓20克，生地黄20克，当归15克，川芎15克，白芍20克，阿胶10克（烊化），鸡血藤15克，益母草15克，泽兰15克，玫瑰花15克。

水煎取汁，一日分二次温服。七剂。

2. 肾气亏虚

辨证为肾气亏虚，治以补肾养肝、调理冲任，方用自拟补肾二仙汤或《妇人大全良方》柏子仁丸加减。

【病例一】

徐某，女，52岁。

2008年2月19日一诊：月经延后一个月余，经血量少，色淡，腰膝酸软疼痛，乏力身倦，面部生痤疮，便干，舌淡红，苔薄，脉沉弱，尺脉弱。

处方：自拟补肾二仙汤加减。

仙茅15克，淫羊藿20克，杜仲20克，续断20克，桑寄生50克，菟丝子20克，枸杞子20克，黄芪50克，党参20克，肉苁蓉50克，桃仁20克，郁李仁20克，黑芝麻20克，大黄10克（后下），卷柏20克，玫瑰花20克。

水煎取汁，一日分二次温服。七剂。

2008年2月26日二诊：月经至，余症减。

处方：自拟补肾二仙汤加减。

仙茅15克，淫羊藿20克，杜仲20克，续断20克，桑寄生50克，菟丝子20克，枸杞子20克，肉苁蓉50克，黄芪50克，党参20克，桃仁20克，郁李仁20克，黑芝麻20克，大黄5克（后下），卷柏20克，玫瑰花20克。

水煎取汁，一日分二次温服。七剂。

2008年3月3日三诊：月经至，诸症悉减。

处方：自拟补肾二仙汤加减。

仙茅15克，淫羊藿20克，杜仲20克，续断20克，桑寄生50克，菟丝子20克，枸杞子20克，肉苁蓉50克，黄芪50克，党参20克，桃仁20克，郁李仁20克，黑芝麻20克，玫瑰花20克。

水煎取汁，一日分二次温服。七剂。

【病例二】

蔡某，女，26岁。

2008年4月20日一诊：月经延后十余日，经色暗红，有块，腹胀痛，腰膝酸软疼痛，乏力身倦，舌红，苔白，脉沉弦，尺脉弱。

处方：《妇人大全良方》柏子仁丸加减。

柏子仁20克，熟地黄20克，泽兰20克，牛膝15克，卷柏20克，玫瑰花20克，益母草20克，刘寄奴20克，黄芪50克，王不留行20克，路路通20克，通草10克，苍术10克，三棱10克，当归20克，赤芍20克。

水煎取汁，一日分二次温服。七剂。

2008年4月27日二诊：腰膝痛减。

处方：《妇人大全良方》柏子仁丸加减。

柏子仁20克，熟地黄20克，泽兰20克，牛膝15克，卷柏20克，玫瑰花20克，益母草

20克，刘寄奴20克，黄芪50克，王不留行20克，路路通20克，通草10克，苍术10克，三棱10克，当归20克，赤芍20克，香附20克。

水煎取汁，一日分二次温服。七剂。

2008年5月8日三诊：诸症悉减。

处方：《妇人大全良方》柏子仁丸加减。

柏子仁20克，熟地黄20克，泽兰20克，牛膝15克，卷柏20克，玫瑰花20克，益母草20克，刘寄奴20克，黄芪50克，王不留行20克，路路通20克，通草10克，当归20克，赤芍20克，香附20克。

水煎取汁，一日分二次温服。七剂。

3. 脾胃虚寒

辨证为脾胃虚寒，治以益气建中、养血调经，方用黄芪建中汤加减。

【病例】

姜某，女，26岁。

2008年3月5日一诊：月经延后十余日，胃脘胀满甚则疼痛，喜热畏寒，呕吐，大便正常，时腰痛，舌淡边有齿痕，苔薄，脉细弱。

处方：黄芪建中汤加减。

黄芪50克，白芍40克，桂枝20克，炙甘草10克，草豆蔻10克（后下），砂仁10克（后下），延胡索20克，白豆蔻10克（后下），木香10克（后下），半夏20克，枳壳20克，佛手20克，红豆蔻20克（后下），厚朴20克，茯苓20克，郁金20克。

水煎取汁，一日分二次温服。七剂。

2008年3月14日二诊：月经已止，大便稍溏，余症好转。

处方：黄芪建中汤加减。

黄芪50克，白芍40克，桂枝20克，炙甘草10克，草豆蔻10克（后下），砂仁10克（后下），延胡索20克，白豆蔻10克（后下），木香10克（后下），半夏20克，枳壳20克，佛手20克，厚朴20克，茯苓20克，莲子20克，白扁豆20克。

水煎取汁，一日分二次温服。七剂

2008年3月21日三诊：腹胀减，大便调。

处方：黄芪建中汤加减。

黄芪50克，白芍40克，桂枝20克，炙甘草10克，草豆蔻10克（后下），砂仁10克（后下），延胡索20克，白豆蔻10克（后下），木香10克（后下），半夏20克，枳壳20克，佛手20克，厚朴20克，茯苓20克，莲子20克，白扁豆20克。

水煎取汁，一日分二次温服。七剂。

（六）痛经

1. 寒凝血瘀

辨证为寒凝血瘀，治以温经散寒、活血化瘀，方用少腹逐瘀汤加减。

【病例】

王某，女，23岁。

2001 年 2 月 14 日一诊：月经第一天则少腹冷痛，喜热畏寒，经行不畅，色暗淡，夹有小血块，腰痛，胸闷气短，心烦易怒，舌淡，苔薄，脉沉弱。

处方：少腹逐瘀汤加减。

当归 15 克，川芎 10 克，白芍 15 克，小茴香 10 克，枸杞子 20 克，川楝子 20 克，乌药 20 克，延胡索 20 克，牡丹皮 20 克。

水煎取汁，一日分二次温服。三剂。

2001 年 2 月 18 日二诊：心悸，胸闷，余症减。

处方：少腹逐瘀汤加减。

当归 15 克，川芎 10 克，白芍 15 克，小茴香 10 克，枸杞子 20 克，川楝子 20 克，乌药 20 克，延胡索 20 克，牡丹皮 20 克，瓜蒌 30 克，珍珠母 50 克（先煎）。

水煎取汁，一日分二次温服。七剂。

2001 年 2 月 23 日三诊：时胸闷，心悸，气短，多梦，面色无华，两目干涩胀闷，口干。

处方：少腹逐瘀汤加减。

当归 15 克，川芎 10 克，白芍 15 克，小茴香 10 克，枸杞子 20 克，川楝子 20 克，乌药 20 克，延胡索 20 克，牡丹皮 20 克，麦冬 20 克，五味子 10 克。

水煎取汁，一日分二次温服。三剂。

2001 年 2 月 27 日四诊：近日烦躁易怒，纳少，食后腹胀满，舌淡，苔薄，脉沉弦稍数。

处方：丹栀逍遥散加减。

牡丹皮 10 克，栀子 10 克，白芍 20 克，当归 25 克，茯苓 20 克，白术 10 克，枳壳 15 克，陈皮 15 克，党参 30 克，砂仁 10 克（后下），白豆蔻 10 克（后下），木香 10 克（后下）。

水煎取汁，一日分二次温服。四剂。

2. 阳虚内寒

辨证为阳虚内寒，治以温经散寒、养血止痛，方用温经汤加减。

【病例】

王某，女，14 岁。

2001 年 1 月 3 日一诊：经前一周小腹冷痛，得温则舒，经色淡红而质稀，形寒怕冷，腰膝酸冷，经行呕吐，舌淡，苔白，脉沉细迟。

处方：温经汤加减。

吴茱萸 5 克，牡丹皮 10 克，川芎 15 克，当归 15 克，白芍 20 克，党参 30 克，半夏 25 克，麦冬 20 克，肉桂 5 克（后下），藿香 15 克，生姜 30 克，杜仲 20 克，小茴香 20 克，续断 20 克，枳壳 20 克。

水煎取汁，一日分二次温服。四剂。

2001 年 1 月 23 日二诊：诸症悉减。

处方：温经汤加减。

小茴香 15 克，肉桂 5 克（后下），川楝子 20 克，乌药 20 克，延胡索 20 克，白芍 20 克，吴茱萸 5 克，半夏 30 克，党参 30 克，藿香 20 克，生姜 5 克。

水煎取汁，一日分二次温服。七剂。

2001 年 2 月 7 日三诊：食后腹胀满疼痛，时胸闷，善叹气，手足濈然汗出，乏力倦怠，舌淡红，苔薄，脉沉。

处方：香砂六君子汤加减。

党参30克，白术20克，茯苓20克，陈皮15克，半夏20克，木香10克（后下），砂仁10克（后下），厚朴20克，青皮20克，丹参20克，瓜蒌30克，枳壳20克，黄芪50克，煅牡蛎50克（先煎）。

水煎取汁，一日分二次温服。四剂。

（七）滑胎

肾虚不固：辨证为肾虚不固，治以补肾健脾、养血安胎，方用寿胎丸加减。

【病例】

孔某，女，40岁。

2008年3月31日一诊：妊娠期阴道少量流血，腰膝酸软，腹痛下坠，乏力身倦，时恶心欲呕，乳房胀满时痛，舌淡，苔白，脉沉滑尺弱。自诉有反复自然流产史。

处方：寿胎丸加减。

黄芪50克，党参30克，续断20克，桑寄生20克，菟丝子20克，砂仁10克（后下），紫苏20克，白术20克，黄芪10克，木香10克（后下），杜仲20克，枸杞子20克。

水煎取汁，一日分二次温服。七剂。

2008年4月8日二诊：腰痛无，乏力，失眠，呕吐，自汗，尿频，舌淡，苔白，脉沉滑尺弱。

处方：寿胎丸加减。

黄芪50克，党参30克，续断20克，桑寄生20克，菟丝子20克，砂仁10克（后下），紫苏10克，白术20克，黄芩30克，木香10克（后下），杜仲20克，枸杞子20克，金樱子20克，芡实20克，首乌藤20克，白豆蔻10克（后下）。

水煎取汁，一日分二次温服。七剂。

2008年4月21日三诊：下肢沉重，时腹泻。

处方：寿胎丸加减。

黄芪50克，党参30克，续断20克，桑寄生20克，菟丝子20克，砂仁10克（后下），紫苏20克，白术20克，黄芩15克，木香10克（后下），杜仲20克，枸杞子20克，金樱子20克，芡实20克，首乌藤20克。

水煎取汁，一日分二次温服。七剂。

（八）缺乳

肝郁气滞：辨证为肝郁气滞，治以疏肝解郁、通络下乳，方用自拟通乳方加减。

【病例】

白某，女，30岁。

2007年11月8日一诊：产后50天乳汁甚少，乳房胀硬，情志抑郁，舌淡，苔薄，脉弦细。

处方：自拟通乳方加减。

王不留行20克，僵蚕20克，丝瓜络20克，漏芦20克，黄芪50克，通草10克，路路通20克，天花粉20克，甲珠15克（另煎）。

水煎取汁，一日分二次温服。七剂。

处方：通草猪蹄汤。

通草10克，猪脚2只，放入炖锅中，用1500ml的水，大火滚后，小火熬炖1小时，待猪脚熟透后，调味即可熄火。将通草捞起丢弃，饮汤吃猪脚。

2007年11月15日二诊：情志抑郁，余症悉减。

处方：自拟通乳方加减。

王不留行20克，僵蚕20克，丝瓜络20克，漏芦20克，黄芪50克，通草10克，路路通20克，天花粉20克，甲珠10克（另煎）。

水煎取汁，一日分二次温服。七剂。

处方：通草猪蹄汤。

通草10克，猪脚2只，放入炖锅中，用1500ml的水，大火滚后，小火熬炖1小时，待猪脚熟透后，调味即可熄火。将通草捞起丢弃，饮汤吃猪脚。

2007年11月23日三诊：诸症悉减。

处方：自拟通乳方加减。

王不留行20克，僵蚕20克，丝瓜络20克，漏芦20克，黄芪50克，通草10克，路路通20克，天花粉20克，甲珠10克（另煎）。

水煎取汁，一日分二次温服。七剂。

处方：通草猪蹄汤。

通草10克，猪脚2只，放入炖锅中，用1500ml的水，大火滚后，小火熬炖1小时，待猪脚熟透后，调味即可熄火。将通草捞起丢弃，饮汤吃猪脚。

（九）乳癖

肝郁痰凝：辨证为肝郁痰凝，治以疏肝理气、化痰消癖，方用自拟消癖方加减。自拟消癖方药物组成：甲珠10克、皂角刺20克、王不留行20克、鹿角霜20克、丝瓜络20克、路路通20克、鳖甲20克、青皮20克、陈皮20克、瓜蒌20克、木香10克、郁金20克、金银花15克、连翘20克、珍珠母20克。

【病例】

朴某，女，40岁。

2008年10月14日一诊：月经来潮前5～7天乳房胀满疼痛，月经来潮乳房胀痛缓解，情绪郁闷，心烦善怒，舌淡，苔薄白，脉弦。西医诊断为乳腺小叶增生。

处方：自拟消癖方加减。

甲珠50克，皂角刺50克，王不留行40克，鹿角霜50克，丝瓜络40克，路路通40克，鳖甲50克，青皮30克，陈皮30克，瓜蒌50克，茯苓30克，郁金30克，金银花30克，连翘30克。

一剂配水丸，一日二次，6克/次。

2008年11月16日二诊：诸症悉减。

处方：自拟消癖方加减。

甲珠50克，皂角刺50克，王不留行40克，鹿角霜50克，丝瓜络40克，路路通40克，鳖甲50克，青皮30克，陈皮30克，瓜蒌50克，茯苓30克，郁金30克，金银花30克，连翘30克，珍珠粉50克。

一剂配水丸，一日二次，6克/次。

总 结

在妇科辨证方面崔老重视脏腑辨证，认为五脏之中尤以肝肾为要，故临证治疗以调补肝肾为本，并自拟补肾二仙汤加减治疗。

1. 调补肝肾为本

崔老认为，妇女以血为本，以血为用，其月经、带下、妊娠、产乳等生理功能或病理变化，均与血息息相关，而血的生成和运行循环，依赖五脏的协同作用才能完成。所以五脏的生理活动和病理变化，都直接或间接影响到妇女的经、带、胎、产的变化。在五脏之中，尤以肝肾为重，妇科病治疗应以调补肝肾为本。

人体以脏腑为本，气血为用，男女基本相同。所以一般疾病女子与男子无异，所不同者，女性在解剖上具有胞宫和女阴，在生理和病理上主要反应在经、带、胎、产四个方面。中医认为这一切都与肾有着极为密切的关系。在解剖上、生理上，“胞络系于肾”，“肾司二阴”，而女性的月经正常与否和生殖能力的强弱和有无又取决于肾气的盛衰。病理上，中医认为妇科疾病的产生，不外乎在气、在血、属肾、属肝、属脾，但关键还是在肾。气血不和、脏腑功能失调是导致一切疾病的基础。但气血脏腑功能失调，为气虚、血虚、脾虚、肝郁虽然可导致妇女产生某些病证，但不一定出现妇科疾患，而只是导致冲任失调后，才会出现妇科疾患。“冲为血海，任主胞胎”，冲任二脉皆起于胞中，属于肾，肾气的盛衰是冲任二脉功能正常与否的前提。由此可见，肾的功能作用对于女性的生理和病理有着重要影响。历代医家极其重视补肾法在妇科的应用。宋·陈自明在《妇人大全良方·调经门》阐述月经生理时，就是以《素问》所载“女子七岁肾气盛…… 二七天癸至，任脉通，太冲脉盛，月事以时下，故有子。”之说为依据，指出肾气、天癸、冲任二脉与月经、生育的重大关系。明·赵献可指出“ 调经以养水为主”，“滋水必兼养火 ”。张景岳说：“调经之要 ，贵在补脾胃以滋血之源，养肾气以安血之室”。傅青主指出：“夫经本于肾”、“胞胎系于命门”、“ …系命门者通于肾 ”，认为“摄胎受孕在于肾脏先天之真气 ”，而肾阴又是胎孕的物质基础，“肾水足而胎安 ，肾水亏而胎动”。因此，治疗上强调肾精化血的重要性，提出“补精生血”的治法。因此崔老认为肝肾与妇女生理、病理有着密切的关系，肝肾精血不足，肾阴肾阳的偏盛偏衰，往往是导致某些妇科疾病的重要原因。临证中常运用补肾填精、调补肾阴肾阳等方法进行治疗。

2. 善于总结，制定新方

在妇科辨证方面，崔老重视脏腑辨证，由于妇女以血为本，以血为用，而血的生成与五脏有关，认为只要以脏腑辨证为主要辨证方法，就能全面把握妇科病之阴阳气血、寒热虚实的证治特点。在妇科治疗方面，五脏之中尤以肝肾为要，故临证治疗以调补肝肾为本，临床中仙茅、淫羊藿、熟地、枸杞子、菟丝子、龟板等补肾之品皆为所喜用。并不断总结自拟补肾二仙汤，验之临床颇有疗效。自拟补肾二仙汤药物组成：仙茅 15 克、淫羊藿 20 克、杜仲 20 克、续断 20 克、桑寄生 20 克、菟丝子 20 克、枸杞子 20 克、黄精 20 克、黄芪 50 克、党参 30 克。本方以其两味主要药物仙茅、仙灵脾而取名二仙汤，方中仙茅、淫羊藿、熟地、枸杞子、菟丝子、龟板等补肾之品体现了“补精生血，温润填精，血中补阴，气中补阳”的治法。临证中本方经过加减变化可运用治疗月经不调、闭经、崩漏、流产等病，常常获得理想的疗效。

月经不调是指月经周期的超前错后，或经量的过多过少。临床见证虽有寒、热、虚、实之分，但肾功能失调往往是其根本的、重要的因素，所以古人有“经脉不调，病多在肾”之说 。故调经之本在肾，补肾以填补精血为主，并佐以助阳之品，即“滋水更当养火”之意，使肾中阴平阳秘，精血俱旺，则月经自调。如月经先期，多由肾精亏损，失于封藏，冲任失约，以致月经前期。辨证为肾虚不固，治以补肾固冲、调理冲任，方用自拟补肾二仙汤加减；月经后期往往由于肝肾精血不足，血海空虚，冲任失养，月事不能按时而下，以致周期延长。崔老治以补肾养肝、调理冲任，方用自拟补肾二仙汤或《妇人大全良方》柏子仁丸加减。

闭经一证不外乎虚实二类。虚证之中，多由于肾虚所致，可分原发和继发讨论。原发性闭经多由先天肾气不足，天癸不充，冲任失养，以致月事不行 。继发性闭经多因肝肾不足，来源枯竭。虞天民说：“月水全赖肾水施化，肾水既乏，则经水日以干涸……渐至闭塞不通”。崔老对肾气虚损之闭经治以滋补肝肾、养血通经，运用自拟补肾二仙汤或《妇人大全良方》柏子仁丸加减治疗。

崩漏或经间期出血等疾病，经辨证为肾虚，以致冲任二脉失调，不能固摄经血。治以补肾固冲、止血调经，崔老运用自拟补肾二仙汤合四乌贼骨一藘茹丸加减，此外还喜用海螵蛸40克、茜草10克、仙鹤草50克、旱莲草50克、地榆炭50克等收敛止血。崔老强调出血多时当滋肾止血，血止后当根据肾精不足或肾阴肾阳的偏盛偏衰进行调补。

先兆流产的原因不外乎母体和胎元两个方面，但不论母体与胎元，其根本原因在肾。“任主胞胎”，“胞络系于肾”，母体肾气亏虚，冲任失固 ，则胎失所系，因而胎动不安。“人始生，先成精”，胎元的发育取决于先天的肾精，如果先天肾精不旺必然影响胎元的发育、成长。胎萎不长，必致流产。因此，先兆流产的主要原因之一在肾，治宜固肾安胎，崔老常以自拟补肾二仙汤或寿胎丸为基础方加减治疗。

三、外科疾病

（一）痤疮

1. 肺经风热

辨证为肺经风热，治以疏风宣肺清热，方用自拟止痒方或消风散加减治疗。自拟止痒方药物组成：浮萍 5 克、苦参 10 克、紫草 20 克、蝉蜕 20 克、蛇蜕 10 克、蜂房 10 克、薏苡仁 50 克、地肤子 50 克、蛇床子 15 克、牛蒡子 20 克、豨莶草 20 克、白鲜皮 20 克、白蒺藜 20 克。

【病例】

陈某，男，27 岁。

2008 年 6 月 24 日一诊：面颊、前额、下颌部见毛囊性丘疹，皮疹红肿疼痛，瘙痒，入夏或遇热则重，大便干，舌红，苔黄，脉数。

处方：自拟止痒方加减。

浮萍 5 克，苦参 10 克，紫草 20 克，蝉蜕 20 克，蛇蜕 10 克，蜂房 10 克，薏苡仁 50 克，地肤子 50 克，蛇床子 15 克，牛蒡子 20 克，豨莶草 20 克，白鲜皮 20 克，白蒺藜 20 克，蜂房 10 克，玄参 30 克，火麻仁 20 克，酸枣仁 20 克，生地黄 20 克，酒大黄 5 克。

水煎取汁，一日分二次温服。七剂。

2008 年 7 月 14 日二诊：面部痤疮减少，大便仍干。

处方：自拟止痒方加减。

浮萍 5 克，苦参 10 克，紫草 20 克，蝉蜕 20 克，蛇蜕 10 克，蜂房 10 克，薏苡仁 50 克，地肤子 50 克，蛇床子 15 克，牛蒡子 20 克，豨莶草 20 克，白鲜皮 20 克，白蒺藜 20 克，蜂房 10 克，玄参 30 克，火麻仁 20 克，酸枣仁 20 克，生地黄 20 克，连翘 20 克，金银花 20 克，重楼 15 克，大黄 5 克（后下）。

水煎取汁，一日分二次温服。七剂。

2008 年 8 月 11 日三诊：面部痤疮减少，余症均好转。

处方：自拟止痒方加减。

浮萍 10 克，苦参 10 克，紫草 20 克，蝉蜕 20 克，牛蒡子 20 克，蛇蜕 10 克，地肤子 50 克，豨莶草 20 克，白蒺藜 20 克，薏苡仁 50 克，蜂房 10 克，玄参 30 克，火麻仁 20 克，酸枣仁 20 克，生地黄 20 克，连翘 20 克，金银花 20 克，重楼 15 克，大黄 5 克（后下）。

水煎取汁，一日分二次温服。七剂。

2. 肝郁脾虚

辨证为肝郁脾虚，治以疏肝健脾，方用逍遥散加减治疗。

【病例】

王某，女，35 岁。

2008 年 8 月 25 日一诊：面颊、前额、下颌部毛囊性丘疹，额部为甚，色红，微痒，经前一周加重，面部妊娠斑，心悸，失眠多梦，手足冷，月经前乳房胀痛，舌红，苔薄，脉弦细。

处方：逍遥散加减。

当归 15 克，白术 20 克，茯苓 20 克，白芍 20 克，柴胡 10 克，薏苡仁 50 克，地肤子 50 克，白蒺藜 20 克，蜂房 10 克，葛根 20 克，郁金 20 克，枳壳 20 克，珍珠母 50 克（先煎），蛇床子 20 克，王不留行 20 克，香附 20 克。

水煎取汁，一日分二次温服。七剂。

2008 年 9 月 11 日二诊：面部痤疮减，纳少，余症好转。

处方：逍遥散加减。

当归 15 克，白术 20 克，茯苓 20 克，白芍 20 克，柴胡 10 克，薏苡仁 50 克，地肤子 50 克，白蒺藜 20 克，蜂房 10 克，葛根 20 克，郁金 20 克，枳壳 20 克，珍珠母 50 克（先煎），蛇床子 20 克，王不留行 20 克，苦参 10 克，白芷 15 克。

水煎取汁，一日分二次温服。七剂。

2008 年 9 月 18 日三诊：余症好转。

处方：逍遥散加减。

当归 15 克，白术 20 克，茯苓 20 克，白芍 20 克，柴胡 10 克，薏苡仁 50 克，地肤子 50 克，白蒺藜 20 克，蜂房 10 克，郁金 20 克，枳壳 20 克，珍珠母 50 克（先煎），蛇床子 20 克，王不留行 20 克，苦参 10 克。

水煎取汁，一日分二次温服。七剂。

3. 肺胃湿热，外感毒邪

辨证为肺胃湿热，外感毒邪，治以清热解毒、散风消肿，方用连翘败毒丸加减治疗。

【病例】

王某，女，26 岁。

2008 年 2 月 13 日一诊：面颊、前额、下颌部毛囊性丘疹，散在数个脓疱，色红，肿痛，瘙痒，大便时干，纳食可，舌红，苔黄，脉数。

处方：连翘败毒散加减。

连翘 20 克，荆芥 10 克，防风 10 克，牛蒡子 20 克，升麻 10 克，薏苡仁 30 克，地肤子 50 克，白蒺藜 20 克，白鲜皮 20 克，葛根 20 克，黄芩 10 克，水牛角 20 克（先煎），黄精 20 克，何首乌 20 克，当归 20 克。

水煎取汁，一日分二次温服。七剂。

2008 年 2 月 21 日二诊：面部痤疮稍减，大便可。

处方：连翘败毒散加减。

连翘 20 克，荆芥 10 克，防风 10 克，牛蒡子 20 克，升麻 10 克，薏苡仁 30 克，地肤子 50 克，白蒺藜 20 克，白鲜皮 20 克，葛根 20 克，黄芩 10 克，水牛角 20 克（先煎），黄精 20 克，何首乌 20 克，当归 20 克，黄芪 50 克。

水煎取汁，一日分二次温服。七剂。

2008年3月7日三诊：面部痤疮仍有，色略红，仍痒，近日乏力。

处方：连翘败毒散加减。

连翘20克，荆芥10克，防风10克，牛蒡子20克，升麻10克，薏苡仁30克，地肤子50克，白蒺藜20克，白鲜皮20克，黄芩10克，水牛角20克（先煎），黄精20克，何首乌20克，当归20克，灵芝20克。

水煎取汁，一日分二次温服。五剂。

2008年3月12日四诊：诸症悉减。

处方：连翘败毒散加减。

连翘20克，荆芥10克，防风10克，牛蒡子20克，升麻10克，薏苡仁30克，地肤子50克，白蒺藜20克，白鲜皮20克，黄芩10克，水牛角20克（先煎），黄精20克，何首乌20克，当归20克，黄芪50克，灵芝20克。

水煎取汁，一日分二次温服。七剂。

2008年3月20日五诊：面部痤疮减轻，仅下颌部略多。

处方：连翘败毒散加减。

连翘20克，荆芥10克，防风10克，牛蒡子20克，升麻10克，薏苡仁30克，地肤子50克，白鲜皮20克，黄芩10克，水牛角20克（先煎），黄精20克，何首乌20克，当归20克，黄芪50克，灵芝20克，黑芝麻20克。

水煎取汁，一日分二次温服。七剂。

4. 热毒炽盛

辨证为热毒炽盛，治以清热解毒、消肿散结、活血止痛，方用仙方活命饮加减治疗。

【病例】

王某，男，29岁。

2000年11月20日一诊：面颊、前额、下颌部及胸、背部见毛囊性丘疹，皮疹红肿疼痛，瘙痒，可见散在脓疱，身热凛寒，便秘溲赤，舌红，苔薄，脉细数。实验室检查：白细胞计数17.2×10^9/L。

处方：仙方活命饮加减。

金银花20克，连翘20克，白芷20克，天花粉20克，重楼15克，天葵子20克，蒲公英20克，紫花地丁20克，赤芍20克，玄参20克，水牛角20克（先煎），生地黄10克，紫草15克，青黛5克（包煎）。

水煎取汁，一日分二次温服。四剂。

2000年11月24日二诊：目干涩，余症悉减。

处方：仙方活命饮加减。

金银花20克，连翘20克，白芷20克，天花粉20克，重楼15克，天葵子20克，蒲公英20克，紫花地丁20克，赤芍20克，玄参20克，水牛角20克（先煎），生地黄10克，紫草15克，青黛5克（包煎），菊花20克。

水煎取汁，一日分二次温服。四剂。

2000年11月28日三诊：现胸、背部痤疮已消，余症悉减。白细胞计数13.8×10^9/L。

处方：仙方活命饮加减。

金银花20克，连翘20克，白芷20克，天花粉20克，重楼15克，天葵子20克，蒲公英

20克，紫花地丁20克，赤芍20克，玄参20克，水牛角20克（先煎），生地黄10克，紫草15克，青黛5克（包煎），菊花20克。

水煎取汁，一日分二次温服。四剂。

2000年12月9日四诊：近日失眠，易醒，胸闷，舌淡红，苔薄，脉沉细。

处方：天王补心丸加减。

柏子仁20克，五味子15克，茯苓20克，当归15克，桔梗10克，丹参20克，生地黄20克，党参30克，天冬15克，麦冬20克，远志20克，酸枣仁20克，珍珠母50克（先煎）。

水煎取汁，一日分二次温服。四剂。

2000年12月13日五诊：失眠好转。

处方：天王补心丸加减。

柏子仁20克，五味子15克，茯苓20克，当归15克，桔梗10克，丹参20克，生地黄20克，党参30克，天冬15克，麦冬20克，远志20克，酸枣仁20克，珍珠母50克（先煎），合欢花20克，首乌藤20克。

水煎取汁，一日分二次温服。四剂。

5. 阴虚火旺

辨证为肝肾阴虚、虚火上炎，治以滋养肝肾，方用知柏地黄丸加减治疗。

【病例】

杨某，女，44岁。

2008年5月2日一诊：经前面部痤疮，面部皮肤干燥，耳鸣耳胀，目胀，鼻塞，咽不适，口干，口腔、牙龈溃疡反复，舌暗，边有齿痕，苔少，脉细稍数。

处方：知柏地黄丸加减。

枸杞子20克，菊花20克，生地黄40克，山药20克，山茱萸20克，泽泻15克，牡丹皮15克，茯苓15克，龟板20克（先煎），黄柏10克，知母20克，黄芪50克，党参30克，石菖蒲20克，郁金20克，莲子心20克。

水煎取汁，一日分二次温服。七剂。

2008年5月9日二诊：痤疮症减，时耳鸣耳胀。

处方：知柏地黄丸加减。

生地黄40克，山药20克，山茱萸20克，泽泻15克，牡丹皮15克，茯苓15克，龟甲20克（先煎），黄柏10克，知母20克，黄芪50克，党参30克，石菖蒲20克，郁金20克，莲子心20克。

水煎取汁，一日分二次温服。七剂。

2008年5月16日三诊：诸症悉减。

处方：知柏地黄丸加减。

生地黄40克，山药20克，山茱萸20克，泽泻15克，牡丹皮15克，茯苓15克，龟甲20克（先煎），黄柏10克，知母20克，黄芪50克，党参30克，郁金20克，莲子心20克。

水煎取汁，一日分二次温服。七剂。

（二）热疮

风热毒盛：辨证为风热毒盛，治以疏风清热解毒，方用自拟方治疗。

【病例】

郭某，男，40岁。

1996年11月18日一诊：感冒后于口唇周围皮肤黏膜交界处出现成群的小水疱，四周红晕，可见疱液破裂后露出糜烂面，并见有干燥结痂，近一周反复发作，时轻时重，瘙痒，灼热感，时咳嗽，舌红，苔薄黄，脉数。X线示：肺感染。

处方：桑叶20克，连翘20克，竹叶10克，淡豆豉10克，薄荷10克（后下），厚朴20克，芦根20克，鱼腥草50克，白花蛇舌草30克，黄芩25克。

水煎取汁，一日分二次温服。三剂。

1996年11月21日二诊：咳嗽减轻，余症悉减。

处方：桑叶20克，连翘20克，竹叶10克，薄荷10克（后下），厚朴20克，鱼腥草50克，白花蛇舌草30克，黄芩20克，青黛5克（包煎）。

水煎取汁，一日分二次温服。四剂。

（三）蛇串疮

肝胆湿热：辨证为肝胆湿热，治以清利肝胆湿热，方用龙胆泻肝汤加减治疗。

【病例】

万某，男，67岁。

1996年11月26日一诊：右胁下见集簇性水疱十余日，排列成条索状，沿一侧周围神经分布区出现，伴有皮肤刺痛剧烈，纳食差，舌红，苔黄，脉缓。

处方：银翘散加减。

金银花20克，连翘20克，重楼20克，蒲公英20克，紫花地丁20克，板蓝根20克，枳实20克，厚朴20克，滑石20克（包煎），鱼腥草50克，白花蛇舌草30克，青黛5克（包煎）。

水煎取汁，一日分二次温服。四剂。

1996年11月30日二诊：皮肤刺痛减，胸闷，善叹息，呕逆，余症同前。

处方：龙胆泻肝汤加减。

柴胡20克，龙胆15克，栀子15克，黄芩20克，枳实20克，青皮20克，厚朴20克，连翘20克，白花蛇舌草30克，香橼15克，佛手15克，青黛5克（包煎），败酱草20克，茵陈20克。

水煎取汁，一日分二次温服。五剂。

1996年12月3日三诊：皮肤刺痛减。

处方：龙胆泻肝汤加减。

柴胡20克，栀子15克，黄芩20克，枳实20克，青皮20克，厚朴20克，连翘20克，白花蛇舌草30克，香橼15克，佛手15克，败酱草20克，茵陈20克，重楼20克。

水煎取汁，一日分二次温服。七剂。

（四）湿疹

湿热内蕴：辨证为湿热内蕴，治以清利湿热，方用四妙丸加减治疗。

【病例】

李某，女，50 岁。

2008 年 3 月 3 日一诊：全身湿疹，瘙痒流水，反复发作 1 年左右，耳后、背部、腹部及双下肢较重，眠可，舌淡，苔薄黄，脉沉。患者自诉糖尿病病史，现口服激素治疗。

处方：四妙丸加减。

黄柏 15 克，苍术 15 克，薏苡仁 50 克，苦参 10 克，防风 20 克，荆芥 20 克，地肤子 50 克，紫草 20 克，白蒺藜 20 克，豨莶草 20 克，蝉蜕 20 克，牛蒡子 20 克，连翘 20 克，蛇床子 20 克，胡麻仁 20 克，白鲜皮 20 克。

水煎取汁，一日分二次温服。七剂。

2008 年 3 月 12 日二诊：瘙痒流水症状减轻。

处方：四妙丸加减。

黄柏 15 克，苍术 15 克，苦参 10 克，防风 20 克，荆芥 20 克，地肤子 50 克，白鲜皮 20 克，紫草 20 克，白蒺藜 20 克，豨莶草 20 克，蝉蜕 20 克，牛蒡子 20 克，连翘 20 克，蛇床子 20 克，胡麻仁 20 克，蛇蜕 20 克。

水煎取汁，一日分二次温服。七剂。

2008 年 3 月 19 日三诊：瘙痒流水症状减轻。

处方：四妙丸加减。

黄柏 15 克，苍术 15 克，苦参 10 克，防风 20 克，荆芥 20 克，地肤子 50 克，白鲜皮 20 克，紫草 20 克，白蒺藜 20 克，豨莶草 20 克，蝉蜕 20 克，牛蒡子 20 克，连翘 20 克，蛇床子 20 克，胡麻仁 20 克。

水煎取汁，一日分二次温服。七剂。

（五）药疹

风热证：辨证为风热证，治以疏风清热，方用自拟止痒方加减治疗。

【病例】

安某，男，28 岁。

1996 年 12 月 25 日一诊：自诉因口服阿莫西林后，周身可见大小不等、形态不规则的风团块，刺痒较重，呈对称性，二便正常，舌红，苔薄，脉沉数。

处方：消风散加减。

荆芥 15 克，防风 15 克，连翘 20 克，僵蚕 5 克，薄荷 10 克（后下），前胡 20 克，茯苓 15 克，紫苏 15 克，蝉蜕 20 克，半夏 20 克，陈皮 20 克，地肤子 50 克，薏苡仁 50 克。

水煎取汁，一日分二次温服。三剂。

1996 年 12 月 28 日二诊：瘙痒症减，遇寒加重。

处方：自拟止痒方加减。

浮萍 5 克，麻黄 5 克（先煎去上沫），苦参 10 克，紫草 15 克，豨莶草 20 克，白薇 15 克，蝉蜕 20 克，白芍 15 克，地肤子 15 克，薏苡仁 50 克，蜂房 15 克，蛇床子 20 克。

水煎取汁，一日分二次温服。七剂。

1997 年 1 月 6 日三诊：瘙痒症减。

处方：自拟止痒方加减。

浮萍 5 克，麻黄 5 克（先煎去上沫），苦参 10 克，紫草 15 克，豨莶草 20 克，白薇 15

克，蝉蜕20克，白芍15克，地肤子15克，薏苡仁50克，蜂房15克，蛇床子20克，白蒺藜20克。

水煎取汁，一日分二次温服。七剂。

(六)荨麻疹

1. 风热证

辨证为风热证，治以疏风清热，方用消风散或自拟止痒方加减治疗。

【病例】

毕某，女，37岁。

1996年11月16日一诊：周身皮肤出现风团，时隐时现，位置游移，瘙痒，腰背酸痛，肢体沉重，胸闷，畏寒，舌淡，苔薄白，脉细无力。

处方：九味羌活汤加减。

羌活25克，防风20克，细辛5克，苍术15克，白芷20克，川芎20克，蛇床子15克，地肤子50克，五加皮15克，豨莶草30克，白芍20克，木瓜25克。

水煎取汁，一日分二次温服。四剂。

1996年11月20日二诊：痒未止，肩痛减，仍心悸，余症好转。

处方：九味羌活汤加减。

羌活20克，独活15克，蔓荆子15克，防风15克，川芎20克，苦参10克，半夏20克，重楼15克，桑寄生50克，珍珠母50克（先煎），甘松20克，地肤子50克，薏苡仁50克。

水煎取汁，一日分二次温服。三剂。

1996年11月23日三诊：症同前。

处方：消风散加减。

苦参30克，豨莶草30克，白薇15克，紫草15克，防风15克，荆芥15克，蛇蜕10克，蝉蜕20克，蜂房15克，地肤子50克，薏苡仁50克，蛇床子30克，白鲜皮15克。

水煎取汁，一日分二次温服。四剂。

1996年11月27日四诊：痒感减轻，乏力，余症均好转。

处方：消风散加减。

苦参30克，豨莶草30克，白薇15克，紫草15克，防风15克，荆芥15克，蛇蜕10克，蝉蜕20克，地肤子50克，薏苡仁50克，蛇床子30克，白鲜皮15克，赤芍15克，桃仁15克，黄芪30克。

水煎取汁，一日分二次温服。七剂。

2. 风寒证

辨证为风寒证，治以疏风散寒、调和营卫，方用桂枝汤加自拟止痒方加减。

【病例】

胡某，女，35岁。

1996年10月21日一诊：周身皮肤出现苍白色风团块，瘙痒，皮肤遇冷或风吹则加重，得热则舒，畏寒肢冷，形体肥胖，舌淡，苔薄，脉沉弦。

处方：桂枝汤合自拟止痒方加减。

苦参5克，荆芥10克，防风5克，蝉蜕15克，地肤子50克，蛇床子15克，白鲜皮15克，蜂房10克，薏苡仁50克，桂枝15克，白芍15克。

水煎取汁，一日分二次温服。二剂。

1996年10月24日二诊：皮疹渐轻，肢体麻痒，畏寒肢冷，遇热则减，舌淡，苔薄，脉沉弦。

处方：桂枝汤合自拟止痒方加减。

苦参5克，荆芥10克，防风5克，蝉蜕15克，地肤子50克，蛇床子15克，白鲜皮15克，蜂房10克，薏苡仁50克，桂枝15克，制川乌5克（先煎），制草乌5克（先煎）。

水煎取汁，一日分二次温服。四剂。

1996年10月28日三诊：上症好转。

处方：桂枝汤合自拟止痒方加减。

麻黄5克（先煎去上沫），桂枝10克，浮萍5克，苦参5克，荆芥10克，防风15克，蝉蜕15克，地肤子50克，蛇床子15克，白鲜皮15克，蜂房50克，薏苡仁50克，白薇10克。

水煎取汁，一日分二次温服。三剂。

1996年10月30日四诊：皮疹渐轻，余症均好转。

处方：桂枝汤合自拟止痒方加减。

麻黄5克（先煎去上沫），桂枝10克，浮萍5克，苦参10克，荆芥15克，防风15克，蝉蜕15克，薄荷10克（后下），地肤子50克，蛇床子15克，白鲜皮15克。

水煎取汁，一日分二次温服。五剂。

3. 阴血不足

辨证为阴血不足，治以滋阴养血、疏散风邪，方用当归饮子加减治疗。

【病例】

张某，女，48岁。

2000年12月25日一诊：胸背部、手部皮肤皮疹反复发作，迁延日久，皮肤干燥瘙痒，皮肤呈苔藓样变化，遇风瘙痒加重，两胁及腰背疼痛，劳则尤甚，乏力，口干，舌淡，苔薄，脉沉。

处方：当归饮子加减。

当归15克，黄芪50克，白芍20克，何首乌20克，薏苡仁50克，地肤子50克，胡麻仁20克，苦参10克，蝉蜕20克，防风10克，荆芥10克，蜂房20克，麻黄5克（先煎去上沫），羌活20克，桃仁20克。

水煎取汁，一日分二次温服。七剂。

2001年1月8日二诊：胸背部皮肤状态较前好转，手部湿疹好转，近日胃不适。

处方：当归饮子加减。

当归15克，黄芪50克，白芍20克，何首乌20克，薏苡仁50克，地肤子50克，胡麻仁20克，苦参10克，蝉蜕20克，防风10克，荆芥10克，蜂房10克，麻黄5克（先煎去上沫），白鲜皮20克，豨莶草20克。

水煎取汁，一日分二次温服。七剂。

2001年1月15日三诊：诸症好转。

处方：当归饮子加减。

当归15克，黄芪50克，何首乌20克，薏苡仁50克，地肤子50克，胡麻仁20克，苦参10克，蝉蜕20克，防风10克，荆芥10克，蜂房10克，麻黄5克（先煎去上沫），白鲜皮20克，豨莶草20克。

水煎取汁，一日分二次温服。七剂。

（七）脱发

湿热内蕴：辨证为湿热内蕴，治以健脾除湿，方用自拟方加减。

【病例】

姜某，女，27岁。

1996年12月5日一诊：脱发已一年，头痒，脂溢性皮肤，苔薄，脉无力。

处方：自拟方加减。

桑叶20克，旱莲草30克，蛇床子20克，白芍15克，当归10克，天麻10克，生地黄20克，何首乌30克，黄精15克，菊花20克，薏苡仁50克，黑芝麻20克。

水煎取汁，一日分二次温服。七剂。

1996年12月12日二诊：脱发，多梦。

处方：自拟方加减。

天麻20克，菊花20克，旱莲草50克，枸杞子50克，黄精50克，茯苓50克，桑椹50克，何首乌50克，熟地黄50克，桑叶50克，牛膝30克，黑芝麻50克，薏苡仁50克，淫羊藿50克，黄芪50克。

二剂配水丸，一日二次，6克/次。

总　结

崔老遵循外之症实根于内的理论，在临床中从整体观点出发，治病求本。同时也提出要重视皮肤病的局部辨证，认为皮肤损害的颜色、形态、软硬度等是正确诊断和辨证施治的重要依据。临证中崔老不仅常用古方，还善于总结，制定新方，其自拟止痒方治疗瘙痒性皮肤病、湿疹皮炎类皮肤病等证属风热之邪的病证，验之临床颇有疗效。

1. 六淫致病，以风为首

崔老认为六淫是皮肤病的重要致病因素，六淫以风为首，临床上风邪引起的皮肤病较为广泛。风邪多与其他淫邪杂合而发病，如风寒、风热、风湿等。风邪致病的特点是发病迅速，皮损时隐时现，多有痒如虫行皮中。风邪只不过是外来因的一个条件，《黄帝内经》云："邪之所凑，其气必虚。"即"风邪多中表虚之人"。基于此，崔老在重视风邪致病的思想指导下，临床许多病证善用疏风、固表之剂以治之。此外，瘙痒是皮肤病的主要自觉症状之一，如湿疹、荨麻疹、结节性痒疹、神经性皮炎、皮肤瘙痒症等都是以瘙痒为主证，瘙痒常使患者心情烦躁，影响睡眠。因此，积极有效的治疗剧烈瘙痒，是皮肤科医生的一大难题。临床上崔老认为多离不开"风"邪。"无风不作痒"，故止痒也常从"风论治"，若欲祛风止痒，可用辛凉解表之蝉蜕、浮萍等。且"治风先治血，血行风自灭"，故祛风止痒，也要配伍养血、活血药。但对"阴伤血燥生风"，当慎用辛温疏风解表中药，以免辛温之品助血燥之风而加重病情。

2. 强调脏腑辨证为主

崔老在治疗皮肤疾病中，特别重视脏腑辨证的运用。他在临证中经常强调五脏六腑的病理变化与皮肤病的关系，认为五脏六腑是人体生命活动的中心，脏腑与肢体、五官有着所主与归属、开窍的关系。肌肤依赖脏腑气血的濡养，而经络是连接脏腑与皮肤的网络，手足三阳经交接于面部，手足三阴经通过经别与阳经交汇于面部，十二经脉集中会聚于面部，五脏六腑的气血皆上注于面部。五色分属五脏，正常肤色与五脏密切相关。因此，皮肤病与五脏六腑的病理变化有关密切的联系。在研究皮肤病病因病机的实践中，崔老指出皮肤病虽形于外，实根于内，与脏腑功能息息相关，尤与脾胃心肺的关系最为密切。有"胃主受纳"，"脾主运化"，"心主血"，"肺合皮毛也"等论述。如过食膏粱厚味，伤及脾胃，使其受纳运化失常，积湿生热，其热上蒸于肺，导致肺热。心之合脉、主血，故必致血热，热久而郁。而肺外合皮毛，与外界直接接触，易受外邪侵犯，故风湿邪外侵肌肤时，势必使肌腠化热之气血郁结凝滞，阻塞经络遂发疹斑。如崔老治疗痤疮从中医整体观念出发采用脏腑辨证，将本病分为：肺经血热；脾不健运，湿热郁结，肺脾湿热；肺胃蕴热；肝肾阴阳平衡失调，将本病分为：肺经风热，治以疏风宣肺清热，方用自拟止痒方或消风散加减治疗。肝郁脾虚，治以疏肝健脾，方用逍遥散加减治疗。肺胃湿热，外感毒邪，治以清热解毒、散风消肿，方用连翘败毒丸加减治疗。热毒炽盛，治以清热解毒、消肿散结、活血止痛，方用仙方活命饮加减治疗。肝肾阴虚、虚火上炎，治以滋养肝肾，方用知柏地黄丸加减治疗。

3. 重视皮损辨证

皮肤损害，是皮肤病最直观的表现，是医生用视觉或触觉检查出来的皮肤黏膜上所呈现的病变。崔老在临床上强调要重视皮肤病的局部辨证，认为皮肤损害的颜色、形态、软硬度、排列、分布是正确诊断和辨证施治的重要依据。

斑疹的辨证用药：红斑可分为在气分和血分，在气分者，属于胃，药用生石膏、黄芩、知母之类；在血分者，治宜从心，药用丹皮、生地、水牛角等。紫斑为血热夹瘀，药用紫草、丹参等。丘疹的辨证用药：丘疹多从肺论治，色红属于湿热，发痒者属于风热。药用浮萍、蝉蜕、蛇蜕、荆芥、防风等；丘疱疹者，伴有渗出，从脾论治，药用茯苓皮、薏苡仁、白术之类。风团的辨证用药：白色风团属于风寒或阳虚，药用麻黄、桂枝等；红色风团属于风热或血热，药用蝉蜕、丹皮、紫草等。

4. 善于总结，制定新方

崔老不仅常用古方，不断总结，创制新方，验之临床颇有疗效。在治疗瘙痒性皮肤病、湿疹皮炎类皮肤病等证属风热之邪的病证，崔老自拟止痒方，其药物组成：浮萍5克、苦参10克、紫草20克、蝉蜕20克、蛇蜕10克、蜂房10克、薏苡仁50克，地肤子50克，蛇床子15克、牛蒡子20克、豨莶草20克、白鲜皮20克、白蒺藜20克，此方具有疏风清热止痒的功效。方中以浮萍、白蒺藜、蝉蜕、蛇蜕、豨莶草、地肤子疏风清热止痒，紫草、牛蒡子清热解毒，苦参清热燥湿祛风止痒，诸药配伍则风热之邪得以疏解，湿邪得以祛除，则痒止疹消。临床中根据症状可进行加减变化，若热甚者，可配伍双花、连翘、公英、地丁、重楼、大黄、栀子等清热；湿重者，可配伍茵陈、土茯苓等；遇寒加重，或恶风者，可配伍麻黄或桂枝汤等；久病者加蜂房，如《本草纲目》云："露蜂房阳明药也。外科齿科及他病用之者，亦皆取其以毒攻毒，兼杀虫之功耳"，《滇南本草》亦云："治一切虚证，阳痿无子"。

四、眼科疾病

（一）上胞下垂

脾虚气陷：辨证为脾虚气陷，治以升阳益气，方用补中益气汤加减治疗。

【病例】

薛某，女，3岁。

2008年8月18日一诊：左上睑下垂半个月，终日不能提举，视物时需仰首，纳差，大便时干，舌淡，苔薄，脉沉。西医诊断为上睑下垂。

处方：补中益气汤加减。

党参20克，红参20克，白术20克，当归10克，陈皮5克，升麻5克，柴胡5克，枳壳5克，僵蚕10克，连翘10克，山楂10克，神曲10克，麦芽10克，槟榔10克，黄芪20克，鸡内金5克，莲子肉20克，白扁豆10克。

以上为天江免煎颗粒。一日分二次温服。四剂。

2008年8月23日二诊：左上睑下垂减，纳差，大便时溏。

处方：上方改红参30克，黄芪60克，加茯苓10克、木香5克。

以上为天江免煎颗粒。一日分二次温服。四剂。

2008年8月28日三诊：左眼睑下垂稍减。

处方：补中益气汤加减。

黄芪20克，红参30克，白术20克，茯苓10克，陈皮5克，砂仁5克，升麻5克，柴胡5克，当归10克，山楂10克，神曲10克，麦芽10克，槟榔10克，鸡内金5克，白扁豆10克，苍术10克，党参10克，白豆蔻10克。

以上为天江免煎颗粒。一日分二次温服。四剂。

2008年9月3日四诊：左眼睑下垂稍减，纳差，大便时溏。

处方：上方减白豆蔻，加僵蚕10克。

以上为天江免煎颗粒。一日分二次温服。四剂。

2008年9月8日五诊：症好转，近日外感咳嗽。

处方：三诊方加鱼腥草15克，白花蛇舌草15克。

以上为天江免煎颗粒。一日分二次温服。四剂。

2008年9月13日六诊：咳嗽，有痰，发热，腹胀，时便溏。

处方：银翘散加减。

连翘10克，金银花10克，重楼10克，白花蛇舌草15克，鸡内金5克，青皮5克，厚朴5克，僵蚕10克，红参30克，党参20克，槟榔10克，砂仁5克，白扁豆10克，蝉蜕5克，半夏5克，枳壳5克。

以上为天江免煎颗粒。一日分二次温服。四剂。

（二）胞轮振跳

1. 血虚生风

辨证为血虚生风，治以养血息风，方用四物汤加减治疗。

【病例】

范某，男，38岁。

2014年2月13日一诊：右下眼睑愫动时作，不能自控，舌淡，苔薄，脉沉细。

处方：四物汤加减。

熟地黄20克，当归15克，白芍20克，川芎20克，酸枣仁20克，远志20克，木瓜30克，钩藤20克（后下），石决明30克（先煎），珍珠母50克（先煎），青葙子20克，茺蔚子20克，蔓荆子20克。

水煎取汁，一日分二次温服。七剂。

2014年2月24日二诊：右下眼睑愫动稍减。

处方：四物汤加减。

熟地黄20克，当归15克，白芍20克，川芎20克，酸枣仁20克，远志20克，木瓜30克，钩藤20克（后下），石决明30克（先煎），珍珠母50克（先煎），青葙子20克，茺蔚子20克，蔓荆子20克，白蒺藜20克。

水煎取汁，一日分二次温服。七剂。

2014年3月31日三诊：诸症悉减。

处方：四物汤加减。

熟地黄20克，当归15克，白芍20克，川芎20克，酸枣仁20克，远志20克，木瓜30克，钩藤20克（后下），石决明30克（先煎），珍珠母50克（先煎），青葙子20克，茺蔚子20克，蔓荆子20克。

水煎取汁，一日分二次温服。七剂。

2. 肝胆湿热

辨证为肝胆湿热，治以清利肝胆湿热，方用龙胆泻肝汤加减治疗。

【病例】

张某，男，47岁。

2006年11月17日一诊：眼睑愫动时作，不能自控，目眵多，口干，口苦，自汗，乏力，舌红，苔黄腻，脉弦。血压140/160mmHg。

处方：龙胆泻肝汤加减。

龙胆10克，茯苓20克，通草10克，泽泻20克，牡丹皮10克，栀子10克，黄芩10克，当归15克，茯苓15克，车前子20克（包煎），木贼20克，石决明30克（先煎），决明子20克，青葙子20克，连翘20克。

水煎取汁，一日分二次温服。七剂。

2006年11月28日二诊：症好转，头晕。

处方：龙胆泻肝汤加减。

龙胆10克，茯苓20克，通草10克，泽泻20克，牡丹皮10克，栀子10克，黄芩10克，当归15克，茯苓15克，车前子20克（包煎），木贼20克，石决明30克（先煎），决明子20克，青葙子20克，连翘20克，菊花20克。

水煎取汁，一日分二次温服。七剂。

2006年11月4日三诊：症好转。

处方：龙胆泻肝汤加减。

茯苓20克，通草10克，泽泻20克，牡丹皮10克，栀子10克，黄芩10克，当归15克，茯苓15克，车前子20克（包煎），木贼20克，石决明30克（先煎），决明子20克，青葙子20克，连翘20克，菊花20克。

水煎取汁，一日分二次温服。七剂。

（三）天行赤眼

肝肾阴虚：辨证为肝肾阴虚，治以滋补肝肾，方用六味地黄丸加减。

【病例】

曲某，女，41岁。

2008年3月7日一诊：急性传染性结膜炎反复发作，一年发作三次，每次发作持续半月余，现两目胀痛灼热感，视物不清，易感冒，大便不成形，舌质暗红，苔薄，脉沉细无力。

处方：六味地黄丸加减。

生地黄40克，牡丹皮15克，泽泻15克，茯苓20克，山药20克，山茱萸20克，红花5克，桃仁10克，茺蔚子15克，石决明20克（先煎），木贼15克，决明子20克，谷精草15克，防风10克，酸枣仁20克，珍珠母50克（先煎）。

水煎取汁，一日分二次温服。七剂。

2008年3月14日二诊：两目胀痛灼热感、视物不清症减。

处方：六味地黄丸加减。

生地黄40克，山药20克，山茱萸20克，泽泻15克，牡丹皮15克，茯苓15克，桃仁10克，红花5克，茺蔚子15克，石决明20克（先煎），木贼20克，谷精草15克，防风10克，酸枣仁20克，珍珠母50克（先煎），密蒙花20克，菊花20克。

水煎取汁，一日分二次温服。七剂。

2008年3月21日三诊：目胀痛无，痛经，经前头痛，经行有血块。

处方：六味地黄丸加减。

生地黄40克，山药20克，山茱萸20克，泽泻15克，牡丹皮15克，茯苓15克，茺蔚子15克，石决明20克（先煎），木贼20克，谷精草15克，防风10克，酸枣仁20克，珍珠母50克（先煎），密蒙花20克，菊花20克，川芎20克，藁本20克。

水煎取汁，一日分二次温服。七剂。

2008年3月28日四诊：诸症悉减。

处方：六味地黄丸加减。

生地黄80克，山药40克，山茱萸40克，泽泻30克，牡丹皮30克，茯苓30克，石决明50克，木贼30克，谷精草30克，珍珠粉50克，密蒙花30克，菊花30克，车前子30克，玳瑁50克，紫贝齿50克，当归15克，生牡蛎50克，防风15克。

一剂配水丸，每日两次，6克/次。

（四）白涩症

肝郁脾虚：辨证为肝郁脾虚，治法以疏肝健脾，方用逍遥散加减。

【病例】

黄某，女，40岁。

2009年2月20日一诊：两目干涩不舒，两目赤肿不显，烦躁易怒，乏力，食后腹胀，舌淡，苔薄，脉沉弱。西医诊断为慢性结膜炎。

处方：逍遥散加减。

当归20克，白芍20克，白术20克，茯苓20克，柴胡20克，石决明30克（先煎），决明子20克，菊花20克，郁金20克，木香20克（后下），槟榔10克，黄精20克，枳壳20克，葛根20克，连翘20克。

水煎取汁，一日分二次温服。七剂。

2009年2月27日二诊：症好转，但大便干，月经前期。

处方：逍遥散加减。

当归20克，白芍20克，白术20克，茯苓20克，柴胡20克，石决明30克（先煎），决明子20克，菊花20克，郁金20克，槟榔10克，黄精20克，枳壳20克，葛根20克，大黄5克（后下）。

水煎取汁，一日分二次温服。七剂。

2009年3月4日三诊：两目干涩症减。

处方：逍遥散加减。

当归20克，白芍20克，白术20克，茯苓20克，柴胡20克，石决明30克（先煎），决明子20克，菊花20克，郁金20克，槟榔10克，黄精20克，枳壳20克，葛根20克。

水煎取汁，一日分二次温服。七剂。

（五）聚星障

血虚血瘀：辨证为血虚血瘀，治以养血活血，方用桃红四物汤加减治疗。

【病例】

田某，女，30岁。

2009年2月27日一诊：黑睛生翳，迁延不愈，星翳疏散，胞轮微红，视物不清，月经量少，有块，舌淡，苔薄，脉沉弱。

处方：桃红四物汤合石决明散加减。

夏枯草20克，木贼20克，青葙子30克，茺蔚子20克，当归15克，白芍15克，生地黄15克，川芎15克，石决明30克（先煎），决明子30克，密蒙花20克，红花10克，桃仁10克，赤芍10克，菊花20克，金银花20克。

水煎取汁，一日分二次温服。七剂。

2009年3月6日二诊：右眼翳胀减。

处方：桃红四物汤合石决明散加减。

夏枯草20克，木贼20克，青葙子30克，茺蔚子20克，当归15克，白芍15克，生地黄15克，川芎15克，石决明30克（先煎），决明子30克，密蒙花20克，红花10克，桃仁10克，赤芍10克，菊花20克，白蒺藜20克，谷精草20克。

水煎取汁，一日分二次温服。七剂。

2009年4月23日三诊：目无翳胀，近日感冒微咳。

处方：桃红四物汤合石决明散加减。

当归15克，白芍20克，川芎20克，熟地黄20克，石决明20克（先煎），木贼20克，密蒙花20克，茺蔚子15克，谷精草20克，党参20克，黄芪20克，乌梅5克，连翘20克，鱼腥草20克，前胡20克，苦杏仁20克。

水煎取汁，一日分二次温服。七剂。

（六）圆翳内障

肝热上扰：辨证为肝热上扰，治以清热平肝，方用石决明散加减治疗。

【病例】

佟某，男，45岁。

2008年10月7日一诊：头痛目涩，两目胀，头胀沉重，大便不干，眠可，舌淡胖，脉沉弦细。西医诊断为白内障。

处方：石决明散加减。

当归15克，防风10克，木贼15克，石决明30克（先煎），决明子20克，夏枯草15克，黄芩10克，茺蔚子15克，青葙子15克，连翘20克，珍珠母50克（先煎），白芍15克，蔓荆子15克。

水煎取汁，一日分二次温服。七剂。

2008年10月14日二诊：头胀痛减，两目不舒，夜重。

处方：上方加谷精草20克。

水煎取汁，一日分二次温服。七剂。

2008年10月21日三诊：目不适夜重，不红赤。

处方：上方加枸杞子20克、菊花20克。

水煎取汁，一日分二次温服。七剂。

（七）青盲

肝肾不足：辨证为肝肾不足，治以滋补肝肾，方用杞菊地黄丸加减治疗。

【病例】

刘某，男，50岁。

2007年10月30日一诊：眼无外症，视力渐降，头晕耳鸣，腰膝酸软不适，纳差，身倦乏力，舌淡，苔少，脉沉缓。西医诊断为视神经萎缩。

处方：杞菊地黄丸合石决明散加减。

菊花20克，枸杞子20克，熟地黄40克，山药20克，山茱萸20克，泽泻15克，茯苓15克，牡丹皮15克，党参30克，青葙子20克，石决明30克（先煎），决明子20克，木贼20克，谷精草20克，茺蔚子20克。

水煎取汁，一日分二次温服。七剂。

2007年11月6日二诊：视力症状未好，近三日目眵多，晨起目干。

处方：上方减党参、熟地黄，加生地黄40克、砂仁10克（后下）、密蒙花20克。

水煎取汁，一日分二次温服。七剂。

2007年11月14日三诊：视力不清，后半夜梦多。

处方：上方减砂仁，加赤芍10克、红花5克。

水煎取汁，一日分二次温服。七剂。

2007年12月3日四诊：视力仍下降，口干不欲饮，腰不适，寐可。

处方：杞菊地黄丸合石决明散加减。

菊花20克，枸杞子20克，熟地黄40克，山药20克，山茱萸20克，泽泻15克，茯苓15克，牡丹皮15克，赤芍15克，红花10克，桃仁15克，当归15克，青葙子20克，谷精草20克，密蒙花20克，石决明30克（先煎），决明子20克。

水煎取汁，一日分二次温服。七剂。

2007年12月10日五诊：视力下降减缓，口干不欲饮，腰不适，寐可。

处方：杞菊地黄丸合石决明散加减。

菊花20克，枸杞子20克，熟地黄40克，山药20克，山茱萸20克，泽泻15克，茯苓15克，赤芍15克，红花10克，桃仁10克，当归15克，青葙子20克，谷精草20克，密蒙花20克，石决明30克（先煎），决明子20克。

水煎取汁，一日分二次温服。七剂。

总结

崔老眼病辨证重视整体，同时以八纲中的阴阳、寒热、虚实归纳证候及局部五轮学说进行辨证。治疗方面眼病用药多种，滋补、疏风、理气、开瘀等药各有心得。

1. 眼病辨证重视整体

崔老眼病辨证重视整体。人体是一个统一的有机整体，人的眼睛是隶属于人体的一部分。《灵枢·大惑论》记载眼的发育构成是五脏六腑精气作用的结果："五脏六腑之精气，皆上注于目而为之精。精之窠为眼，骨之精为瞳子，筋之精为黑眼，血之精为络，其窠气之精为白眼，肌肉之精为约束。"眼睛的任何病变都与人体脏腑、经络、气血等功能失调有关。《审视瑶函·五轮不可忽论》记载："目之有轮，各应乎脏，脏有所病，必现于轮。"因此，崔老认为眼病与全身表现的症状不可分割，要整体辨证论治。脏腑辨证首先要抓住主要矛盾，先确定是哪一脏为主的病变，同时以八纲中的阴阳、寒热、虚实归纳证候及局部五轮学说进行辨证。如崔老治疗一位两目干涩不舒的40岁女性患者，该患者两目赤肿不显，兼有烦躁易怒，乏力，食后腹胀，舌淡，苔薄，脉沉弱。西医诊断为慢性结膜炎。此患者肝郁克脾，脾不健运，气血乏源，不能上濡于目，而致两目干涩不舒，治以疏肝健脾，方用逍遥散加减。此患者从肝脾论治，三周后两目干涩不舒等症明显改善。崔老强调对眼病的辨证论治必须立足整体，不可只局限于眼科局部。一些眼科疑难病之所以遍访良医，难以治愈的原因，就是因为专科医生局限于眼球局部，甚至为西医检查所牵，不注重传统中医整体辨证，牵强附会西医解剖病理，导致辨证狭隘混乱，难以正确指导临床治疗。

同时崔老也重视五轮学说，即根据五轮理论，通过观察眼部各轮所显症状，分析相应脏腑内蕴病变的方法。在中医眼科理论体系中，五轮学说占有重要的地位，受到历代眼科医家的推崇，至今仍有临床实用价值。如崔老治疗一位3岁女孩左上睑下垂半个月，终日不能提举，视物时需仰首，同时伴有纳差，大便时干，舌淡，苔薄，脉沉。辨证为脾虚失运，中气不足，脾不升举，眼睑肌肉无力而致上胞下垂。也同时兼有脾虚不运等纳差，便干等症。故运用补中益气汤升阳举陷。崔老认为：五轮学说实际是一种从眼局部进行脏腑辨证的方法，与眼与脏腑关系的理论核心相同，互为补充，仅是宏观与微观的区别，在指导眼病的辨证论治方面，有重要的临床意义。五轮本身在辨证中主要起确定病位的作用，临床病情千变万化，错综复杂，临证时尚须与八纲、病因、气血津液等若干辨证方法结合起来运用，具体分析。

2. 眼病治疗的主要用药特点

（1）滋补药：崔老认为眼病不忌补法，但补贵当，正如张景岳云："凡治虚者，用补之法，贵乎轻重有度，难从简也"。如治疗肝肾不足而致的天行赤眼、青盲等病，治以滋补肝肾，方用杞菊地黄丸加减治疗，常用熟地黄、山茱萸肉、石决明等滋阴补肾，养肝明目。因为滋阴补肾药多黏腻难下，故常加健脾养胃药以防止滋腻碍胃，并同时兼用清热疏通，泻肾浊之品，很少一味滋补。

（2）疏风药：风为百病之长，善行而数变。头目最易外受风邪侵袭，内遭肝风上扰，临床症见目赤涩痒、羞明多泪，治疗以轻清宣散为主，不可过用寒凉，崔老常用白菊花、密蒙花、木贼草、蔓荆子、夏枯草等。

（3）理气药：目受十二经气血而得视，肝又开窍于目，故肝气郁滞、湿阻气机都能导致气血不能上注于目，因此疏肝理气、行气化湿、芳香开窍类药也为崔老所喜用。崔老常用郁金、香附、青皮等疏肝理气。

（4）开瘀药：目受血而能视，目窍血络丰富，而在外感六淫中，风邪常与其他邪气相搏，郁滞于目，寒性收引，湿性黏滞，热邪煎迫血分，均可导致血瘀。目窍位高而精血难上，故血瘀常与血亏并存，相互为患，因此开瘀不仅仅活血，亦常结合养血、理气、通络、化痰、散结等，常用红花、当归、川芎、桃仁等。